AF884897

GRUNDRISS DER MEDIZIN DER ALTEN ÄGYPTER IX

HILDEGARD VON DEINES HERMANN GRAPOW
WOLFHART WESTENDORF

ERGÄNZUNGEN

DROGENQUANTEN, SACHGRUPPEN, NACHTRÄGE, BIBLIOGRAPHIE, GENERALREGISTER

AKADEMIE-VERLAG · BERLIN
1973

Erschienen im Akademie-Verlag GmbH, 108 Berlin, Leipziger Straße 3–4
Copyright 1973 by Akademie-Verlag GmbH
Lizenznummer: 202 · 100/220/73
Herstellung: IV/2/14 VEB Druckerei »Gottfried Wilhelm Leibniz«, 445 Gräfenhainichen/DDR · 3667
Bestellnummer: 3014/IX · ES 7 L
EDV 751 871 2

Inhaltsverzeichnis

1. Teil: Die Drogenquanten

2. Teil: Sachgruppen der medizinischen Termini

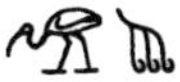

Hermann Grapow

gmj wš „leer gefunden“ als Lückenangabe. Hier sollte ursprünglich das Finale stehen.

Am Anfang dieses Grundrisses steht der Name Hermann Grapow unter einer Trilogie: Band I 1954, Anatomie und Physiologie; Band II 1955, Von den medizinischen Texten; Band III 1956, Kranker, Krankheiten und Arzt.

Als Mitte des Werkes steht „Hermann Grapow“ unter dem Titel des V. Bandes: Die medizinischen Texte in hieroglyphischer Umschreibung autographiert.

Am Schluß unter dem 1. Kapitel des IX. Bandes sollte zum letzten Mal „Hermann Grapow“ stehen. Hier wollte er in einer Zusammenschau alle die bei der Arbeit gewonnenen Ergebnisse vereint darstellen, wohl wissend, daß noch viele Fragezeichen bleiben, aber auch fest überzeugt, daß nun ein gutes, solides Fundament gelegt worden war, auf dem man verläßlich weiter bauen konnte. Einen Grundriß in seiner ureigensten Bedeutung wollte er zeichnen und darüber hinaus die Richtlinien geben, wie der Aufriß weiterhin aufzubauen sei, damit das Werk einmal als stattliches Gebäude in der Geschichte der Medizin aller Zeiten und Völker seinen ihm gebührenden Platz einnimmt.

Im Grunde war dieses 1. Kapitel auch schon fertig, weil Hermann Grapow seine Arbeiten in sich durchdachte, durchlebte und abwog bis zur letzten Formulierung einer Redewendung, ja man kann wohl ohne Übertreibung sagen, bis auch das i-Tüpfelchen an seiner richtigen Stelle stand. Diese so fertige „Denkschrift“ setzte er dann eigenhändig in das Manuskript um, indem er sie „abschrieb“, nur unterstützt durch eine Zettelsammlung für Zitate und Belegstellen. Er selber hat es einmal treffend so formuliert: „Ich schreibe ja gar nicht, es schreibt in mir.“ Zu dieser Abschrift ist es nicht mehr gekommen. Das Schicksal hat ein anderes Finale gesetzt, und Hermann Grapow hat seine letzte Arbeit am 24. August 1967 mitgenommen in seinen Tod.

Dieses Kapitel bleibt leer, symbolisch als Schweigeminute für Hermann Grapow.

40 Jahre lang – den Anfang machte 1922 seine Verarbeitung des Edwin-Smith-Papyrus für die Wörterbuchkartei – hat die Arbeit an seinem zweiten

großen Lebenswerk gedauert; in diesem Grundriß findet sie ihren Abschluß und ihre reiche Ernte.

Uns verbleibt die Aufgabe, die restlichen Kapitel fertigzustellen, um am Schluß nach altem Brauch zu schreiben:

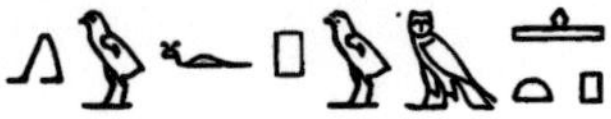

1. Teil: Die Drogenquanten[1]

A) Die verwendeten Quanten

I. Die Teile des Scheffels (*ḥḳꜣ.t*)[2]

a) einzeln

	$\frac{1}{2}$	(160 ro)	H 51 (*mw*); H 68 (*mꜣt.t ḫꜣs.t*)[3]
	$\frac{1}{4}$	(80 ro)	Eb 833c (*irṯ.t iḥ*); H 27 (*mw*)
	$\frac{1}{8}$	(40 ro)	Eb 93 (*mstꜣ*); Eb 94 (*ḥḳ.t nḏm.t*); H 103 (*pr.t wꜥn*)
	$\frac{1}{16}$	(20 ro)	Eb; H; Bln; Sm 20,15; Bt 39 vorwiegend bei Flüssigkeiten, aber in H auch sonst gebraucht, z. B. *bd.t km.t* H 51; *šnḏ.t* H 138; *ḥmꜣr.t* H 45
	$\frac{1}{32}$	(10 ro)	Eb; H; Bln; Bt; Sm 20,15
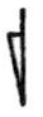	$\frac{1}{64}$	(5 ro)	Eb; H; Bln; Bt; Kah; Ostr. Berl; Carlsb VII

b) additiv kombiniert

	(200 ro)	H 67 (*ḥḳ.t nḏm.t*)[4]
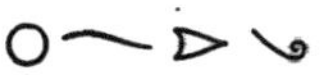	(150 ro)	Bln 184 und 185 (*mw*)
	(120 ro)	H 46 (*mw*); H 70 (*mw*); — Eb 101 (*mw*)[5]
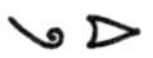	(30 ro)	Eb 93 (*psj r sp n mw*)[6]
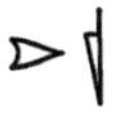	(25 ro)	Eb; H; Bln; Bt; vorwiegend bei Flüssigkeiten
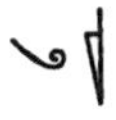	(15 ro)	Eb; Bln 56

[1] Siehe Literaturangaben im Literaturverzeichnis S. 157 ff.
[2] Als Quante tritt *ḥḳꜣ.t* 'Scheffel' nicht auf; siehe jedoch H 213 (*rꜣ n ḥḳꜣ.t*).
[3] = Eb 282 ($^1/_4$).
[4] Siehe auch Eb 101 bei 120 ro mit Anm. 5.
[5] So von Wreszinski gelesen; ob 200 ro zu lesen?
[6] Auffällig ist die Zeichenstellung: kleine Quante vor großer Quante.

ɣɣ (10 ro) Bln; Eb 60[1]

c) der kleinste Scheffelteil (1/64) als neue Grundeinheit (5 ro)

1. | als Kurzschreibung von ɣ (hieratisch: +)

Die Gleichung | = + = ɣ wird durch die Parallele Bln 179 *bj. t* | = Bt 26 *bj.t* + erwiesen.

Dasselbe Rezept zeigt auch, daß | als Abkürzung auf die ausgeschriebene Form + folgen kann: *bꜣḳ wꜣḏ* + | in Bln 179 steht für ɣɣ (5 ro + 5 ro), wofür Bt 26 ↘ɔ (10 ro) schreibt.

Ebenso ist die Schreibung ɣ||| (H 70) als ɣɣɣɣ = 20 ro zu verstehen[2], wie die Parallele Bln 163 h *ḥsꜣ n ꜥwꜣj.t* ɣ||| = Bln 164 b ▷ beweist.

Danach ist auch ɣ|||| Bln 163 h (*irṯ.t-ꜥw.t*) nicht als 20 ro aufzufassen (wie Griffith und Wreszinski), sondern als 25 ro, d. h. diese Quante steht hier anstelle des häufigen ▷ɣ.

Ob allerdings ɣ ||| ||| (H 51 und Bln 137) den Abkürzungsstrich enthält (ɣ ||| ||| statt ɣ||| ||| = ɣɣɣɣɣɣɣ = 35 ro) oder ob hier 6 ɣ = 30 ro zu lesen ist, bleibt unsicher.

Dasselbe Verfahren (+ im folgenden nur abgekürzt | geschrieben) findet sich auch in Eb 265 (*ḥmꜣ.t mḥ.t* 1/64; *mhwj* ɣ; *bꜣḳ* |; *bj.t* |; *ḥḳ.t nḏm.t* |)[3].

Der Strich | neben Bruchquanten tritt Eb 150, 219, 312 und in einigen Augenrezepten des Pap. Ebers auf, neben ↘ɔ ɣ steht er Eb 119; allein (d. h. an einer Einzeldroge)[4] ist er Eb 502 und 684 verwendet. Neben dem Hin-Maß erscheint der Strich | Eb 590; 276 = 281 und 309; neben Hin ist sonst nur noch die Quante ɣ belegt (Kah 3), was wiederum für die Gleichsetzung von | und ɣ spricht.

Zweifelhaft, ob es sich um den 5-ro-Strich oder um Verhältniszahlen (2 : 2 : 1) handelt, ist Eb 215 (*bj.t* ||; *dḳw n mmj* ||; *šnj-tꜣ* |).

Ebenso zweifelhaft bleibt die Verwendung des Striches in den Augen-

[1] Vgl. Bln 163h (17,1) = Bt 19 (↘ɔ).

[2] Dagegen liest Griffith, The Metrology of the Medical Papyrus Ebers, PSBA XIII 1891, S. 528–529 diese Quante als 3 ɣ = 15 ro (ebenso Wreszinski).

[3] Siehe aber auch Eb 751 (4mal | -Drogen neben ɣ Bier) (= H 209 ohne Quanten). Falls in Eb 751 die Striche jeweils 5 ro bedeuten, so bleibt es fraglich, ob das Mittel trinkbar ist (falls nicht aus den übrigen Drogen [Früchte] Flüssigkeit herausgekocht wird).

[4] Hier kann also sicher kein Verhältnis (1 : 1) bezeichnet sein.

rezepten des Pap. Ebers (die im übrigen sonst keine Scheffelteile verwenden): Nur Striche stehen Eb 348 (|, ||||, |, |, |, |); Eb 398 (||||, |||); Eb 401 (||, ||, ||||). Würde es sich hierbei um Verhältniszahlen handeln, so würde man bei Eb 401 eigentlich 1 : 1 : 2 statt 2 : 2 : 4 erwarten.

In Verbindung mit Bruchquanten wird der Strich wie folgt verwendet: Eb 391 (|, 1/8, 1/16, 1/16, 1/64, 1/64, 1/64); Eb 400 (||, ||||, 1/4, 1/4); Eb 410 (||, 1/64, 1/16, 1/8, 1/16); Eb 412 (1/32, 1/8, |, |); Eb 416 (||, |, || 𓂋, |, 1/8). Rezepte mit reinen Bruchquanten sind verhältnismäßig selten unter den Augenmitteln anzutreffen.[1]

Die am häufigsten gebräuchliche Quantitierung bei den Augenrezepten ist die mit der Quante | an jeder Droge, z. B. Eb 344; 346; 347; 407. Hier scheint es sich nicht mehr um eine absolute Maßzahl, sondern um Verhältniszahlen (1 : 1 : 1) zu handeln, was in anderen Augenrezepten durch *wˁr.t r wˁr.t* (Teil zu Teil) ausgedrückt wird (siehe S. 8 X). Dasselbe gilt wohl auch für die Rezepte für Zahnfüllungen (Eb 739 und 740).

2. Mehrfaches von ▽[2]

▽ ||| = 3 × ▽ = 15 ro — Bln 177; 178; 188; Bt 13a

▽ ||| ||| = 6 × ▽ = 30 ro — Bln 184 und 185 (*thbw r* 30 ro); vgl. auch H 51 und Bln 137

▽ |||| |||| = 8 × ▽ = 40 ro — Bln 163h (16,6) (*irṯ.t iḥ*)

3. Brüche von ▽

7½ ro (5 ro + ½ × 5 ro): ▽ 𓂋 ▽ (Eb 278 = H 64[3]; H 42; Bln 170) oder ▽ 𓂋 (Eb 193b; 199b; 290) oder | 𓂋 (Eb 133)[4]

[1] Eb 367; 369b; 409; vgl. auch Eb 260. – Eine Begründung läßt sich nicht geben, da die Wahl der Bruch-Quanten weder von den verwendeten Drogen noch von der Applikationsart abhängig erscheint. Die Beobachtung, daß bei der *ꜣdj.t*-Krankheit bevorzugt Bruch-Quanten auftreten, führt auch nicht weiter, da dieselbe Krankheit auch mit |-Quanten begegnet.

[2] Für die Untersetzung des Multiplikators unter den Multiplikanden siehe Sethe, Zahlen S. 9–10.

[3] Die Stellung ▽ 𓂋 ▽ H spricht für 5 ro + 2½ ro, nicht für 7½ ro + 5 ro = 12½ ro, wie Griffith, PSBA XIII, 1891, S. 401, angibt.

[4] Vgl. auch die Quante || 𓂋 in Eb 416 (12½ ro?).

$3^{3}/_{4}$ ro ($^{1}/_{2} \times 5$ ro + $^{1}/_{4} \times 5$ ro): 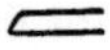 × (Eb 261; Eb 409)

$2^{1}/_{2}$ ro ($^{1}/_{2} \times 5$ ro bzw. $^{1}/_{2} \times {}^{1}/_{64} = {}^{1}/_{128}$ *ḥḳꜣ.t*): 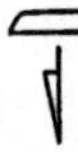 (Eb; H; Bln; Bt; Pap. Beatty VIII) oder 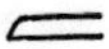 (Eb 239[1] und sonst Eb)

$1^{1}/_{4}$ ro ($^{1}/_{4}$ von 5 ro bzw. $^{1}/_{4} \times {}^{1}/_{64} = {}^{1}/_{256}$ *ḥḳꜣ.t*): 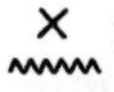 (Eb 307), im allgemeinen jedoch nur × bzw. 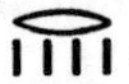 geschrieben (Eb; H; Bln; Bt; Ram III fragm. 1)

$^{5}/_{8}$ ro ($^{1}/_{8} \times {}^{1}/_{64} = {}^{1}/_{512}$ *ḥḳꜣ.t*): 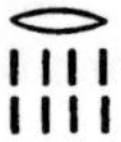 (Eb; H; Bln; Sm 20,15; Bt; Carlsb VII)

$^{5}/_{16}$ ro ($^{1}/_{16} \times {}^{1}/_{64} = {}^{1}/_{1024}$ *ḥḳꜣ.t*): 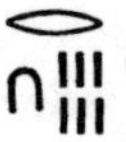 (Eb; H; Bln; Bt)

$^{5}/_{32}$ ro ($^{1}/_{32} \times {}^{1}/_{64} = {}^{1}/_{2048}$ *ḥḳꜣ.t*): 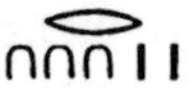 (Eb; H; Bln; Bt)

$^{5}/_{64}$ ro ($^{1}/_{64} \times {}^{1}/_{64} = {}^{1}/_{4096}$ *ḥḳꜣ.t*): 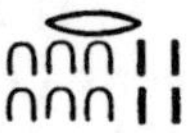 (Eb; H; Bln; Bt)

Über den Bezug der reinen Bruchquanten besteht bisher keine Einigkeit: Nach Sethe und Gardiner werden kleinere Einheiten als 1 ro durch die normalen Bruchzahlen ausgedrückt; Griffith (und nach ihm Wreszinski und Ebbell) beziehen die Bruchzahlen auf das Hin-Maß, Lefebvre (und nach ihm Jonckheere) sogar auf den *ḥḳꜣ.t*-Scheffel (setzen also die Augenteile und die Bruchzahlen gleich); auf Grund der Auswertung von Meßbechern aus der Spätzeit werden die Bruchzahlen von Lucas und Rowe auf das *ḏꜣ*-Maß bezogen.[2] Wenn zu diesen bisherigen Theorien hier eine weitere vorgeschlagen wird, die den kleinsten Scheffelteil ($^{1}/_{64}$ *ḥḳꜣ.t* = 5 ro) als Ausgangseinheit einer weiteren Unterteilung in 64 Teile zugrunde legt, so beruht das auf der Feststellung, daß sich diese Maßzahlen nicht nur besser in das Schema der sonst in der Medizin gebräuchlichen Quanten einfügen, sondern auch der Frage nach der kleinsten praktisch noch meßbaren Quante die größte Wahrscheinlichkeit entgegenbringen. Die folgende Tabelle gibt einen Überblick über die sich bei den einzelnen Bezugssystemen ergebenden Werte in ro bzw. ccm.

Im einzelnen läßt sich für bzw. gegen die einzelnen Theorien noch folgendes anführen:

Als indiskutabel scheidet der Bezug auf das *ḥḳꜣ.t*-Maß aus, da sich hierbei unwahrscheinlich hohe Werte für die festen Stoffe ergeben, denen jeweils nur verhältnismäßig geringe Flüssigkeitsmengen gegenüberstehen würden (z. B. die Beatty-Rezepte bei Jonckheere); abgesehen davon ist die Gleichsetzung der Scheffel-(Augen-)Teile und

[1] = Eb 174 (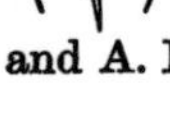).

[2] A. Lucas and A. Rowe, Ancient Egyptian Measures of Capacity, ASAE 40, 1940, S. 69ff.

	𓂋	×	𓂋 |||| ||||	𓂋 ∩||| |||	𓂋 ∩∩∩||	𓂋 ∩∩∩|| ∩∩∩||
ḥḳ3.t	160 ro 2400 ccm	80 ro 1200 ccm	40 ro 600 ccm	20 ro 300 ccm	10 ro 150 ccm	5 ro 75 ccm
hnw	16 ro 240 ccm	8 ro 120 ccm	4 ro 60 ccm	2 ro 30 ccm	1 ro 15 ccm	1/2 ro 7,5 ccm
ḏ3	10 2/3 ro 160 ccm	5 1/3 ro 80 ccm	2 2/3 ro 40 ccm	1 1/3 ro 20 ccm	2/3 ro 10 ccm	1/3 ro 5 ccm
5 ro	2 1/2 ro 37,5 ccm	1 1/4 ro 18,75 ccm	5/8 ro 9,37 ccm	5/16 ro 4,68 ccm	5/32 ro 2,34 ccm	5/64 ro 1,12 ccm
1 ro	1/2 ro 7,5 ccm	1/4 ro 3,75 ccm	1/8 ro 1,875 ccm	1/16 ro 0,937 ccm	1/32 ro 0,468 ccm	1/64 ro 0,234 ccm

der Bruchzahlen (z. B. 𓂆 = 𓂋 ∩∩∩|| ∩∩∩||) unwahrscheinlich, da diese häufig nebeneinander in demselben Rezept vorkommen. Zu Eb 23 und 750 als den einzigen Stellen, die zugunsten von 𓂋 als 1/2 *ḥḳ3.t* sprechen könnten, siehe unten S. 14–15.

Als unwahrscheinlich möchte man auch das *ḏ3*-Maß ablehnen, das in den medizinischen Texten nicht verwendet wird; zudem ist die Unterteilung in 128 Teile, wie sie beim *ḏ3* erfolgt, in der Medizin nicht gegeben, da hier 1/64 der kleinste Bruch ist, der als Quante auftritt.[1]

Gegen die von Griffith angenommene Beziehung der Brüche auf das Hin-Maß spricht, daß noch immer das Verhältnis von festen zu flüssigen Drogen keine Lösungen ergeben kann: z. B. soll Eb 705 1/4 Salz und 1/4 Terebinthenharz (was nach Griffith 16 ro sind) in nur 10 ro Schleim zu einem Einguß aufgelöst werden; ähnlich liegen die Verhältnisse bei Eb 631 und 632. Zu Eb 23 (wo man die Quante 𓂋 gern auf eine höhere Einheit beziehen möchte) siehe S. 14–15.

Gegen den Bezug auf das Ro selbst spricht, daß es keine Anhaltspunkte für dieses Maß als Einheit gibt und daß der kleinste Bruch von 1/64 ro praktisch wohl kaum meßbar gewesen ist.

II. Das Hin-Maß (*hnw*) (32 ro = ca. 0,5 l)

a) ohne Zahl an *hnw*[2]

Eb 37; 42 (2mal); 276* = 281*; 308[3]; 309; Bln 30; Kah 3; 4; 10;
— Eb 166 (*swr hnw n mw im*)

[1] Da 𓂆 selbst 1/64 der übergeordneten Einheit (*ḥḳ3.t*) ist, wird es wahrscheinlich auch nur in 64 Teile zerlegt.

[2] Bei dem mit * versehenen Stellen liegt Rubrum vor. [3] Vgl. Eb 313 (𓂆𓂆).

b) mit Zahl an *hnw*[1]
Eb 323*; Bln 138 (4mal); Kah 11; 22

c) neben anderen Quanten
neben 5 ro: Kah 3
neben dem Strich |: Eb 276 = 281; 309; 590

III. *bꜣd.t*-Maß

Kah 18 (*gs n bꜣd.t nt ỉrṯ.t*)

IV. Allgemeine Ausdrücke

a) *nhj* 'wenig'
Eb 38 (*wꜣḏw*) (neben); Eb 212 (*dꜣb*) (neben und ×)
Vgl. auch Eb 251b (*ỉr gr.t wšꜥ.tw nhj m tꜣj-f pr.t ḥr ḥḳ.t*) = Eb 25 (ohne Quante)

b) *ꜥšꜣ* 'viel'
Eb 455 (*ꜣjs n wḥꜥ.w*)

c) *r ꜥꜣ.t wr.t* 'sehr viel'
Eb 192b = 195b (*sꜥm*)
Vgl. Sm 21,10, wo *r ꜥꜣ.t wr.t* von der *ḥmꜣj.t*-Frucht gebraucht wird, was als ungefähr 2 Sack (*ẖꜣr*) (d. h. ca. 200 Liter) erläutert wird

V. *ẖꜣr* 'Sack' (= 20 *ḥḳꜣ.t* = ca. 96 Liter)

Sm 21,10 (*ḥmꜣj.t r ꜥꜣ.t wr.t mj.t.t ẖꜣr 2*)[2]

VI. *dbḥ*-Maß

a) Eb 192b = 195b (*rdj dbḥ ḥr-f [mḥ] m ḥḏw*)
(neben unquantitierten Drogen und der Angabe *r ꜥꜣ.t wr.t* 'sehr viel')

b) H 212 (*rꜣ n dbḥ ḫft ṯꜣj.t-f r ḫꜣj.t pẖr.t ỉr dbḥ pn ḫꜣj-j pẖr.t tn ỉm-f dbḥ pw ḫꜣj Ḥrw ỉr.t-f ỉm-f . . . ḫꜣj.tw pẖr.t tn m dbḥ pn* 'Spruch für das *dbḥ*-Maß, wenn man es nimmt, um ein Heilmittel abzumessen. Was dieses *dbḥ*-Maß anbetrifft, mit dem ich dieses Heilmittel messe: es ist das *dbḥ*-Maß, mit dem Horus sein Auge mißt. . . . Man mißt dieses Heilmittel mit diesem *dbḥ*-Maß'

[1] Bei den mit * versehenen Stellen liegt Rubrum vor.

[2] Breasted bezweifelt, daß es sich um ein so großes Maß handelt. Da es sich aber nur um ein Ausgangsprodukt handelt, aus dem der Salbenextrakt gewonnen wird, kann die Angabe stimmen.

Die entsprechende Stelle in Rhind 80 (*ir dbḥ ḫ3j.w ìt ìm-f*) übersetzt Peet "As for a vessel in which are corn-measures"; dagegen sollte es nach H 212 heißen: „Was das *dbḥ*-Maß anbetrifft, mit dem man Korn mißt." Nach Rhind 80 handelt es sich bei *dbḥ* um ein auf den *ḥḳ3.t*-Scheffel bezogenes Meßgefäß[1]. Es bleibt jedoch unsicher, ob es ein anderes Wort für das *ḥḳ3.t*-Maß ist (so ließe sich Rhind 80 erklären; vgl. auch Lucas-Rowe S. 84–86 Nr. 3 und 4) oder ob es sich um die Maßeinheit 𓂋 = 1/64 *ḥḳ3.t* handelt, die unter A I c als neue Grundeinheit behandelt worden ist: 1/64 *ḥḳ3.t* ist nämlich gerade der Bestandteil, der beim Zusammensetzen der Augenteile am vollen *wḏ3.t*-Auge noch fehlt; vgl. Äg.W.B. V 440,12 (*dbḥw* als Bestandteile des Horus-Auges, das mit ihnen vollgemacht wird).

VII. Die Brüche 1/3 und 2/3

a) *bj.t* 1/3 Eb 204b (neben *mrḥ.t* 2/3)

b) *mrḥ.t* 2/3 Eb 204b (neben *bj.t* 1/3)
mrḥ.t 2/3 Eb 766b (neben *bj.t* ⌒)
ḥḳ.t nḏm.t 2/3 Eb 21 (neben *ḏ3r.t* 𓂋)
ìwrj.t 2/3 H 10 (neben unquantitierten Drogen)[2]
ḏ3r.t 2/3 H 12 (neben unquantitierten Drogen)[2]

Der Bezug der beiden Brüche bleibt unbekannt. Griffith S. 401—402 bezieht sie auf das Hin-Maß. Wreszinski (Hearst 10) bestreitet 2/3 als Hohlmaß und sieht Verschreibungen in den übrigen Fällen. Falls es sich um 1/3 bzw. 2/3 des Hin handeln würde, lägen darin die erst später belegten Maßeinheiten *ḏ3* bzw. 1/2 *ḏ3* vor (vgl. Lucas-Rowe S. 81–84). Daneben bleibt die Möglichkeit, 1/3 und 2/3 wie die Halbierungsbrüche auf das Grundmaß 1/64 *ḥḳ3.t* (5 ro) zu beziehen. – Der Vergleich von Eb 204b (*bj.t* 1/3; *mrḥ.t* 2/3) mit Eb 203e oder 205b (dieselben Drogen ohne Quantenangabe) läßt auch an eine Verhältniszahl (1 : 2) denken.

VIII. ⌒ (Eb) bzw. ϙ (H)

a) allein
Eb 766b *bj.t* (neben *mrḥ.t* 2/3)

[1] Peets Vermutung, daß hier ein Fehler des Schreibers vorläge, ist nicht begründet.
[2] Die Parallelen H 217 bzw. 218 haben durchgängig die Quante |.

b) bzw. (neben den Halbierungsbruchzahlen)

Nur bei *bj.t* ‘Honig’ in Rezepten gegen die *ꜣꜥ*-Krankheit Eb 221 = H 79; Eb 222 = H 80; Eb 223 = H 81; Eb 225[1].

Daß bzw. nur in Verbindung mit Honig auftritt, läßt an eine spezielle Honig-Maßeinheit denken, etwa Bienenwabe o. ä. – Falls das Zeichen *ꜥrḳ* zu lesen ist, ließe sich durch die Bedeutung „etwas fertig herstellen“ (Äg.W.B. I 212,4) an die Grundeinheit = $^1/_{64}$ *ḥḳꜣ.t* anschließen, mit der das Horus-Auge vollgemacht wird (vgl. bei *ḏbḥ* unter VI). Zu beachten ist der Wechsel von mit Eb 239 und Eb 174. – Griffith S. 402 denkt an $^2/_3$ (*ḥnw*?) bzw. 2 ro.

IX. Stückzahlen

Eb 53 (*wꜣḏw nkt.w 4* ‘Grünstein, 4 Stück’) (kein Rubrum)

Ähnlich, obwohl ohne *nkt*, sind wahrscheinlich auch die beiden folgenden Fälle aufzufassen:

Eb 576 (*ꜥpnn.t 7, ꜥff 7, ỉkw 7 n tꜣ* ‘7 Wassermolche, 7 Fliegen, 7 *ỉkw-n-tꜣ*-Käfer’) (ohne Rubrum, neben unquantitierten Drogen)

Eb 542 (*ỉn.t tm.t 7* ‘7 *ỉn.t* [und/oder 7] *tm.t*-Fische’) (ohne Rubrum, neben |-Quanten)

Obwohl beim folgenden Fall die Zahlzeichen rot geschrieben sind (im Gegensatz zu Eb 53,576 und 542), wird es sich wahrscheinlich ebenfalls um Stückzahlen handeln:

Eb 519 (*šnj n wšꜥ 7, ḥḏw tꜣ.w 7* ‘7 *šnj*-Teile von *wšꜥ*, 7 Knollen Zwiebeln’)

Unklar bleibt:

Bln 24 ([. . .] *sp 7 ỉt 7* ‘[. . .] 7 Stück [?], 7 [Maß?] Gerste’?)

Unklar bleibt auch Eb 28 die Angabe *gngn.t 6* (neben der unquantitierten Droge *pr.t mnwḥ*). Sind 6 *gngn.t*-Pflanzen bzw. -Früchte gemeint oder liegt ein Fehler für $^1/_{16}$ vor (Zeilenbruch!)?

In gewisser Hinsicht gehören hierher auch die Zahlenangaben, die bestimmen, zu wie vielen Kuchen bzw. Pillen ein Drogengemisch verarbeitet werden soll (z. B. 4 Kuchen für 4 Tage), siehe dazu im Med.W.B. bei *fḳꜣw* und *swj.t*.

X. Verhältniszahlen

a) *wꜥr.t r wꜥr.t* ‘Teil zu Teil’

nur bei Augenrezepten, siehe im Med.W.B. bei *wꜥr.t*

[1] Die Parallele H 83 mit $^1/_{32}$ ist auch sonst abweichend und läßt sich daher nicht auswerten.

b) *wꜥ r wꜥ* 'eins zu eins' (Eb 574)
c) *irj wꜥ mj wꜥ* 'werde das eine wie das andere gemacht' (Sm 21,15)
d) die Quante | an jeder Droge

Neben der wohl als 5 ro zu wertenden Maßangabe (siehe oben S. 2 c 1) tritt der Quantenstrich sehr oft gleichmäßig an allen Drogen eines Rezeptes auf, und zwar in folgenden Papyri: Eb; H; Bln; Bt; Ram V; Pap. Leid; Pharaob; Pap. Louvre E 4864; Pap. Beatty VIII; Pap. Beatty XV; Sm 21,4–7. Hier scheint es sich ebenfalls um eine bloße Verhältniszahl 1 : 1 zu handeln; vgl. z. B. Eb 214 (4mal die Quante |) = Pap. Beatty VIII (4mal die Quante). Würde man auch in solchen Fällen den Strich | als 5-ro-Einheit ansehen, so käme man bei Eb 663 (dem längsten Rezept des Pap. Ebers) auf die für einen Umschlag unwahrscheinlich hohe Maßzahl von 175 ro. – Bei Flüssigkeiten scheint allerdings eine höhere Maßeinheit zugrunde gelegt zu sein (z. B. Eb 127)[1], da sonst kein trinkbares (bzw. gießbares) Gemisch entsteht. Die relativ hohe Flüssigkeitsquante geht auch aus folgenden Parallelen hervor:

Eb 18 *irṯ.t-iḥ* |; *nḳꜥw.t* |; *bj.t* |
Eb 7 *irṯ.t* 25 ro; *nḳꜥw.t* $^1/_4$; *bj.t* $^1/_4$ = H 58
oder:
Eb 12 *šnj-tꜣ* |; *bj.t* |; *irp* |
Eb 9 *šnj-tꜣ* $^1/_8$; *bj.t* $^1/_8$; *irp* 5 ro = Bln 147 = Eb 552

Vgl. auch die Verbesserung von *ḏꜣr.t* | und *ḥḳ.t nḏm.t* | in *ḏꜣr.t* und *ḥḳt nḏmt* $^2/_3$ (Eb 21).[2]
Zum Teil steht die Flüssigkeit (Grundlagendroge) in solchen Rezepten mit durchgängigen |-Quanten auch ohne den Strich, z. B. Eb 79; 186; Eb 557 = H 140.
Auffällig ist, daß Drogen wie *snṯr*, *tpnn* oder *smt*, die sonst in Einnehmemitteln bevorzugt mit der kleinsten Quante $^1/_{64}$ versehen sind, jetzt auch nur den „Einheitsstrich" erhalten, z. B. Eb 186. Zu Parallelrezepten mit wechselnden Quanten statt des „Einheitsstriches" siehe oben sowie die Beispiele auf S. 13.
In einigen Fällen wird die Gesamtmenge der Drogen wahrscheinlich durch die Form bestimmt, zu der sie verarbeitet werden und die eine gewisse Normgröße darstellt, z. B. das *mt*-Zäpfchen (Eb 8; 139ff.) oder der *fḳꜣw*-Kuchen (Eb 75; 77; 81; — Eb 90b).

[1] Eb 602 steht *hnw n šb.t* | neben |-Quanten; ob das bedeutet, daß bei Flüssigkeiten das Hin als Einheitsmaß verwendet wird?

[2] Falls auf Hin bezogen, dann ca. 20 ro, vgl. Eb 72 (5 ro feste Droge neben 20 ro flüssiger Droge).

XI. unquantitiert

Eine große Anzahl von Rezepten (Eb; H; Bln; L; Sm; Bt; Ram III und IV) sind völlig ohne Quanten, was den Angaben mit der |-Quante zu entsprechen scheint, z. B: Eb 620a = H 175a; Eb 659 = Bln 49; Eb 490 = L 17[1]; H 247 = Eb 612.

Bevorzugt ohne Quanten treten auch die Flüssigkeiten (bzw. Grundlagendrogen) neben quantitierten Drogen auf, wahrscheinlich eine verhältnismäßig große Quante vertretend[2], siehe vor allem bei *mw* und *ḥḳ.t nḏm.t* im Drogen-W.B. Solche unquantitierten Grundlagendrogen stehen in der Drogenaufzählung im allgemeinen am Ende, seltener am Anfang der Drogenreihe.

Unbeantwortet bleibt die Frage, wie z. B. Bln 115 (quantenloses Einnehmemittel) hergestellt wurde, zu dem Eb 239 sorgfältig abgestufte Quantenangaben gibt. Wurden die Drogen einfach im Verhältnis 1 : 1 gemischt oder konnte der Rezepthersteller auf Grund seiner Erfahrungen die für die jeweiligen Drogen erforderliche richtige Mischung finden? Geht die Bln-Vorlage auf eine alte Vorlage zurück, die noch unquantitierte Rezepte zeigte oder liegt eine spätere Vernachlässigung der exakten Maßangaben vor?

XII. unklar und verderbt

a) Das späte Ostrakon Bln 5570 verwendet neben der Quante 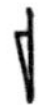 ein unlesbares Zeichen als Quante bei *sntr*, *ʿḏ*, *g(ꜣ)š* und *smj*.

b) Die in Bt 3 erhaltenen Quanten | |○○○○ und | ∩ | | bleiben unklar.

XIII. fehlerhafte Schreibungen und Auslassungen

a) offensichtlich falsche Quanten

 Bt 3 und 30, wahrscheinlich statt 1/32

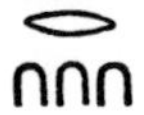 Bt 28, wahrscheinlich statt 1/32

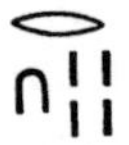 H 49 statt 1/16 in Eb 218

 Eb 132 (= Eb 147 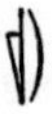) steht vor gelöschten und nachgetragenen Drogen, so daß × wahrscheinlich als Hinweiszeichen gedient hat (ZÄS 84, 1959, 53) wie in Eb 135 (× nach *mw nw ḏꜣr.t*) oder Eb 199 (40,3),

[1] Alle Entsprechungen Eb : L sind übrigens so (d. h. | : quantenlos).

[2] Unter Umständen ist die Flüssigkeit gar nicht erwähnt, dann scheint ein selbstverständlicher Zusatz von Wasser zu erfolgen.

von Griffith (S. 401 h) fälschlich als Quante ⊤ × gelesen. Ähnlich liest Griffith (S. 400 c) auch ↘ × in Eb 132 und 135 als 10 ro + 1/4 *hnw* = 18 ro bzw. 10 ro + 1/4 = 12 1/2 ro.

× || — Eb 411, wahrscheinlich statt 1/32

⊤ || — H 9, siehe in der Parallele Eb 749 die wahrscheinlich beabsichtigte Quante 1/32. Wreszinski (Hearst S. XIII) liest ⊤ || = 12 1/2 ro.

▷ — Eb 166; da von diesen 20 ro 4mal 1 Hin (= 128 ro) getrunken werden soll, möchte man an eine Verschreibung statt ◁ (160 ro) denken. Da Zeilenbruch vorliegt, sind auch andere Deutungsmöglichkeiten gegeben (Band IV 2, S. 106 Anm. 2).

▷ — H 28 (*ins.t*) und

⊤ — H 28 (*mw*) sind wahrscheinlich fehlerhaft; vgl. dazu Eb 632 und 633, wonach man für *ins.t* ⊤ und für *mw* ▷ annehmen möchte.

⊂⊃ ∩∩∩ || — Eb 478 (*mw*) erscheint für ein Getränk zu klein (vgl. Eb 477; 479–481). Ob bei der Tätigkeit *sḏr n iꜣd.t ꜥtḫ* 'nachts dem Tau aussetzen, durchpressen' mit einem selbstverständlichen Zusatz von weiterer Flüssigkeit gerechnet werden muß? Vgl. auch Eb 282 = H 68; Bt 25,

||| ||| — Eb 28, wahrscheinlich statt 1/16 (siehe dazu S. 8 IX).

b) fehlende Quanten

Im Gegensatz zu den Grundlagendrogen, die oft ohne Quante neben quantitierten Drogen stehen (S. 10 XI), handelt es sich bei den folgenden Fällen wahrscheinlich um fehlerhafte Auslassungen der Quanten: Eb 76 (*ḳs.t.t* und *nstj*); Eb 114 (*bj.t is.t*); Bln 35 (*snṯr*), vgl. Eb 122 (1/64); Eb 167 (*ḥsmn*); H 74 (*ḏb.t nt inb*), vgl. Eb 246 (|); Eb 656 (*mrḥ.t ꜥḏw*), vgl. Ram V Nr. II; Eb 557 = H 140 (*inj.t nt bnr/bnj* Grundlagendroge?). Bei *ibḥ.w n šꜣj* Eb 580 kann das Fehlen der Quante beabsichtigt sein, da auch das am Ende der Drogenaufzählung stehende *ḳnḳn* 'zerkleinern' mit seinem ausschließlichen Bezug auf *ibḥ.w* (siehe Med.W.B. *ḳnḳn* § 2) die Sonderstellung dieser Droge unterstreicht.

c) Verwechselung von + und × (vgl. Gardiner, Grammar S. 196 unten)

H 207 *dꜣb* (⊤) = Eb 754 (×); H 177 *bj.t* (⊤) = Eb 618 (×); Eb 136 *ḥsꜣ n šꜥj.t* (𓂋) = Eb 151 (×); Bln 185 *sw.t* (𓂋) = Eb 268 (×); Bln 164b *bꜣḳ* und *bj.t* (𓂋) = Bln 163h (16,9–10) (×); Eb 132 *dḳw n wꜥḥ* (𓂋) = Eb 147 (×).

Vgl. auch die Fälle, in denen der Quante | im Parallelrezept 𓂋 bzw. × gegenüberstehen (Eb 62 = Eb 61; Bln 36 = Eb 312).

Die hier bei der Verwechselung der beiden Zeichen + und × beobachtete Nachlässigkeit den Quanten gegenüber steht im Gegensatz zu solchen Fällen, in denen Quanten korrigiert worden sind, was erkennen läßt, daß Wert auf Exaktheit der Quanten gelegt wurde (ZÄS 84, 1959, 43 und 47).

B) Die Verwendung der Quanten

I. Die Eigenarten der Papyri

Von den Sammelhandschriften enthält der Papyrus Ebers die meisten Quantenrezepte; eine Abnahme der quantitierten Rezepte ist beim Papyrus Hearst zu beobachten (vgl. Eb 566 = H 127; Eb 567 = H 128; Eb 620–622 = H 175; 173; 179; Eb 645; 647; 649 = H 114; 116; 107); noch weniger Quanten werden im Papyrus Berlin verwendet (mehr als die Hälfte der Rezepte in Bln sind ohne Quanten). Völlig ohne Quanten ist der Pap. London, was sich jedoch daraus erklären läßt, daß in diesem Papyrus keine Einnehmemittel auftreten; dasselbe gilt für Ram V und Ram III (Ausnahme Fragm. 1 in Ram III mit 2mal der Quante $1/4$).

Das Wundenbuch des Pap. Smith ist dort, wo Rezepte auftreten (Sm 41 und 46) nicht quantitiert. Im Anhang des Pap. Smith (20,15) steht ein Rezept mit gemischten Quanten; Sm 21,4–7 (Hautverschönerungsmittel) verwendet wie die Parallele Eb 714 die Quante | (= H 153 ohne Quanten).

Der Papyrus Kahun zeigt, daß die Verwendung von Quanten von der Applikationsart abhängen kann: Trinken und Einguß haben vorwiegend quantitierte Drogen, dagegen sind die Räuchermittel ohne Quanten.

Das *mt*-Buch des Pap. Ram V zeigt durchgehend die |-Quante. Die wenigen Rezepte in den Zaubersprüchen für Mutter und Kind haben keine Quanten.

II. Verwendung der Quanten durch die Applikationsart bestimmt

Die Verwendung der Scheffelteile (einschließlich der einfachen Bruchzahlen) kommt vorwiegend bei den innerlich zur Anwendung gelangenden Mitteln vor (Trank, Einnehmemittel, Einguß). Auffällig ist das Auftreten dieser Quanten bei einer Reihe von Augenrezepten (wozu auch Eb 260 zählt) und bei einigen Rezepten für die Finger und Zehen (z. B. Eb 616–619). Im übrigen wird bei äußerlich zu applizierenden Mitteln (vor allem bei *wt*-Umschlägen; bei *rdj* 'geben' und bei Einreibemitteln), sofern diese Mittel überhaupt quantitiert sind, die Quante | verwendet, die jedoch auch bei Einnehmemitteln auftritt (z. B. unter den Rezepten Eb 62–82), siehe dazu S. 9 X d. Räucherung (*kꜣp*) erfolgt ohne Quantitierung; eine Inhalation ist einmal (Eb 325) mit der Quante | versehen, Eb 320 mit Bruchquanten; d. h. sie wird wie Einnehmemittel verordnet.

C) Die Auswertung der Parallelen zur Bestimmung der Quanten

In einigen der oben aufgeführten Fälle sind Parallelrezepte zur Stützung herangezogen worden. Daß die Parallelen jedoch nur bedingt zur Bestätigung unbekannter Quanten auszuwerten sind, beweisen Fälle, in denen bei sonst völliger Übereinstimmung an gewissen Stellen die Quanten voneinander abweichen, z. B.:

Eb 10 *ꜥꜥmw* $^1/_8$; *bj.t* $^1/_{32}$ = Bln 146 *ꜥꜥmw* $^1/_{32}$; *bj.t* $^1/_8$[1]
Eb 70 *šnf.t* $^1/_{16}$ = Eb 73 $^1/_{32}$
Eb 618 *bj.t* $^1/_4$ = H 188 $^1/_8$ = H 177 5 ro
Eb 122 = Bln 35 hat bei 9 Drogen Übereinstimmung; bei der Grundlagendroge (?) *ꜥmw* hat Eb 20 ro gegen Bln $^1/_8$; bei den ersten drei Drogen entsprechen den drei Strichen | in Bln die abweichenden Bruchzahlen $^1/_8$, $^1/_8$ und $^1/_{16}$ in Eb
Eb 113 hat die Quanten $2^1/_2$ ro; $^1/_8$; $^1/_{32}$ statt der drei |-Quanten in Eb 117
Eb 126 *mw* 25 ro = Eb 229 5 ro
Eb 308 1 Hin Dattelmehl = Eb 313 5 ro

Man vergleiche auch die erheblichen Abweichungen in den Quanten bei den im übrigen parallel stehenden Rezepten Eb 223 = H 81 gegenüber Eb 172. Zum Teil mag die Abweichung der Quanten bei sonst drogengleichen Rezepten darauf beruhen, daß dieselben Drogen gegen eine andere, aber ähnliche Krankheitserscheinung zur Anwendung gelangen, z. B. Eb 235 (*skbb ḥꜣ.tj* 'das Herz kühlen') = H 50 (*rdj.t šsp ib t* 'veranlassen, daß das *ib*-Herz Brot annimmt').

Siehe hierzu auch die Entsprechungen von ∜ und × (S. 11c).

[1] Sind hier beide Quanten vertauscht?

D) Eine Quante an einem Drogenkomplex

In einigen Fällen werden zwei miteinander verarbeitete Drogen mit einer gemeinsamen Quante versehen, z. B.:

Eb 63 *mnj.t nt ỉnhmn hbḳ ḥr ḥḳ.t* 5 ro

H 208 *ḥs ꜥȝ nḏ snꜥꜥ ḥr ỉrp* 5 ro

Theoretisch gibt es drei Möglichkeiten der Auffassung:

1. Die Quante nennt die Gesamtmenge des Gemisches, wobei dem Hersteller die Zusammensetzung überlassen bleibt.
2. Die Quante bezieht sich auf die Grundlagendroge (*ḥḳ.t* bzw. *ỉrp*), zu der nach Belieben bzw. Erfahrung eine bestimmte Menge der Wirkdroge zugesetzt wird; vgl. dazu Bln 5 (Wirkdroge ohne Quante, Grundlagendroge 20 ro) = Eb 72 (Wirkdroge 5 ro, Grundlagendroge 20 ro).
3. Die Quante bezieht sich auf die Wirkdroge, zu der so viel der Grundlagendroge zugesetzt wird, daß das Gemisch trinkbar bzw. schmierbar wird; vgl. Eb 50 (*mnj.t nt ỉnhmn* 5 ro; *mw* 10 ro) mit derselben Quante an *mnj.t nt ỉnhmn* wie bei dem oben genannten Beispiel Eb 63; vgl. ferner Eb 313 (*dḳw n bnr* 5 ro; *mw* ohne Quante).

Ähnlich liegen die Fragen bei den mit der Quante | versehenen Komplexen (z. B. Eb 425; 467a und c; 569; 582).

E) Das Verhältnis von Einzelquante zur Gesamtmenge des Gemisches

Leider gibt es nicht ein Rezept, das nach der Aufzählung der Einzel drogen mit ihren Quanten anschließend die Gesamtsumme angibt (wie es sonst häufig in den Rechnungen der mathematischen Papyri oder in den Listen der Wirtschaftspapyri der Fall ist); nur einmal (Bln 138) wird angegeben, daß 5 + 11 Hin zusammen (*dmḏ*) 16 Hin ergeben.

Eine andere Möglichkeit, etwas über die Gesamtmenge des Mittels zu erfahren, bieten die *thbw*-Angaben, bei denen es sich wahrscheinlich um die nach dem Eindicken bzw. Verkochen zurückbleibende Menge handelt (siehe dazu bei *thbw* im Med.W.B.): in den meisten Fällen wird eine verhältnismäßig hohe Flüssigkeitsmenge auf eine niedrigere Quante herabgemindert (siehe auch Eb 93: 40 ro Flüssigkeit wird zu einem Rest von 30 ro verkocht, der Terminus *thbw* fehlt). Eine Besonderheit stellt Bln 137 dar, weil keine Ausgangsquante geboten wird, sondern die Droge *mw nw ỉt* 'Gerstenschleim' auf 35 ro eingedickt werden soll; ist gemeint, daß man soviel Gerste nehmen soll, daß nach dem Kochen 35 ro übrigbleiben? Unsicher bleibt Eb 23, da hier das Endprodukt 15 ro sein soll; die Grundlagenflüssigkeit *ḫsꜣ* hat die Quante 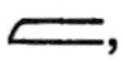, die nach der Tabelle auf S. 5 von 160 ro bis 1/2 ro schwanken kann. Denkbar ist auch, daß mit einer nicht besonders angegebenen Wassermenge gerechnet werden muß. Dagegen ist Eb 750 auf keinen Fall an einen Wasserzusatz zu denken, und die an *mw* 'Wasser' stehende Quante muß höher als 2 Hin (= 64 ro) liegen, da bis zu dieser Maßzahl die Eindickung erfolgt (*psj m spp n hnw 2*). Allerdings übersetzt Griffith S. 402 diese Stelle: "boiled as that which remains of *2 hnw*, i. e. *2 hnw* of water are to be boiled down to 1/2 *hnw*". Falls diese Übersetzung, der sich auch Ebbell angeschlossen hat, korrekt ist, würde sich beim Bezug von  auf 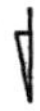 (vgl. S. 4) ein Ansatz von 2 Hin Wasser mit 10 ro Dattelmehl ergeben, was auf den Tagessatz von 2 1/2 ro herabgekocht wird.

Weitere Aufschlüsse über die Gesamtmenge des Mittels erlauben die Quanten bei den Applikationsangaben, z. B.

Eb 306 (*swr 5* ro *ỉm r hrw 4* 'werde 5 ro davon getrunken an vier Tagen), d. h. es wird sich um eine Gesamtmenge von ca. 20 ro Bier handeln.

Ähnlich ist wohl auch die Angabe 1/4 von 5 ro in Eb 307 auszuwerten.

Angaben in Hin über die einzunehmende Menge finden sich verhältnismäßig oft: Eb 324 soll 1 Hin von der Gesamtmenge getrunken werden; ebenso Eb 185; die Ausgangsflüssigkeit ist nicht angegeben. Kah 10 wird 1 Hin von „eben diesem Mittel" getrunken, das mit 1 Hin Flüssigkeit hergestellt worden ist. 2 Hin einer bestimmten Flüssigkeit werden Kah 11 verordnet. 6 Hin werden Eb 696 getrunken (ohne Angabe über die Ausgangsmenge). Unsicher bleibt Eb 166, da von 20 ro Wasser nicht 4mal 1 Hin (4 × 32 ro) getrunken werden können. Ob auch hier an zusätzliche Flüssigkeit bei der Herstellung gedacht werden muß?

Auch die bloße Angabe *swr ỉm* 'werde davon getrunken' (ohne Maßzahl) läßt darauf schließen, daß nicht das gesamte Mittel, sondern jeweils nur ein Teil davon verwendet wurde.

Ebenso möchte man aus den Zusätzen *ỉrj m fḳꜣ.w 4* (bzw. *swj.t 4*) 'werde zu 4 Kuchen bzw. Pillen gemacht' schließen, daß die angegebene Drogenmenge nur einmal angesetzt wird und dann auf die 4 Tage der Kur verteilt wird (nicht täglich neue Herstellung derselben Drogengemische), d. h. Eb 90 würde pro Drogeneinheit 1/4 auf den täglichen Kuchen entfallen. Allerdings wird diese Rechnung nicht bestätigt, da bei Rezepten, die nur für einen Tag bestimmt sind, keine Viertelung der Quanten zu beobachten ist, z. B. Eb 593 (*hrw 1*) = H 143 (*hrw 4*)[1]; Eb 276 (*hrw 4*) = Eb 281 (*hrw 1*). Vgl. auch Eb 329 (*hrw 4*) = Eb 331 (*hrw 1*) bei wechselnder Applikation

[1] = Eb 198b (ohne Tagesangabe).

(Trinken : Essen) und wechselnder Quante bei der Flüssigkeit, dagegen unveränderter Quante bei den Wirkdrogen. Daß offensichtlich auf die Zahlangabe bei den Tagen geachtet wurde, zeigen die Korrekturen von *hrw 1* zu *hrw 4* bzw. umgekehrt (ZÄS 84, 1959, 48), siehe dabei besonders Eb 278 (*hrw 4*) = H 64 (*hrw 1*).

Auch an der Flüssigkeitsmenge (in der Regel 20 ro bei 4 Tagen) läßt sich nicht immer mit Sicherheit die Tagesquante ersehen, da auch Fälle mit 5 ro für 4 Tage vorkommen (Eb 326; 329; 332).

Die von Ebers (Gewichte und Hohlmaße S. 171ff.) angenommene Theorie, wonach sich die Einzeldrogen eines Rezeptes zu einem „runden Ganzen" von 1 ro zusammenfügen, läßt sich nicht halten (sie beruht auf der falschen Deutung von + als $^1/_3$ ro); als Gegenbeweis läßt sich auf Parallelen hinweisen, bei denen das eine Rezept eine zusätzliche (quantitierte) Droge aufweist, die doch die „runde Einheit" sprengen müßte. Auch treten umgekehrt Fälle mit nur einer Droge (Quante $^1/_8$) auf, denen $^7/_8$ zum „runden Ganzen" fehlen; vgl. auch Eb 369b ($4 \times {}^1/_8$).

2. Teil: Sachgruppen der medizinischen Termini [1]

A) Die Körperteile

Körper — Körper/Leib — Körperstelle — Körperteil/Glied
Lenden — Seite (*šw.t*; *ḏrw*(*w*))
Fleisch (*iwf*; *ḥꜥw*) — Muskelfleisch (*iwf*; *ḥꜥw*)
Gelenk; Gelenkbeuge — Knochen — Knochenmark
Haut (*inm*; *ḥꜥw*) — Körperoberfläche — Lederhautschichten
Ausdünstung — Hautfarbe — Schweiß — Schweißabsonderung

Gefäß/Hohlgefäß/Ader — Strang/Sehne/Muskel/Band
Leitung (des Gefäßsystems)
Ergießung/Verknüpfung — erreichen (G. reichen bis zur Sohle) — führen (zu Körperteilen: *iw*; *sšm*) — offen sein (zu Körperteilen) — (sich) teilen (zum Kopf; zur Nase) — (sich) vereinigen (am After) — führen (Stoffe zu Körperteilen: *itḥ*; *rdj*)
Inhalt: Blut — Luft — Wasser
Kreuzgeflecht/Aderngeflecht

Kopf (*tp*(*j*); *ḏꜣḏꜣ*) — (Kopf-)Haar — Höhle (7 Höhlen des Kopfes: 2 Augen, 2 Ohren, 2 Nasenlöcher, Mund)
Schädel — Hinterkopf — Hinterkopf/Genick — Schädeldecke — Schädelkasten — Schale (des Schädels) — Scheitel (*wp.t*; *whnn*)
Gehirn; flattern; zittern (vom Pulsieren des freiliegenden Gehirns) — Hirnhaut; umschließen (die H. umschließt das Gehirn) — Hirnsichel/falx cerebri
Fontanelle („schwache Stelle am Scheitel eines Kindes, die noch nicht fest geworden ist“)
Schläfe (*mꜣꜥ*; *gmḥ.t*) — Schläfe/Schläfenhaar — Stirn (*mḫnt*; *ḥꜣ.t-ḥr*; *dhn.t*) — Joch-Schläfenbein
Gesicht — Gesicht/Stirn — Kinn — Wange
Vertiefung /Höhlung (des Gesichts)

Ohr — hören
Cutis-Schicht — Hinterseite — Öffnung — *grj.t*/*gnj.t*
Hauch des Lebens (tritt ein in das rechte Ohr)

[1] Siehe dazu das Generalregister S. 216 ff. sowie die Glossare der Wörterbücher.

Auge — sehen; Sehen (= Sehfähigkeit) — weißer Augapfel — Augenlid — Höhle—Iris mit Pupille (*twt.w nw ỉr.tj*; *ḏfd*)—Winkel (äußerer Augenwinkel *s*ᶜ*nd*; innerer Augenwinkel *ḳ*ᶜ*ḥ.w*) — Wurzel

Augenbraue — Wimpernhaar
Träne (*mw*; *rmj.t*)
ỉꜣṯ (Bewegung der Augenbrauen nach oben, nach unten)

Nase — Geruch — riechen

Kammer — Nasenbein/Nasenkante — Nase/Nasenloch — Nasenmuscheln/ Nasenlöcher — Öffnung — Seitenfläche

Atemluft — Schleim
aufhören (Ende der Nase hört an der Oberseite der Nase auf) — reichen (Nasenkammer reicht bis zur Gegend zwischen den beiden Augenbrauen; Nasenmuschel reicht bis zur Wange)
Schnabel (vom Vogel)

Mund — Lippe — Mundwinkel — Zahn (*ỉbḥ*; *nḥḏ.t*); (Zahn-)Wurzel — Zunge

Unterkiefer/Kinnbacken (ᶜ*r.t(j)*; *wgj.t*) — Band (am Kiefergelenk) — Krallenknochen/Ramus

Speichel — Flüssigkeit (des Mundes)
Geschmack; schmecken — Stimme; sprechen
binden (vom Unterkiefer an den Oberkiefer) — enden (Krallenknochen endet im Joch- Schläfenbein) — fest sein (Krallenknochen im Joch-Schläfenbein)

Maul (vom Tier) — Schnabel (vom Vogel)

Hals/Halsvorderseite — Halsgegend — Kehle — Kehle/Hals—Nacken — Nackenwirbel — Vorderhalsgegend
reichen (Nackenwirbel reicht bis zur Wirbelsäule)

Achsel — Krallenknochen; Kopf (des Krallenknochens) — Schulter — Schulterblatt — Schlüsselbein; Kopf (des Schlüsselbeins) — Schlüsselbeinregion — Sichelbein; Kopf (des Sichelbeins)
fest sein/verblieben sein (Köpfe der Schlüsselbeine am oberen Brustbein) — reichen (Köpfe der Schlüsselbeine reichen bis an die Kehle)

Arm/Oberarm (*ḳ*ᶜ*ḥ*; *gꜣb*) — Oberarm
Hand — Hand (mit Unterarm) — Handrücken — Unterseite (der Hand)
Daumen — Finger — Nagel
Puls(-stelle am Unterarm); pulsieren

Brust (*mnḏ*; *šnꜥ*) — Brust/Brustkorb — Brust/Brustraum — Brustbein/Sternum — Luft-, Speiseröhre — Rippe (*ḥnw*; *spr*); Kopf (der Rippe) — Rippengegend/Rippenstück — Rücken (*psḏ*; *sꜣ*) — Rückgrat — Rückenwirbel — Wirbelsäule
fest sein (Köpfe der Rippen am Brustbein)
Schwanz (vom Tier)

Bauch — Beckenraum — (linke) Hälfte (des Bauches) — (rechte) Hälfte (des Bauches) — Unterleib

Bauchdecke — Damm — Nabel — Scheitel (des Bauches)

Herz (*ib*; *ḥꜣ.tj*) — Fettmasse — Unterlage
Puls — Pulsschlag (Bekundung des Herzens; Gehen des Herzens; das Herz spricht)

Darm — Eingeweide — Leber — Lunge — Magen — Mastdarm — Milz — Verdauungskanal — Zwerchfell — *msjn.t*
Peristaltik

After/Anus — Hinterbacke
Kot (*wsš.t*; *ḥs*) — Kindspech — Wind (Blähungen)
abführen/den Darm entleeren — entleeren — Winde lassen
offen sein (der After ist offen zu den Gefäßen)

Harnblase
Harn (*wsš.t*; *mwj.t*) — harnen — kommen (vom Harn)

Penis/Phallus — Eichel — Hoden
Same (*ꜥꜣꜥ*; *mtw.t*)
Ausfluß — Samenerguß

Brüste — Brust(warzen)/Brüste — Gebärmutter/Uterus; Öffnung (des Uterus) — Plazenta — Schamgegend/Pubes; Seite (der Schamgegend) — Schamlippen — Scheide — Vulva
Menstruation — kommen (Kommen und Nichtkommen der M.)

Bein (*wꜥr.t*; *rd*; *sḏꜣ*) — Knie(-gelenk); Kniestück — Knie(-scheibe) — Oberschenkel; Wurzel (der Oberschenkel) — Schienbein — Unterschenkel (*ins.t*; *rd*; *sḏḥ*)
Fuß — Fußknöchel — Fußsohle; Unterseite der Sohle — Zehe; Nagel (der Zehe)
Kralle (vom Vogel)

mnj3 — *mš3.t* — *njw* — *njdw* — *np3.w* — *ḫrm* (?)
ḥmw (vom Tier)

B) Krankheiten und krankhafte Zustände

I. Krankheitsbegriff

a) Allgemeines

Einwirkung — Einwirkungsstelle — Giftschlange (unheilbare Krankheit) — Krankheit — Krankheit, die man nicht heilen kann — Krankheitsfall — Last (bildliche Bezeichnung einer Krankheit) — Leiden (*ih*; *mn.t*) — furchtbares Leiden — Leiden/Krankheit (*ḫ3j.t*; *šn.w*) — Schaden/Übel — das Schlechte/Böse — schmerzende Stelle

Sache/Ding (alle bösen und schlechten Dinge)

leiden — leiden/Schmerz empfinden — leiden an/schmerzen — schmerzen/ krank sein — etwas mit Schmerzen ertragen/etwas erdulden — schmerzhaft

sterben — Tod (Gegs. Leben)

b) Krankheitsentstehung und Wirkung

1. allgemein

bewirken — fallen — schaffen

Ursache/Wurzel

befallen — eindringen (*hb*; *ḫns*) — eintreten — von außen eintreten — entstehen — kommen — treffen

(sich) holen/bekommen — aufnehmen

2. Ursachen im besonderen

verbranntes Fleisch — Verdorbenes — (verdorbenes) Wasser

Zorn/Ärger

Fliege (bringt Seuche)

(böse) Hauche (*nf*; *nf.t*; *t3w*) — (feuchte?) Luft

auf den Kopf gestellt sein (Fall auf den Kopf verursacht Verstauchung)

3. Verursacher

(Dämonen): blasen/hauchen — eintreten lassen — hacken (im Gehirn verursacht Schnupfen) — schlagen — *t3r* (?)

(Priester): Tätigkeit (des Cherheb und Web verursachen böse Hauche)

4. Wirkung von Krankheiten allgemein

binden — herausziehen (des Herzens) — herbeiführen — hervorrufen /bewirken — (zusammen)laufen — schwach machen

c) Krankheit breitet sich im Körper aus

abirren — ablenken — sich ausbreiten (*sš*; *skd(j)*) — hin und her bewegen — durchziehen — (sich) ergießen — fressen — Gang — Hitzebewegung —

schnellen/springen — umherziehen (*ht*; *ḫtḫt*) — umherziehen/durchziehen — Verlagerung — zögern (von schleichender Krankheit) — *ỉnw.t nt wḫdw* — *nhp/nhp.t*

d) Bewegungshemmungen

ausgestreckt sein (von den Strängen des Nackens) — Behinderung (in den Beinen) — (sich nicht) hin und her bewegen (Sehne des Kiefergelenks; Nackenwirbel) — gebunden sein (Band des Kiefergelenks) — hinken/lahmen (Folge eines Schädelbruchs) — nicht mächtig sein (der Bewegung von Arm oder Bein) — steif sein (vom Nacken) — suchen (den Erdboden mit den Zehen als Folge einer Schädelverletzung) — Versteifung (des Nackens) — Zusammenziehung/Zusammenballung (in den Beinen als Gehbehinderung)

e) Krankhafte Erscheinungen und Zustände

schlimm (schlimmer Krankheitsfall) — schlimmer Zustand — Schwierigkeit — fremdartig/anomal

(nicht) angenehm sein — sich (nicht) bewußt sein — nicht können — schwierig sein

belastet sein (*wdn*; *dns*) — Belastung/Druck — drücken — steif (sein) — Steifheit — Versteifung

matt sein — müde sein — schlaff/ermattet — schwach sein — Schwäche (*ꜣhd*; *ꜣht*; *nhd*; *dgj*) — weich sein

brennen/heiß sein — entzündet sein — Entzündung — Fieber; fiebern — gerötet — Glut — Glut/Hitze — heiß sein (*šꜣm*; *šmm*; *tꜣ*; *ḏdn*) — Hitze (*srf*; *šmw*; *kꜣp.w*; *tꜣw*) — Hitze/Brennen — kochen — rot sein — Rötung — kühl sein

gering — groß (sein) — klein — viel

eng sein — tief sein — weit

(sich) anhäufen — Anhäufung — Ansammlung (von flüssigen Krankheitsstoffen) — Anschwellung/Ballung — Ansiedlung/Ansammlung — Auftreibung — Ballung (von Hitze) — Nest (Blutnest; Nest von Schmerzstoffen; Nest von Hitze; Wurmnest = Gewürm von geronnenem Blut) — Packung — Verdickung — sich verknoten/sich befestigen — Versperrung; versperrt sein — verstopfen — Verstopfung (auch von Schleimstoffen; Hitze; Blut — Magen; Bauch; After; Blase; Gebärmutter/Uterus) — Zusammenziehung

aufgetrieben — Auftreibung — emporsteigen/aufschwellen — schwellen/geschwollen sein

Absonderung — absondern — Ausfluß — ausfließen — ausscheiden — Ausscheidung — fortlaufen — herauslaufen — herausquellen — hervorquellen — überfließen — überfluten

feucht sein — nässen — trocken sein

zittern — zucken
Beschaffenheit — Färbung
Gerinnsel: *ʿnʿr.t*; *wrmw*; *fnṯ*; *sꜣ*; *sp*

II. Krankheiten und krankhafte Zustände, die sich nach den Körperteilen ordnen lassen

a) Gefäße — Stränge

Schwäche/Weichheit — Steifheit —Versteifung — Zusammenziehung/Verkrümmung — *sfṯ* — *šw.t*
Hitze — Knoten (von Gefäßen bei Geschwülsten) — Luft; aufgeblasen sein mit Luft
fallen — schnellen/springen/ — schwach sein/zittern — (sich) schlängeln/Schlängelung — (ab)sterben — stumm sein (von den Gefäßen des Herzens) — taub sein — überfließen/überschwemmt sein — überfluten/überflutet sein (mit Blut und Kot) — zittern — zucken
rot sein (von *sfṯ*) — kugelig (von *sfṯ*)

b) Haut

Falten — Flecken — Hautausschlag/Rose/Erysipelas — Hautblasen/Bullae — Hautentzündung/Gürtelrose/Ignis sacer — *srf.t*-Hautentzündung — Hautflechte — *ꜣkw.t* — *ḥꜣw*
drücken (Hautausschlag drückt auf den Körper)
schrumpeln (bei Magenkranken)

c) Kopf

Migräne/Hemikrania (*gs-mꜣʿ*; *gs-tp(j)*; *hḳ*) — zittern — *mḥs* — *mšš.w.t* — *sk.t* — *tpꜣ.w*
schwitzt (bei Schädelwunde)

1. Gesicht

breitdrücken (G. ist breitgedrückt) — einebnen/planieren (geschwollenes Gesicht ist eingeebnet) — Falten/Runzeln — (nicht) richtig — unbeweglich sein (infolge einer Nackenverletzung) — Verziehung (der einen Gesichtshälfte)
bleich sein — feucht sein (von Schweiß) — rot sein (*tms*; *dšr*)

2. Auge

Albugines/Leukoma/weiße Stelle — Ausfluß (*infw*; *ḳꜣʿ.w*) — Blindheit — Blut; Blutgeäder/Blutgefäß — Dunkelheit — Eiter — Entzündung/Rötung — fett/Pinguicula — Gerstenkorn; kleine Kugel/Chalazion/Hordeolum — Gewächs von Schmerzstoffen — Hitze — Katarrh — Nachtblindheit — Pterygium — Schwachsichtigkeit/Amblyopie; schwachsichtig sein — Trachom — Tränen — *ḳnj.t*-Verletzung/Ulcus corneae — *thm*-Verletzung — *ṯḥn*-Verletzung; verletzen — Verschleierung/Trübung/Ble-

pharitis/Lippitudo — Wasserstauung/Katarakt/grauer Star — *wḫꜣ.t* — *bjdj* — *ẖsf.w* — *špw/ḫpw*
gerötet/entzündet — grün — rot
(nicht) sehen können
triefen o. ä. (vom Auge eines Rindes) — verdreht sein (bei Schädelverletzung) — weinen — *tmtm* — *ḏꜣ*
fett sein (vom Auge eines Rindes)
(sich) umbiegen/(sich) krümmen (vom Wimperhaar ins Auge)

3. Augenbraue

klappen — zwinkern — *sfr(j)* — *sd(j)*

4. Ohr

abgespalten/eingeschnitten — Belastung/Druck — Betäubung/Gehörstörung — faulen (fauliges Wasser als Ausfluß aus dem Ohr) — fett sein/fettig (vom verletzten Ohr) — feucht sein/nässen (von der Ohröffnung) — Ohrensausen — taub sein — zusammenziehen (Ohr hat Eiter zusammengezogen) — *nꜥrꜥ.t*-Krankheitserscheinung
absondern (von Wasser)
(nicht) hören können

5. Mund

binden (der Mund ist gebunden und kann sich nicht öffnen) — (nicht sich) öffnen (können) — öffnen (vom offenstehenden Mund) – (nicht) schließen (können) — Verziehung (eines Mundwinkels)
grün (von den Lippen)

6. Zahn

Zahnschmerzen; Zahnschmerzen haben — zerfressen sein (bei einem Zahnfleischgeschwür)
fallen (Zahn fällt aus)
rot (von der Zahnwurzel eines kranken Rindes)

7. Kopfhaar

nässender Ausschlag — Haarschwund und Ergrauen — fleckige Kahlheit/Alopecia areata — kahl sein — *ḥtp bꜣ ꜥꜣꜥ*

d) Herzzustände

ablenken — sich abwenden o. ä. — in Angst geraten — auf- und absteigen — sich ausbreiten — bewölkt sein — dunkel sein — einsinken — elend/matt — eng sein (*ḥws*; *gꜣw*) — sich entfernen — gekocht — heiß mit Glut — „Herzschwäche" — klein sein — klopfen/stoßen — knien — in manischer Geistesverfassung sein — matt sein/Mattigkeit (*ꜣd*; *ꜥmd*) — müde (sein)/matt (sein) — schmerzen/bitter sein — Schmerzen, stechende oder schneidende — schwach sein — stechen — stoßen — Tanzbewegung/Tanzsprung — trocken sein — überflutet sein — überfließen/überschwemmt sein — (sich in) üblem (Zustand befinden) – umnachtet sein — vergehen/schwinden — vergeßlich sein/Vergeßlichkeit — verhüllen — verkürzt sein/herabhängen — vorgewölbt (?) — weggehen — zittern — zusammenschnüren — *ỉꜣr(r)* — *wjꜣ.t* — *nḥꜣ.t-ỉb* — *nḏḥḏḥ* — *ḫꜣḫꜣ* — *ḫtꜣ* — *šs*

Giftstoff (als Krankheit)

langsam gehen (beim kranken Rind)

e) Magen und Bauch

Anhäufung/Ansammlung — (sich) ansammeln (von einer Verstopfung) — Anschwellung/Ballung (von Kot) — Auftreibung; aufgetrieben (vom Bauch) — eine Sandbank bilden; ein Ufer bilden (von einer Verstopfung) — Darmträgheit — erbrechen/speien (Begleitsymptom bei Verstopfung) — gemahlen (Zustand einer Verstopfung) — Klumpen (einer Verstopfung) — sich quer legen/blockieren (von einer Verstopfung im Magen) — Übersättigung (vom Bauch) — Verdickung (vom Magen) — Versperrung (von Ansammlung im Magen) — versperrt sein — Verstopfung (im Magen); verstopfen (vom Magen) — zerschnitten (Zustand einer Verstopfung)

Ausfluß (aus der rechten Bauchhälfte) — Blutnest — Diarrhoe — Eiter (Fäulnisprodukt von Eiter im Magen) — Fäulnisprodukt (von Eiter und Schleimstoff) — Gewürm/Geschlinge (Fäulnisprodukt von Schleimstoff) — Giftstoff (im Bauch) — Schleimstoffe

pnd-Eingeweidewurm; *ḥfꜣ.t*-Eingeweidewurm/Spulwurm/Ascaris; *ḥrr.t*-Gewürm; *ḏdf.t*-Gewürm

schmerzen/bitter sein (vom Magen) — Schneiden/Kolikschmerzen (im Bauch) — stechen (als Schmerzempfindung des Magens) — sich in üblem Zustand befinden (vom Bauch) — in Unordnung sein (vom Bauch)

eindringen (nicht eindringen von Speise in den Magen) — eng sein — Hebungen (vom Mageninhalt) – hochbringen (nicht hochbringen einer Versperrung der Ansammlung)

kühl sein (vom Bauch und von der Bauchhälfte; neben „heiß“ sein) — paukend (vom Magen) — staubtrocken sein (vom Magen)

wrmj.t (Krankheitserscheinung im Bauch) — *nꜤꜣḏ.t* (Exkremente eines Magenkranken) — *nḥꜣ* (Krankheit des Magens) — *nsj.t* (Krankheit im Bauch)

Durst (des Magenkranken)

f) After — Blase

1. After

Ausfluß — Belastung/Druck — Hitze — Umwendung/Prolapsus — Verschiebung/Hämorrhoiden/Prolapsus ani — *rhnw* von Schmerzstoff — *šp.t* (Krankheit des Aftergefäßes)

Schleim (beim kranken Rind)

2. Blase

Hitze — Verstopfung (von einem Hitzegeschwür) — *šnf.t*

g) Geschlechtsteile

1. männliches Glied

(nicht sich) aufrichten — sinken/sich neigen (nicht vermögen) — unbeweglich sein (= krankhaft versteift) — *sr*

2. Gebärmutter

siehe bei „Frauenkrankheiten" S. 28

h) Gliedmaßen

1. Arm

zittern — *rhnw* von Schmerzstoff

2. Bein

zittern (*rd*-Bein) — Entzündung (*sḏꜣ*-Bein)

3. Knie

Hunger (als Krankheit) — Lahmheit (als Schwäche)/Paresis — weich sein/schwach sein — zurückweichen/Schlottern

4. Fuß — Sohle

herabhängen — weich sein/schwach sein

5. Finger — Zehe — Nagel

nässende Stelle (am Zehnagel) — (sich) umbiegen (von den Zehenspitzen) — *fnṯ*-Wurm; *sꜣ*-Wurm; *sp*-Wurm (in Finger und Zehe als Bezeichnung eines Gerinnsels von Krankheitsstoffen) — Zittern; zittern (von den Fingern) — *sw.t* (am Finger)

fallen (Nagel fällt ab) — schmerzen (Finger und Zehe)

III. Krankheiten und krankhafte Zustände, die Körperstoffe betreffen

a) Blut — bluten

Blutansammlung — Bluterguß — Blutfraß (d. h. das Blut „frißt") — Blutgerinnsel — Blutharnen — Blutnest — Blutüberfluß — Blutverstopfung

bluten

hell/klar sein

gerinnen — geronnen — herauslaufen (aus dem After)

b) Harn und Kot

(nicht) in Ordnung sein (von Harn und Kot) — (nicht) richtig sein (vom Harn) — Schwierigkeit beim Ausscheiden (von Harn und Kot)

Ansammlung/Packung (von Kot bei einer Magenverstopfung) — Ansammlung/Zusammenziehung (von Harn, die sich auf die Beine auswirkt) — Harnverhaltung/Harnknoten; Verhaltungen (von Harn)

Nässen (als Harnleiden) — Überfluß (Harnerkrankung) — fortlaufen (ꜣs; *swꜣ* vom Harn) — (nicht) halten (vom Harn) — schwach sein (vom Harn, der sich nicht halten kann)

špn (eine schmerzhafte Harnerkrankung) — *šnf.t* (After- oder Blasenerkrankung)

ausscheiden (krankhaftes Ausscheiden von Wasser zwischen den Hinterbacken)

c) Verschiedene Stoffe

Eiter — Schleimstoff/Phlegma/Rheumatismus — Schmerzstoff — Wasser

IV. Krankheiten und krankhafte Zustände außerhalb der vorstehenden Gruppen II und III

a) Geschwulst — Geschwür — Schwellung

ꜥꜣ.*t*-Geschwulst — Chons-Geschwulst/Lepra tuberculosa — Eitergeschwulst/Atherom — Fettgeschwulst — Fleischgeschwulst — Gefäßgeschwulst — Haargeschwulst — Schmerzstoffgeschwulst — Sohngeschwulst/Fibrom/Lipom — Geschwulst auf der Bauchdecke/Unterleib

ḥmꜣ-Geschwulst — *ḥsd*-Geschwulst — *sḥr*-Geschwulst

Geschwür/gangränes Geschwür (*bnw.t*)

ḥnḥn.t-Geschwür/Geschwulst/Lymphdrüsenschwellung — Eitergeschwür — Fettgeschwür — Schmerzstoffgeschwür

Schwellung (*šfw.t*) — ꜥ*nw.t*-Schwellung — *rḳw.t*-Schwellung/Resistenzerscheinung

Aufschwemmung — Erhebung — Fressen/Fraßstelle — Hervorquellung

Basis (einer ꜥ*nw.t*-Schwellung, die eben ist) — Kopf; hoch sein (Eitergeschwulst); spitz (von *ḥnḥn.t*-Geschwür/Geschwulst und ꜥ*nw.t*-Schwellung) — Oberfläche (ꜥꜣ.*t*-Geschwulst; *sḥr*-Geschwulst) — Öffnung (*ḥsd*-Geschwulst) — Rand (ꜥꜣ.*t*-Geschwulst; *ḥnḥn.t*-Geschwür/Geschwulst) — Überzug (*ḥnḥn.t*-Geschwür)

Hautsack/Tasche (die ꜥꜣ.*t*-Geschwulst bildet sie; ihre unvollständige Entleerung durch den operierenden Arzt bewirkt „Wiederkehr" = Neubildung der ꜥꜣ.*t*-Geschwulst)

nabelartige Narben (als Folgeerscheinung bei ꜥꜣ.*t*-Geschwulst)

Inhalt (eitriger eines *ḥnḥn.t*-Geschwürs/Geschwulst) — Eiter — Fett (ꜥꜣ.*t*-Geschwulst; *ḥnḥn.t*-Geschwür/Geschwulst) — Luft (ꜥꜣ.*t*-Geschwulst) — Schmerzstoffe (ꜥꜣ.*t*-Geschwulst; *ḥnḥn.t*-Geschwür/Geschwulst) — ꜥ*rw.t* (ꜥꜣ.*t*-Geschwulst; *ḥnḥn.t*-Geschwür/Geschwulst)

ballartig (Geschwür) — erhoben sein (Schwellung) — fest sein — geschwollen sein — groß sein — kugelig (ꜥꜣ.*t*-Geschwulst) — lederartig (ꜥꜣ.*t*-Geschwulst) — sandig sein (*bnw.t*-Geschwür ist nicht sandig) — uneben (ꜥꜣ.*t*-Geschwulst) — weich (*ḥnḥn.t*-Geschwür/Geschwulst) — zusammengezogen/konzentriert (ꜥꜣ.*t*-Geschwulst) — *brtrt* (ꜥꜣ.*t*-Geschwulst)

Absonderung (von Eiter im Geschwür) — aufgeblasen sein (Gefäßgeschwulst mit Luft) — beuteln (ʿȝ.t-Geschwulst beutelt einen Hautsack) — bitter sein/schmerzen (ʿȝ.t-Geschwulst) — Quetschung (von Geschwüren) — Rötung — sichtbar werden (nicht sichtbar werden einer Gefäßgeschwulst) — sich zersetzen (*ḥsd*-Geschwulst)

haften (ʿȝ.t-Geschwulst am Fleisch) — (sich) trennen (ʿȝ.t-Geschwulst vom Fleisch)

leuchten/funkeln (Geschwulst)

rot sein (Aufschwemmung) — schwarz (Aufschwemmung) — hell/klar sein (Aufschwemmung)

b) Verletzungen

1. Knochen

Bruch; brechen (*ḥsb*; *sḏ*) — komplizierter Splitter-Bruch (*sḏ*) — Loch (als Stoßwunde) — durchlöchert sein — Senkung (vom Wirbelknochen) — Spalt (an Schädel; Schläfenbein; Wange; Arm) — (sich) spalten — Stauchung/Quetschung; stauchen (vom Nackenwirbel) — Verschiebung; sich verschieben (von Knochenverbindungen) — zerbrechen — Zerrung (bei Gelenkverbindung)

Splitter — einsinken (von Knochensplittern ins Schädelinnere)

ausfließen (vom Mark aus gebrochenem Finger)

aufbrechen (vom aufgebrochenen Gehirn) — eindringen (eines Wirbels in den anderen) — einsinken (*hrp*; *ḏfj*) (bei Wirbeln) — fallen — herabhängen (*pȝḥd*) (der Schlüsselbeine) — herabhängen (*dḥ*) (des gebrochenen Armes) — (sich) lösen (*nft*; *sfḫ*) (Knochen aus ihrem Verband miteinander) — (sich) trennen (von Knochenverbindungen) — verbogen sein (Nasenbein) — verkrümmt sein (Nasenbein) — verkürzt sein/herabhängen (gebrochene Schlüsselbeine) — verschoben sein — vorgewölbt (verschobene Rippen)

2. Wunden

Wunde — Klaffwunde

Blut — Fleisch — Klaff/Wundrand — Lippen/Wundränder — Öffnung — Seite — Wundnaht

aufbrechen (auf einer Knochenverletzung) — eng — einschneiden (Wunde ist tief eingeschnitten) – klaffen — offen sein (zum Körperinnern) — reichen (bis zum Knochen) — weit

aufgeweicht sein — (keinen Hautüberzug) bekommen — entzündet sein — feucht sein/nässen — sich (unerwünscht) schließen — zögern (Wundschließung verzögert sich) — *pgj* — *sp*

sich abwenden (Wundränder entfernen sich voneinander) — aufgeworfen sein (Fleisch der Wunde) — trennen (Wundränder sind getrennt) — (sich) verschieben (Wundnaht, aber am Wundrand geblieben) — verschoben sein (Wundränder)

Absonderung — Ausscheidung — Hitze; ausfließen/ausströmen (aus der Wundöffnung); hochgradig sein — Sekret — *pꜣjs.t* (an der Wundöffnung) heiß sein

Anomalie/Fremdartigkeit (Bezeichnung einer Wunde, die nicht heilen will) — Gutartigkeit (als Zustand einer Wunde, die sich von selbst öffnet)

rot sein/rot (von den Wundrändern)

hell/klar sein (von der Ausscheidung)

3. Bisse — Stiche — Schläge

Biß (*tpj-rꜣ* vom Krokodil; *psḥ* von Krokodil, Löwe, Mensch, Nilpferd, Schwein) — Schlag (von Dämonen); schlagen — Schlag/Schlagverletzung — *ḥwj.t*-Schlagverletzung — *sḫ*-Schlagverletzung — Stich (*psḥ* vom Skorpion; *dm.t* vom Skorpion); stechen (von Fliege und Mücke) — Striemen (von Schlägen) — *sʿr* (Verletzung)

Akaziendorn (als Fremdkörper im Fleisch)

Stachel (als Stichverletzung)

4. Verbrennungen

Verbrennung; *sḏ.t*-Verbrennung; Feuer (Bezeichnung einer Verbrennung) — Brandblase

c) Frauenkrankheiten

1. Gebärmutter

Ausscheidung/Auswirkung — Beugung/Knickung — Blutstauung (Menstruationsstörung) — Erguß — Kratzwunde — Schleimstoffe — Schneiden (Hitzererscheinung) — Schneiden/stechende Schmerzen — Überfluß — Verengung/Mangel — Vergrößerung/Dehnung — Verstopfung — Zuckungen/Verrenkung — *ꜣmm.w* — *kmt/km(w).t*

2. Brust

Ausscheidung — Überfluß/Überquellen (der Muttermilch) — holen (der Milch der Amme) — *knkn* (Zustand der Gefässe der Brust)

3. Verschiedenes

Geronnenes (von der Frau ausgeschieden)

Braten (Braten riechen, von einer kranken Frau)

d) Kinderkrankheiten

Ausfluß — Durst — Nässen — Schreikrampf/übermäßiges Geschrei — *bʿʿ* — *ḏḥʿw.t*

e) Alterserscheinungen

Alterserscheinung (*imš.t*; *nḏʿw*; *tnj*) — Altersschwäche — schwach sein

(zu einem) Jüngling (machen)

f) Ohnmacht/Schlaganfall

Benommenheit — bewußtlos/benommen — Krämpfe (infolge einer Wunde)

— Ohnmacht/Fliehen des Herzens — ohnmächtig werden (*ᶜm ib*; *dp ḥꜣ.tj*) — Schlaganfall („etwas das von außen eintritt“)
(nicht) sprechen; schweigen (von einem benommenen Kranken)
blaß werden (infolge einer Kopfverletzung)

g) Husten — Asthma — Schnupfen

Asthma — Atemnot — Feuchtigkeit absondern (aus der Nase) — Husten; Hebung des Hustens — Katarrh/Schnupfen — Schnupfen/Coryza

h) Gift

Gift (*mtw.t*; *nšf*) — Giftstoff (ᶜꜣᶜ)

i) Krankheiten dämonischer Art

Behexung — Bitternis — Dumpfheit — Epilepsie — Schatten (von Dämonen) — Schlag — Seuche/Jahresseuche — Toter/Tote — Zauber — Zersetzung

k) Bezeichnungen unbekannter Krankheiten

irwtn — *itṯ.t* — *tꜣ-nt-ᶜꜣmw* „Asiatenkrankheit“ — *ᶜḫw* — *mr-tꜣ* — *mr.t-ḳsn.t* „schlimme Krankheit“ — *mh.t* — *mḥꜣ* — *rjwmw* — *ḥꜣj.t* — *ḥwꜣw* — *ḥmk.t* — *sᶜš.t* — *smn* — *sr.t* — *sšpn* — *kꜣw.t* — *tmj.t*

V. Krankheitsdämonen

Angreifer/Zerstörer; Angreiferin/Zerstörerin — Boten der Sachmet — Flamme — Giftschlange — Feind — Feind; Feindin — Gott; Göttin — Schmerzstoffdämon; Schmerzstoffdämonin — der Starke — Toter; Tote — der Verborgene — der Verleumder — Widersacher; Widersacherin — *inj.t* — *ᶜḏn*; *ᶜḏn.t* — *wꜣj* — *mr* — *nsj*; *nsj.t* — *hj.t* — *ḥsḳ* — *ḥꜣj.tj*

C) Untersuchung

I. Diagnose

Heilkunde — sehen/bemerken — feststellen/wissen/erkennen

II. Diagnose stellen

betrachten/untersuchen — beurteilen — untersuchen

III. Prognose stellen

erkennen/unterscheiden — feststellen — sehen

IV. Befundfeststellung

finden — sagen („dann sollst du dazu sagen“)

V. Verdiktformeln

behandeln/heilen („eine Krankheit, die ich behandele") — kämpfen („eine Krankheit, mit der ich kämpfe") — nicht behandeln („eine Krankheit, die man nicht behandeln kann")

VI. Pulsmessen

messen — zählen/messen

VII. abtasten, befühlen

Finger (des Arztes) — Hand (des Arztes)
abtasten — befinden (mit der Hand) — legen (*wꜣḥ*; *wdj*; *rdj*: Finger/Hand)
festhalten (einen verletzten Brustknochen mit den Fingern)
umherfahren (mit der Hand der Schwangeren auf deren Leib)

VIII. Folgen des Abtastens im besonderen

es geht und kommt (unter den Fingern des Arztes): Magenverstopfung, Geschwülste, Schwellungen
einsinken (von einer Geschwulst unter den Fingern des Arztes)
still stehen (von einer Geschwulst unter den Fingern des Arztes)
teilen (*wḏꜥ*; *šꜥ*) (eine Geschwulst unter den Fingern des Arztes)
sich verschieben (von gebrochenen Knochen unter den Fingern des Arztes)
zittern (Verdickungen am Magen zittern beim Berühren)
schaudern/zucken (des Kranken als Folge der Untersuchung)

IX. Sprechen zum Kranken

anrufen (zur Feststellung, ob Kranker bei Bewußtsein) — fragen — sagen

X. Handlungen des Kranken

ausstrecken (auf dem Rücken als Haltung bei der Untersuchung) — ausstrecken (der Beine und wieder zusammenziehen) — blicken (nicht blicken können auf Brust und Bauch) — drehen (Nacken; Gesicht nicht drehen können) — heben (das Gesicht heben lassen; es ist schwierig, den Arm zu heben) — zusammenziehen/krümmen (die Beine ausstrecken und gleich wieder krümmen)

D) Behandlung

I. mit Medikamenten

a) Beseitigung

abgehen lassen — abwehren — ausziehen — beseitigen — entfernen (*rwj*; *srwj*; *sḥrj*) — herausnehmen/herausholen — schwinden lassen — töten — vernichten — vernichten/vertilgen — vertreiben — weggehen lassen — zerbrechen (*ngj*; *sd̲*)

b) Behandlung

behandeln — gesund machen

erbrechen (lassen): *bšj*; *ḳꜣꜥ*; *ḳjs*; *sbš*; *sḳꜣꜥ* — kühlen (Körperteile) — schwitzen (lassen)

abgehen (lassen): Krankheiten — abführen (lassen) — ausscheiden (lassen): *wsš*; *ḫꜣꜥ* — entleeren — öffnen (Darm; Leber) — öffnen/abführen lassen (Bauch; Körper) — pressen (lassen): (Krankheitsstoff aus dem Darm)

aufhören lassen (Harn; Kot) — in Ordnung bringen (Harn) — regeln (Harn; Verdauung) – zusammenhalten (Harn)

abgehen (lassen): (Schleimstoffe in den Beckenraum) — holen (Eiter; Flüssigkeit) — kommen lassen/holen (Eiter) — löschen (Verstopfung) — stillen (Fressen stillen) — zersetzen lassen (Geschwulst) — ziehen (Blut; Hitze; Erhebung)

beleben (Gefäße) — beruhigen (Gefäße) — erweichen (Gefäße) — frischmachen/erfrischen (Gefäße) — in Gang bringen (Gefäße) — lindern (Gefäße) — stärken (Gefäße) — steif machen (Gefäße)

ausstrecken (Verkrümmungen) — lösen (Versteifungen)

trocknen (*s(w)šr*; *sšwj*): (Wunden) — sich überziehen lassen (Wunden; Verbrennungen) — wachsen lassen (Fleisch einer Wunde)

dunkel machen/schwärzen (Verbrennungen) — glätten (Verbrennungen; gebrochene Knochen)

festmachen (Sehkraft) — öffnen (Sehkraft) — zusammenziehen (die Iris)

aufrichten (Wimpernhaar) — wachsen lassen (Kopfhaar) — (nicht) wachsen lassen (Wimpernhaar, das ausgezogen ist)

befestigen (Zähne) — festmachen (Zähne) — wachsen lassen (Zahnfleisch)

öffnen (die Haut) — sich spannen (lassen): (das Gesicht) — verschönern (*spnꜥ*; *snfr*): (Haut)

löschen (Durst) — stillen (Husten)

Zusammenziehung; zusammenziehen (Uterus)

annehmen (lassen) von Heilmitteln (durch die Gefäße) — annehmen (lassen) von Brot = Nahrung (Herz = Magen)

absperren/isolieren (Hautausschlag mit Salbmitteln vom Bauch)

c) Applikation

(auf)legen — legen (*wdj*; *rdj*)
behandeln (mit Salbe) — einreiben (*ᶜmᶜ*; *sjn*) — salben (*wrḥ*; *sgnn*; *gs*) — schminken
pudern — streuen
verbinden
auspressen — eingießen (*wdḥ*; *stj*) — einträufeln — gießen — füllen
begießen — besprengen — betupfen/beträufeln — waschen
abwischen
beräuchern — eindringen (lassen): (Rauch) — sitzen (lassen): (die Frau über Rauch/Dampf)
besondere Zustände bei der sitzenden Frau: entblößen — öffnen (geöffnet sind die Oberschenkel) — *nnj* (Beinstellung der Frau)
niederzwingen (mit Verband und Droge)
ausstopfen (eines Zahns)

verabfolgen
einnehmen (*sẖp*; *sdb*) — essen — kauen (*wšᶜ*; *wgj*) — kauen (und) ausspeien — kauen, spülen, gurgeln — kauen, spülen, gurgeln (und) speien — schlucken — schlucken lassen — schlürfen — trinken
lutschen (vom Kind, das ein Medikament mit Muttermilch einlutscht)
inhalieren (Rauch schlucken)
Wärmegrad der Medikamente (in Wärme — in angenehmer Wärme — in Fingerwärme — zwischen den beiden Wärmen — in Wärme jeder Jahreszeit)

II. Messer, schneiden, brennen

Messerbehandlung (Geschwüre/Geschwülste) — Aderlaß (am Bein)
aufschneiden (Geschwulst mit *ds*-Messer) — aufstoßen (Geschwulst mit *ḥmm*-Gerät) — *sf*-schneiden (verletztes Ohr anschneiden) — *šᶜd*-schneiden (Dorn aus dem Fleisch schneiden) — *gꜣp*-schneiden (krankem Rind Nase und Schwanz einschneiden) — *dm.t*-Schnitt (Operationsschnitt am Rind) — *ḏw*-Schnitt (mit der Binse bei einer Geschwulst) — *sft.w*-Schnitte (des Arztes als Behandlungsart bei Verbrennungen — umkreisen (verletzte Stelle am Ohr mit dem *ẖp.t*-Messer umkreisen) — zusammenfassen (eine aufgeschnittene Geschwulst und ihren Inhalt mit dem *hnw*- Instrument zusammenfassen)
brennen (Geschwülste) – erhitzen (Geschwulst) – isolieren/absperren (Geschwulst durch Erhitzen absperren vom Bauch)

III. Verbände

(auf)legen – legen (Binden) – lösen (Verband) – knoten/befestigen (Binden) – knoten/knüpfen (Verband) – umschließen (das Ohr mit einem Stoffnetz)
lasten/drücken (*wdn*; *f3j*) (verhindern, daß Binde oder Verband drückt)

IV. spezielle Behandlungen

a) Brüche — Verrenkungen

ausbreiten (die Schultern) — ausstrecken (den Kranken auf den Rücken) — ausstrecken (die Schlüsselbeine) — ausstopfen (kranke Körperstelle mit Polstern) – fallen lassen (gebrochenen Knochen an seine Stelle bringen) — legen (den Kranken ausgestreckt auf den Rücken; den Kranken zwischen Ziegelstützen) — zusammenschnüren (Nasenbeinbruch mit Stoffbäuschen)

b) Wunden

abnehmen (die Heilmittel) — entblößen (Verband abnehmen) — nähen (Wunden vernähen) — stoßen (lassen): (Wundränder aneinander stoßen lassen mit Hilfe eines Verbandes) — zusammenfassen (Wunden mit Binden und Naht)
haften (eingeschnittenes Ohr, das an seinem Blut wieder anhaftet)

c) Haare entfernen

ausziehen (*pns*; *fdj*: Wimperhaar im Auge) — scheren (Kopfhaar) — schneiden (Haarboden einschneiden vor Anwendung des Mittels)

V. verschiedene Behandlungen

abwischen/herauswischen (Blut aus Nase, Ohr)
reiben (das Gesicht mit der Hand massieren)
umschließen (krankes Auge des Rindes mit erwärmter Scherbe)
legen (Körperteil an die Sonne legen bei Versteifungen)
hbhb (ein- oder abreiben eines kranken Rindes)

VI. Kranker mitwirkend bei der Behandlung

a) Ruhestellung des Kranken

lagern (von der Lagerung des Kranken, der sitzen soll) — legen (*wdj*; *rdj*: den Kranken aufs Bett/Lager legen zwecks Ruhestellung) — liegen (lassen) — sitzen (lassen)

b) Behandlung vom Kranken ausgeführt

den Tag verbringen (hungrig) — den Tag verbringen (liegend) — die Nacht verbringen (im Liegen) — schlafen (Kind schläft sich gesund)
hungrig sein/fasten
fette Speise essen (nach Inhalation; Hustenbehandlung)
hin und her gehen
senken (den Kopf bei einer Kopfkrankheit)
sich neigen (bei einer Kopfkrankheit)
reiben (die beiden kranken Augen)
gelangen (Kranker „soll zu etwas gelangen“ = Krise soll abgewartet werden)

VII. Heilung

a) Allgemeines

gesund (werden; sein) — besser gehen — frei (von Leiden) — leben (Ggs. sterben)
annehmen (eines Heilmittels, so daß es wirkt) — Appetit — Eßlust kommt (wieder)

b) Verschiedenes

abgehen (*h3j*; *sbj/sj*) — aufhören — aufhören/beenden/vergehen — ausfließen — ausziehen (Geschwulst) — bändigen/einstellen (Krankheit stellt ihr „Fressen“ ein) — einfallen (Geschwulst; Schwellung) — (sich) entfernen — erbrechen — faulen/suppurieren (von Wunden und Schleimstoffen) — glatt sein (vom geheilten Knochen) — herauskommen — schwinden/vergehen — staubtrocken (von nässendem Ausschlag) — sterben (von Würmern; Schleimstoffen) — zum Stillstand kommen — (nicht) wiederkehren — *i3ṯ*

c) Wunden

aufbrechen (*hḳ*; *sḏ*) — (sich) öffnen (*wb3*; *wn*) — trocknen — sich überziehen — sich vereinigen

d) Körperteile

fallen (vom gebrochenen Knochen an seine Stelle) — herabgehen (an ihre Stelle) — kühl sein (vom heiß gewesenen Bauch) — wäßrig sein (von der Leber als Heilprozeß bei Magenleiden)

VIII. Warnungen an den Arzt

(nicht) auftreten (gegen Krankheit = nicht behandeln) — sich in acht nehmen (vor dem Gefäß bei Schnittbehandlung) — behutsam behandeln (behutsam umgehen mit einem Heilmittel) — sich hüten (vor den Gefäßen bei einer Schnittbehandlung) — sich (nicht) kümmern/sorgen (um eine gutartige Wunde) — (nicht) legen (nicht Hand anlegen = nicht behandeln) — meiden (der Krankheit aus dem Wege gehen = nicht behandeln) — (nicht) müde sein (beim Einreiben = nicht nachlässig einreiben) — (nicht) stören (ein verbundenes Auge nicht durch weitere Behandlung stören) — (nicht) etwas unternehmen (= den Fall nicht weiter behandeln) — unterscheiden (einen Verletzten mit einseitigen Lähmungserscheinungen von einem Kranken, der von einem Dämon befallen ist)

(nichts) übrig bleiben (lassen): (der Arzt soll bei der operativen Ausräumung einer Geschwulst nichts übrig lassen; sonst kehrt die Geschwulst wieder)

IX. Behandlung erschwert

(nicht) annehmen (Fleisch des Kranken nimmt keinen Verband an) — sich sträuben (Kranker mit verletzter Kehle sträubt sich zu trinken) — wählerisch sein (Kranker mit Herzbeschwerden sträubt sich zu essen) — sich widersetzen (vom Krankheitsdämon im Körper) — in Widersetzlichkeit vorbeigehen (ein verletztes Ohr spricht nicht auf die Behandlung an) — nicht wollen (Kranker mit Krämpfen will das Heilmittel nicht einnehmen)

E) Arztbezeichnungen

Arzt — Oberarzt — Priester (der Sachmet) — Zauberer
Sachkundiger — Vorlesepriester
Untergebener des Arztes — Verbinder
Hirt (der Rinder als Tierarzt)

F) Krankenbezeichnungen

Patient (Mann: *s*; *ṯ3j*; „Mann unter meinen ⟨des Arztes⟩ Fingern“; einer mit ...; einer welcher ...) — Sohn des *ḥmm*-Geräts (Bezeichnung eines Operierten) — einer der an Schmerzstoffen leidet
der Erwachsene (Ggs. Kind)
der Alte — der Kahle
gewisse Person

Patientin (Frau: *s.t*; *s.t-ḥm.t*; *ḥm.t*)
Schwangere
Nebenbuhlerin
gewisse Person

Kind — großes Kind — Neugeborenes — Wickelkind

Fisch — Gans/Ente — Rind

G) Instrumente und Geräte des Arztes und für den Kranken

I. Bett

Bett/Lagerstatt — Ruhebett

II. Binden

Band/Binde — Binde (*ḥꜣj.t*; *sšd*) — Bindenpaar (*ꜣ.wj*) — Tuch/Binde — Kopfbinde (*mḏḥ*; *šd*)
Netz (für einen Ohrenverband)

III. Faden (für die Wundnaht)

Faden

IV. Instrumente, um Drogen zu applizieren

Binse — Feder

V. Operationsinstrumente

Besteck (des Arztes)/Bereitschaftstasche — Binse (für Schnittbehandlung als Messer) — Feuerbohrer (zum Brennen von Geschwüren) — Messer (*ẖp.t*; *šꜣs*; *ds*) — Meißel (zum Öffnen des Mundes) — Schröpfkopf/Cucurbitulae — Stachel (zum Aufstechen einer Brandblase) — *hnw* (Instrument, um eine Geschwulst und deren Inhalt zu packen) — *ḥmm* (Instrument zum Brennen einer Geschwulst)

VI. Räuchergeräte

Steine — Töpferscheibe — *tꜣb ḥr tꜣb*

VII. Röhren zum Inhalieren

Röhre — Rohr — Schilfrohr

VIII. Scherbe

Scherbe (erwärmt zur Augenbehandlung)

IX. Stützen und Polster

Ballen/Polster — Polster/Kissen — Stoffballen (in Ziegelform) — Stütze (aus Ziegeln) — gewickeltes Zeug (als Polster)

X. Tampon

Ballen/Tampon — Bausch/Tupfer/Tampon — Faserbausch — Tampon — Tampon/Drain

XI. Töpfe

Topf — Milchgefäß

XII. Verbandsstoff

feines Leinen — feinstes Leinen — Leinenstoff — Tuch — Verbandsstoff — *gw*

XIII. Verschiedene Bereitungen

befeuchten (Binse mit Droge) — bestreichen (Fußboden mit Drogen) — erhitzen (Messer; Räuchersteine) — erwärmen (Scherbe) — Durchbohrung; durchbohren (*wft*; *whb*): (den Inhalationstopf) — salben (Stoffballen; Verbandsstoff mit Droge) — versehen (Meißel mit Stoff umhüllen)

H) Bücher des Arztes

Anfang (*ḥꜣ.t-ꜥ*; *tp(j)*) — Buch — Geheimwissen (des Arztes) — Handbuch (des Arztes) — Sammelhandbuch — Sammelhandschrift (von den Wunden; vom Verbinder) — Sammlung (von Rezepten)
Kenntnis haben — sammeln (von Rezepten)

I) Heilmittelbezeichnungen und Heilmittelwirksamkeit

I. Bezeichnungen

Heilmittel — Mittel
Einguß
Kaumittel
Kühlmittel — Kühlung
Puder — Trocknung/Trockenmittel
Räuchermittel
Schminkmittel
Salbe — Salbmittel (*wrḥ.t*; *mrḥ.t*; *gs.w*)

Schluckmittel (*ᶜm*; *sᶜm.w*) — Schlürfmittel — Trankmittel
Verband
Zäpfchen

Kräutermittel (geheime des Arztes) — Öl (Öl; „rotes Öl", „grünes Öl", als Bezeichnungen von Trankmitteln) — großes geheimes Salbmittel
Morgenmittel — Nachbehandlung; Anfang der Nachbehandlung; Vollendung der Nachbehandlung; Ende der Nachbehandlung
Bedarf des Herzens — Kunst des Arztes — „Annehmlichkeit des Mundes" (Räuchermittel) — „Mundgeschmack" (Mundpillen)
Soforttrank (= sofort wirksam) — stark wirkendes Mittel – *ḏsfw* — *ḏdb* (*sp.w ḏdb* anstachelnde Mittel)

II. Güte, Wirksamkeit

ausgezeichnet — bestätigt finden (die Wirkung: „mache und du wirst sehen") — millionenmal (bewährt) — nützliches; nützlich — gut sein —stark, wirksam — Vorzügliches; vorzüglich — (in) Wahrheit — wirklich gut — zweitrangig (jedes andere Mittel ist zweitrangig)

K) Zeitangaben

I. Zeitpunkt für die Bereitung eines Mittels

Abend — früh auf sein — Morgen — Sommer

II. Dauer der Bereitung eines Mittels

Morgen/Sonnenaufgang (bis zur) Zeit des Frühstücks — Tag (4 Tage; 9 Tage; am 5. Tag) – Zeitdauer (von 3 Monaten)

III. Zeit der Anwendung eines Mittels

Abend — früh auf sein — Morgen (am Morgen; 4 Morgen; jeden Morgen) — Nacht (in der Nacht; eine Nacht lang) — beim Schlafengehen — vor dem Schlafengehen — Sommer — Tag (1 Tag; 2 Tage; 3 Tage; 4 Tage; 7 Tage; 8 Tage; 9 Tage; 10 Tage; viele Tage; jeden Tag; 1. Tag; 2. Tag; 3. Tag; 4. Tag; 5. Tag) — Überschwemmungszeit — Winter

IV. Dauer einer Krankheit

Tag — Monat — Jahr
Stunde (stundenweise) — Zeit (von der Dauer eines Leidens)

V. „Saisonkrankheiten" (= wann Krankheiten auftreten)

Jahr (= Neujahr, Überschwemmungszeit) — Sommer — Winter

VI. Zeitpunkt für die Untersuchung

früh auf sein

VII. Zeitangaben für das Verhalten des Kranken

Frühstück (Fasten bis zum Frühstück) — Morgen (liegen bis zum Morgen) — Nacht (im Liegen verbringen)

L) Geburt

Geburt — Geburtstag („am Tag, an dem er geboren wird") — gebären — gebären/abortieren — lösen (Kind von der Mutter) — Mutter — Mutterleib — Wöchnerin

Glückliche Geburt — langwierig (von der Geburt) — schwierige Geburt/Fehlgeburt — gebären/abortieren

Knabe (männliches Kind) — weibliches Kind — Sohn

Amme — annehmen (die Brust durch das Kind) — Muttermilch — säugen/aufziehen — saugen

Embryo — Ei — festmachen (den Embryo im Mutterleib) — schlagen (von der Bewegung des Embryo im Mutterleib)

Beischlaf — Beischlaf vollziehen — empfangen — schwanger sein/werden — schwanger machen

erste Äußerung etc. des Neugeborenen: ächzen (ungünstiges Anzeichen) — *mbj* (ungünstig) — *njj* (günstig)
senken (das Gesicht: ungünstig)

M) Zauber

I. Verschiedenes

Zauberer

Schutzmittel — Schutzzauber (*wḏꜣw*; *sꜣ*; *ḏꜣw*)

bannen — bereiten — schreiben — Schrift — speien (auf kranke Stelle spucken)

beschwören — rezitieren — im Wortlaut rezitieren (*ḏd mdw*) — sprechen

Beschwörung — Spruch — Zauberspruch — Zaubersprüche

(Faden) drehen/zwirnen — spinnen (*msn*; *ḫsf*) — zusammendrehen; nach links

Amulettknoten — Faden — Horusauge — Ibis — Krokodil — Siegelstein — Statue
„Sündenböcke“: Schwalbe — Weihe

II. Götter und Dämonen

Abschneider — Allherr — Amset — Anubis — Aton — Atum — Aufgehender (vom Sonnengott) — Chentechtai — Chnum — Chons — Erdgott — Flammengesicht — Geb — der Große — Hapi — Horus — Jauchzender — Jubilierender — Müder — Neunheit — Nil — Nun — Osiris — Ptah — Re — Schu — die Seelen — Seth — Soker — Tefnet — Thoth — Verborgener — Vierheit — Vogelsteller — mit wildem Gesicht — Zauber
ꜣḫw — ꜣgb-wr — iṯ-nḥnḥ — wnn-nfr — nfrj — nhd — nḥb-kꜣw — nḏs.tjw — hꜣj — hpnn — ḥꜣ — ḥmn — ḥḥ — ḥḏ-ḥtp — spsp.w — š — šmꜣw — kkw — dnd

III. Göttinnen und Dämoninnen

Astarte — Bastet — Buto — die beiden Frauen (Isis und Nephthys) — die Große — Hathor — Isis — Müde — Nechbet — Neith — Nephthys — Nut — Sachmet — die beiden Schwestern (Isis und Nephthys)
ꜣḫ.t — wp.t — msḫn.t — rnn.t — rnn-wt.t — ḥsꜣ.t — tꜣ-tꜣj.t

N) Drogenbereitung

I. Bereitung

Anleitung — Drogen
abmessen — bereiten (*irj*; *rdj*) — herstellen — hineintun (in den Topf) — legen (in Gefäße) — nehmen — (ab)schöpfen — vervollständigen (Drogen mit Wasser zum vorgeschriebenen Quantum)
einfüllen — füllen — geben — hinzufügen — legen — zusetzen
fein zerreiben — mahlen — pulverisieren — verreiben — zerkleinern (*nꜥg*; *ḳnḳn*) — zerkleinern/mahlen — zermahlen — zerreiben — zerschlagen — zerstampfen/zerquetschen — zerstoßen (*wgp*; *hbḳ*; *tštš*) — zerquetschen
abschneiden — aufschneiden (*wgs*; *pḥḏ*) — teilen
anrühren — dick machen — Gemisch — kneten — zu einer Masse machen — mischen (*ꜣmj*; *sfj*; *šbn*) — mischen/verbinden — Mischung/Verbindung —vermischen
abgießen — auspressen — durchpressen — durchseihen/filtern (*skp*; *sḫꜣk*) — passieren lassen — sieben

ablöschen — befeuchten — besprengen — eintauchen (*ẖtb*; *tḫb*) — (nachts) dem Tau aussetzen — waschen
gären lassen — maischen; Maische — „werden" (= gären, faulen)
dörren (*ꜥwg*; *wꜣj*; *wꜣm*) — trocken sein/trocken werden — trocknen (*swšr*; *sšwj*)
ausbreiten (in der Sonne) — aussetzen (der Sonne)
bedecken (*ḥꜣp*; *ḥbs*; *skꜣp*) — einschließen/umschließen — umwickeln
bestreuen — erweichen — salben
bewahren — nachts liegen lassen — stehen lassen/ansetzen — Tag verbringen (lassen)
anzünden (veraschen) — aufkochen lassen — aufwallen — backen — Eindickung; die Eindickung erreichen (durch Kochen) — erhitzen (*wdd*; *rkḥ*; *šmm*) — erhitzen/(ver)brennen — erwärmen (*srf*; *sšmm*) — kochen — rösten — rösten/braten — verdampfen (vom Wasser) — zerkochen (*nwḫ*; *snwḫ*)
herauskommen (vom Feuer kommen) — (vom Feuer) nehmen — setzen (*rdj*; *ḥꜣj*: aufs Feuer)
beräuchern — räuchern — Rauch
abkühlen lassen — kühl sein
Geschmack — (ab)schmecken
Abfall — Bitterkeit — Bodensatz — Feuchtigkeit — Verflüssigung
ḥkn — *sꜣr*/*sꜣj* — *sšš*

II. Drogenzustände

rot — schwarz — weiß
alt — frisch (*ꜥnḫ*; *wꜣḏ*)
dattelsüß — süß
echt — rein — vorzüglich (*iḳr*; *šps*)
fett — fettes/Fettes
geschmeidig — weich — ziehen (von ziehbarem Teig)
dickflüssig — geronnen sein — wäßrig sein
faulen — (ab)sterben
männlich — weiblich
mšš — *nn* — *ḥbꜣ* — *sḫr* — *stj*

III. Drogenformung

(Drogen) verarbeiten (zu) — entstehen lassen
Brei (*ꜣmꜥ.t*; *ꜣḫ*; *nḫn*) — Fladen (*bj.t*; *ḥꜣd*) — *šns*-Gebäck — Grütze — Kloß — Kuchen (*fkꜣ*; *šꜥj.t*) — Kügelchen (*ipp.t*; *bnn*) — kleine Kugel — Kugel/Zäpfchen — Mehl — Pille — Pille/Pfropfen — Puder — Salbe — Salb-

kügelchen — Scheibe — Schmiere — Teig (*iwšš*; *šd.t*) — Zäpfchen — *ḫt-ʿ*

Asche — Dampf/Rauch

IV. Gerät und andere Hilfsmittel zur Drogenbereitung

Becken/Schale — Beutel (*ʿrf*; *ḳrf.t*) — *ṯꜣb*-Gefäß — *ds*-Gefäß — Kessel (*wḥꜣ.t*; *rhd.t*) — *ʿpr.t*-Krug — Leinendecke — Leinentuch — Mahlstein — *pgꜣ*-Schale — *mḥ.t*-Schale — *ḫꜣw*-Schale — Schöpfgerät — Sieb — gehälfteter Topf — Hin-Topf — *ʿndj.t*-Topf — *ʿnḏw*-Topf — *bꜣw*-Topf — *bḏꜣ*-Topf — *njw*-Topf — *ḥnw*-Topf — *sbḫ*-Topf — *ḏꜣḏꜣ*-Topf — Tuch (*ḥbs.w*; *stp*)

Feuer — Flamme — Stroh

Brot — Kuchen (mit denen Drogen eingenommen werden)

V. Messen und Maßbegriffe

abmessen

bꜣd.t-Topf — *hnw*-Topf („Hin") — *ḥḳꜣ.t*-Hohlmaß („Scheffel") — *dbḥ*-Meßgefäß — *ẖꜣr*-Sack

Finger — Rest — Stück (*nkt*; *sp*) — Stücke — Teil — wenig

O) Die Drogen

I. Aus dem Bereich der Lebewesen (Tiere und Menschen)

a) in den Drogennamen genannte Tiere

1. Säugetiere

Rind (. . .) Fleisch — Fett — Galle — Leber — Milz — Gekröse — Knochenmark — Zunge — Horn — Blut — Kot — Milch — Dickmilch

Rind (*iwꜣ*) Gedärm

Stier (*kꜣ*) Fett

Stier (*gw*) Galle

Kuh (*ḥm.t*) Milch

Kalb (*bḥs*) Blut

Esel (*ꜥꜣ*) Fett — Kinnbacken — Zahn — Haar — Unterschenkel — Huf — Leber — Hoden — Knochenmark — Blut — Harn — Kot — Milch

Schwein (*rrj*) Galle — Gekröse

Schwein (*šꜣj*) Fett — Augen — Zahn — Leber — Gekröse — Blut — Kot

Sau (*šꜣj ḥm.t*) Fett

Kleinvieh (*ꜥw.t*) Fett — Kot — Milch

Widder (*sr*) Fett — Haar

Ziegenbock (*ꜥr*) Fett — Blut

Ziege (*wꜥtj*) Fett — Galle — *mnḏr* (inneres Organ) — *ꜣfd*-Beinteil

Ziege (*ꜥnḫ*) Blut

Böckchen (*ib*) Galle

Kater (*mjw*) Fett — Haar — Kot — *rj.t*-Ausscheidung

Katze (*mj.t*) Haar — Plazenta

Windhund (*ṯsm*) Unterschenkel — Blut — Kot

Windhündin (*ṯsm.t*) Vulva — Blut der Vulva

„Zugtier" (*ḥtr*) Schwarzes vom Schenkel

Löwe (*mꜣj*) Fett — Kot

Löwe (*mꜣj-ḥsꜣ*) Fett

Panther (*ꜣbj*) Haut — Kot

Steinbock (*nrꜣw*) Fett — Kot

Gazelle (*gḥs*) Fett — Horn — Kot

Kuhantilope (*šsꜣ.w*) Fett

Damhirsch (*hnn*) Horn

Nilpferd (*db*) Fett — Haut — Unterschenkel — Kot

Stachelschwein (*ḥntꜣ*) Stachel — „Haar"

Maus (*pnw*) das Tier — Fett

Ratte (*ꜥmꜥmw*) Kopf

Fledermaus (*dꜣgj.t*) das Tier — Blut

[. . . .] (*ḥḏr.t*) Blut

2. Fische

„Fische" (*rm.w*) das Tier — Fett

Nilbarsch (*ꜥḥꜣ*) Gräten

Wels (*nꜥr*) Fleisch — Schädel — *ꜥmm*-Teil

Mugilcephalus (*ꜥḏw*) Fett

Oxyrhynchus (*ḫꜣ.t*) Blut

Synodontis Schall (*wḥꜥ*) Flosse — Schädel — Gehirn — Blut

Tilapia nilotica (*in.t*) das Tier — Galle — Eingeweide

4*

[. . . :] (*ꜣbḏw*) das Tier — Galle
[. . . .] (*tm.t*) das Tier
[. . . .] (*dšrw*) das Tier
[. . . .] (*ḏdb*) Kopf

3. Reptilien und Amphibien

Krokodil (*msḥ*) Fett — Augen — Kot
Eidechse (*ḥntꜣsw*) das Tier — Fett — Blut — Kot
Eidechse (*ꜥšꜣ*) Fett
Wassermolch (*ꜥpnn.t*) das Tier — Fett — *ꜥmm*-Teil
Frosch (*ꜥbḫn*) das Tier
Frosch (*ḳrr*) das Tier
Frosch (*pgg.t*) *ꜥmm*-Teil
Kaulquappe (*ḥfrn*) das Tier
Schlange (*ḥfꜣw*) Fett — abgeworfene Haut
Wurm (*ḥf.t*) Fett
Gewürm (*ꜥnꜥr.t*) die Tiere
Würmer (*wꜥwj.t*) Würmer im Kot
Schildkröte (*štjw*) Schale — Leber — Galle — *njs*-Teil

4. Vögel

Gans (. . .) Fett — Kot
Gans (*rꜣ*) *sḫ.t*-Teil
Gans (*smn*) Blut
Gans (*s.t*) Fett — *sḫ.t*-Teil
Gans/Ente (*ṯrp*) Fett — *ꜥmm*-Teil
Taube (*mnj.t*) Blut
Strauß (*njw*) Fett — Kot — Ei
Pelikan (*ḥn.t*) Kot
Reiher (*nwr.w*) *ẖn.t*-Balg
Geier (*nr.t*) Augen — Blut — Ei
Schwalbe (*mn.t*) das Tier — Leber — Blut — Kot
Wachtel (*pꜥr.t*) *ḫpd*-Bürzel
[. . . .] (*irḫnn.t*) das Tier — Federn
[. . . .] (*wjꜣ.t*) Galle
[. . . .] (*mšꜥ*) Herz
[. . . .] (*gꜣbgw*) Knochen — Wirbelsäule — Blut der Wirbelsäule — Ei

[. . . .] (*gnw*) Fett — Unterschenkel
[. . . .] (*sḫjḫ.t*) das Tier

5. Insekten

Fliege (*ꜥff*) das Tier — Blut — Kot
Skarabaeus (*ḫprr*) das Tier — Kopf — Flügel — Bauch
Heuschrecke (*ꜥpšj.t*) das Tier
Wespe (*bjbj.w*) *pr*-Nest
[. . . .] (*idw*) Kot
[. . . .] (*ḥwr*) Blut
[. . . .] (*ḥkwn*) das Tier
(Biene) (*bj.t*) Honig — Wachs

6. Spinnentiere

Skorpion (*wḥꜥ.t*) das Tier — Stachelschwanz

7. Weichtiere

Süßwassermuschel (*wḏꜥj.t*) das Tier — Inneres — Scharnierteil

8. unbekannte Tiere

[. . . .] (*ibṯrsw*) Fett
[. . . .] (*prṯrsw*) Fett
[. . . .] (*smt*) das Tier
[. . . .] (*skꜣ*) etwas aus dem Maul des Tieres
[. . . .] (*ḳꜣdj.t*) Inneres

b) Körperteile, Ausscheidungen, Erzeugnisse von Tieren

1. Körper als Ganzes

Fleisch (*iwf*) Rind — Wels
Fett (*ꜥḏ*) Rind — Esel — Kleinvieh — Schwein — Widder — Ziege — Kuhantilope — Gazelle — Stier — Steinbock — Gans
Fett (*mrḥ.t*) Gans; *s.t*-Gans; *ṯrp*-Gans/Ente — Strauß — *gnw*-Vogel — Rind — Esel — Kleinvieh — Steinbock — Schwein — Kater — Maus — Löwe — Nilpferd —

Eidechse — Krokodil — Schlange — Würmer — Wassermolch — „Fische" — Wels — *ꜥḏw*-Fisch — *ỉbṯrsw*-Tier — *prṯrsw*-Tier

Bauch (*ẖ.t*) Eidechse — Wassermolch — Skarabaeus

2. Kopf und seine Teile

Kopf (*ḏꜣḏꜣ*) Ratte — Skarabaeus — *ḏdb*-Fisch

Schädel (*ḏnn.t*) Wels — Synodontis-Schall-Fisch

Gehirn (*ꜣjs*) Synodontis-Schall-Fisch

Auge (*ỉr.t*) Krokodil — Geier — Schwein

Zunge (*ns*) Rind

Zahn (*ỉbḥ*) Esel — Schwein

Zahn (*nḥḏ.t*) Esel — Schwein

3. innere Organe

Leber (*mjs.t*) Rind — Esel — Schwein — Schildkröte — Taube

Galle (*wdd*) Rind — Schwein — Ziege — *wjꜣ.t*-Vogel

Galle (*bnf*) Rind — Stier — *ꜣbḏw*-Fische

Galle (*sḫw*) Böckchen — Tilapia-nilotica-Fisch

Milz (*nnšm*) Rind

Herz (*ḥꜣ.tj*) *mšꜥ*-Vogel

Gekröse (*ꜣjs*) Rind — Schwein

Eingeweide (*mḫtw*) Tilapia-nilotica-Fisch

[. . . .] (*mnḏr*) Ziege

4. Knochen und Knocheninhalt

Knochen (*ḳs*) *gꜣbgw*-Vogel

Gräte (*ḳs*) Nilbarsch

Rückengräte (*ỉꜣ.t*) Nilbarsch

Wirbelsäule (*bḳs.w*) *gꜣbgw*-Vogel (auch Blut daraus)

Unterkiefer (*wgꜣj.t*) Esel (Knochenmark daraus)

Knochenmark (*tbn*) Rind — Esel

Knochenmark (*ỉf.t*) Rind

Rückenmark (*ỉmꜣḫ*) Rind

5. Gliedmaßen

Bein(-teil) (*ḫnd*) Rind (Knochenmark daraus)

Bein(-teil) (*ḫpš*) *ḥtr*-Zugtier (Schwarzes davon)

Bein(-teil) (*ꜣfd*) Ziege

Bein(-teil) (*ỉns.t*) Esel — Nilpferd — Windhund — *gnw*-Vogel

Huf (*ꜥꜣg.t*) Esel

Bürzel (*ḫpd*) Wachtel

Skorpionsschwanz (*ḥnsk.t*) Skorpion

6. Haut; Haar; Federn; Horn u. a.

Haut (*ỉnm*) Nilpferd — Panther

Schlangenhaut (*ẖꜥḳ.t*) Schlange

Balg (*ḥn.t*) Reiher

Leder (*msḳ*)

Leder (*dḥr*/*ḏḥꜥ*) (auch das Fette davon)

Haar (*šnj*) Esel — Widder — Kater — Katze — Stachelschwein

Haar (*sr*) Esel

Stachel (*sr.t*) Stachelschwein

Federn/Flügel (*ḏnḥ*) Skarabaeus

Federn/Flügel (*šw.t*) Geier — *ỉrḥnn.t*-Vogel — Skarabaeus

Flosse (*tnw*) Synodontis-Schall-Fisch

Horn (*db*) Gazelle — Damhirsch — Rind (Blut daraus)

Schale (*pꜣḳj.t*) Schildkröte

Scharnier (*ṯs*) Muschel

7. Geschlechtsorgane

Hoden (*smꜣ.tj*) Esel

Vulva (*ḳꜣ.t*) Windhündin (auch Blut daraus)

Plazenta (*mw.t-rmṯ*) Katze

8. Körperflüssigkeiten

Blut (*snf*) Rind — Kalb — Esel — Schwein — Ziegenbock — Ziege — Windhund — Windhündin (aus der Vulva) — Eidechse — Fledermaus — *ḥdr.t*-Tier — Synodontis-Schall-Fisch — *smn*-Gans — Taube — Schwalbe — Geier — *g3bgw*-Vogel — Fliege — *ḥwr*-Insekt

Flüssigkeit (*mw*) Galle — Leber — Augen

9. Ausscheidungen

Kot (*ḥs*) Rind — Esel — Schwein — Kleinvieh — Kater — Windhund — Löwe — Panther — Steinbock — Gazelle — Krokodil — Eidechse — Gans — Taube — Nilpferd — Strauß — Pelikan — Fliege — *ỉdw*-Insekt

Kot (*š3w*) Windhund

Kot (*k3j.t*) Gazelle — Eidechse

Harn (*mwj.t*) Esel

„Ausscheidung" (*rj.t*) Kater

Krokodilskot (*t3-msḥ*) Krokodil

10. tierische Erzeugnisse

Milch (*ỉrṯ.t*) Rind — Kuh — Esel — Kleinvieh

Dickmilch (*smj*) Rind — *ḥd.t*-Kuh

Ei (*swḥ.t*) Strauß — Geier — *g3bgw*-Vogel

Honig (*bj.t*) (auch Gärungsprodukt von Honig und Überzug des Honigs)

Wachs/Bienenwachs (*mnḥ*)

11. Unklares

[. . . .] (*ʿmm*) Frosch — *ṯrp*-Gans/Ente — Wels — Wassermolch

[. . . .] (*njs*) Schildkröte

[. . . .] (*njdw*)

[. . . .] (*sḫt*) *r3*-Gans — *s.t*-Gans

c) Ausscheidungen und Körperteile von Menschen

rmṯ Mensch Milch — Harn — Kot

ʿmʿ.t Jungfrau Harn — Ausscheidung

ʿmʿm Jüngling Ausscheidung

ẖrd Kind Kot

ms.t-ṯ3j (Frau) die einen Knaben geboren hat Milch

Wimperhaare (*sṯr.t*)

Plazenta (*mw.t-rmṯ*)

Milch (*ỉrṯ.t*) *rmṯ* — *ms.t-ṯ3j*

Dickmilch (*smj*) *ms.t-ṯ3j*

Harn (*mwj.t*) *rmṯ* — *ʿmʿ.t*

Harn (*wsš.t*) *rmṯ*

Kot (*ḥs*) *rmṯ* — *ẖrd*

Kot (*š3w*) *rmṯ*

Ausfluß/Ausscheidung (*mtw.t*) *ʿmʿ.t* — *ʿmʿm*

II. Aus dem Pflanzenreich

a) Bäume

1. bekannte Bäume

Christdorn (*nbs*) Blätter — Holz — Sägemehl — Früchte — Mehl — Brot

Dornakazie (*šnḏ.t*) Blätter — Harz — *ḫr*-Teil — *k33*-Teil — Gummi — *rd*-Sproß

Ebenholzbaum (*hbnj*) *ḫp3*-Teil

Feigenbaum (*d3b*) Früchte
Föhre, abies cilicica (*ˁš*) Harz — Holz — Sägemehl — *ḫp3*-Teil — *ṯs*-Teil
Granatapfelbaum (*inhmn*) Wurzel
Moringa aptera (*b3ḳ*) Angabe des Teils zerstört
Perseabaum (*šw3b*) Inneres (?)
Storaxbaum (*nnjb*; *njwbn*, *njb*) *gnn*-Teil
Sykomore (*nh.t*) Milchsaft — Früchte — geritzte Früchte — unreife Früchte — Sägemehl — Blätter — *wtj.t*-Teil — *p3dt.t*-Teil — *ḥs*-Teil — *tp3w.t*-Teil
Tamariske (*isr*) Früchte — Zweige — Blätter
Wacholder (*wˁn*) Früchte — Sägemehl — Zweige — *ḫp3*-Teil — *tp3w*-Teil
Weide (*ṯr.t*) Früchte — Blätterzweige — Blätter — Sägemehl
Zimtbaum (*tj-šps*) Wurzel — Holz — Sägemehl — Zerkleinertes

2. unbestimmbare Bäume

im3-Laubbaum Früchte — Harz — Blätterzweige — Blätter — *ḥs*-Teil
iḫj Blätter
iḳrw Harz
ˁwn.t Blätter
ˁnnw Früchte
ˁrw Blätter — Sägemehl — *ḫr.w*-Teil — *ḳ33*-Teil
bḫb *ḫr*-Teil
m33 Früchte
m3f.t Blätter
mnḳ Holz — Blüten
mrj-Nadelbaum Sägemehl
nḏm Früchte
ḫt-ds Blätter — *g3b.t*-Blätter — Früchte
ḫt-dšr
šb.t Blätterzweige — Blätter
ksb.t Inneres — *ḫr*-Teil — *srj*-Teil (?)

b) andere Pflanzen

1. bekannte Pflanzen

Anis (?) (*ins.t*)
Baldrian (?) (*š3š3*)
Binse (*sw.t*) Pflanze — *ib.t*-Teil — *šnj*-Teil — *bk3.t*-Teil — *m3.t*-Teil — *ṯs.t*-Teil
Bryonia (*ḫ3sj.t*) Pflanze — Früchte — Wurzel — Ranken — Blattsprossen
Dill (*ims.t*) Pflanze — Samen
Flachs (*mḥj*) Pflanze — Samen — Samenkapseln — Blätter — Stengelenden
Flechte (*k3.t-šw.t*) Pflanze — Flechte von der Mauer
kriechendes Fünffingerkraut (*šw.t-ḏḥwtj*)
Gras (*i3r*)
Gurke (*šb.t*) Pflanze — Früchte
Gurke (*šsp.t*) Pflanze — *ḥ3.w*-Blätter
Hanf (*šmšm.t*) Pflanze — Saft — Blattsprossen
Koloquinthe (*ḏ3r.t*) Pflanze — *wtj.t*-Teil — Inneres — Früchte — Saft
Koriander (*š3w*) Pflanze — Früchte
Kraut (?) (*smw*)
Kümmel (*tpnn*)
Laichkraut (*nš3.w*) Pflanze — Blätterzweige — Saft — Früchte
Lotus (*sšn*) Pflanze — *ḥ3.w*-Blätter

Melilotus-Honigklee (*ꜥfꜣ*)
Papyrus (*mḥj.t*) Pflanze — Blattspitzen
Papyruspflanze (*mnḥ*) Blattspitzen
Petersilie (*mꜣt.t ḫꜣs.t*)
Porree (*iꜣḳ.t*) Pflanze — Früchte
Rizinus (*dgm*) Früchte — Wurzel — *mrḥ.t*-Öl — Blätter
Rizinus (*kꜣkꜣ*) Pflanze — Wurzel — *ḥmw*-Teil
Rohrpflanze (*twr*)
Schilfrohr (*isw*)
Schilfrohr (*nbj.t*) Pflanze — Rispe — Mark
Sellerie (*mꜣt.t*) Früchte — Halm
Sumpfpflanze (*ḥnj*) *tp*-Teil
Zwiebel (*ḥḏw*)
Zyperngras (*gjw*) Pflanze — *mw.t*-Teil — *nhp*-Teil

2. unbestimmbare Pflanzen

ibw (es wird Brot daraus bereitet)
ibsꜣ
ip.t
inwn
inb
innk
ꜥꜣb
ꜥꜣm.w
ꜥꜥm
ꜥmꜣ.w
ꜥnḫ-imj
ꜥḫ
wꜣm Pflanze — *ꜥgj.t*-Teil — Mehl
wꜣnb
wꜣdw
bꜣgs.w Früchte
bb.t
bḥḥ Wurzel
bsbs Früchte
bt.t
bddw-kꜣ
pꜣḫ
pꜣḫ-srj.t
pp.t
pḫ.t-ꜥꜣ
mjm.t Blätter — Saft
mnwḥ Früchte
msḏr-ꜥꜣ („Eselsohr“)
msḏr-ḥḏr.t („. . . . Ohr“)
mgꜣ
njꜣjꜣ Pflanze — Saft — Blätterzweige
nwꜣ
nwꜣn
nb Blätterzweige
nfr.t *ḫꜣ.t*-Teil
ns.tj
nṯr
ndḥꜥḏḥꜥ.t Früchte — Mehl
rn.t Früchte
rkrk *mw.t*-Teil
hr(j)
hdn *tp.t*-Teil
ḥb.t Früchte
ḥpꜥpꜥ.t
ḥmꜣ.w
ḥmw
ḥnj-tꜣ
ḥnw
ḥnn-ꜥꜣ („Eselsphallus“)
ḫbw
ḫpr-wr
ḫfꜥ ꜥ-j ꜣm ꜥ-j
ḫnš Pflanze — Früchte
ḫsꜣ.w
ḫt-ꜥwꜣ
sꜣ-s.t
sꜣj.t
sꜣr Pflanze — Früchte — Saft
sꜥꜣm
sꜥm
sbttj.t
sn-wt.t Pflanze — Früchte
snb *tꜣ*-Teil

sd-pnw („Mauseschwanz")
š3wj.t
š3b.t
š3ms Früchte — Wurzel — Blätter
š3s Wurzel
šww
šbb
špn *špnn.w*-Teile
šps
šnʿ.w
šnf.t (?)
ḳ33 Haar
ḳ3d.t Pflanze — Wurzel — Blattsprossen — *ḥnš*-Teil
ḳbw Pflanze — Saft
ḳn.t
ḳnj
ḳst.t (?)
ktkt
gj.t
grš
tj3
tj3m
tjw
tbt.t (?)
tntj *pr.t*-Früchte
tntm Pflanze — *pr.t*-Früchte
tḫw Früchte
ṯwn Pflanze — Mehl — Früchte
dw3.t
dbj.t Pflanze — *ftt*-Teil
dr-nkn
dḥʿʿ
dšr
ḏ3s
ḏ3ḏ3-ʿ3 („Eselskopf")
ḏʿʿ
ḏsr.t

c) pflanzliche Teile im allgemeinen

1. Blätter

ḫ3.w Lotus — *šsp.t*-Gurke
g3b.t *ḫt-ds*-Baum — *šb.t*-Baum — Rizinus (*dgm*) — *mjm.t*-Pflanze
drḏ Tamariske — Christdorn — Sykomore — Dornakazie — Weide — *im3*-Baum — *iḫj*-Baum — *ʿrw*-Baum — *m3f.t*-Baum — *ḫt-ds*-Baum — Flachs — *š3ms*-Pflanze

2. Blattsprossen, Zweige u. a.

Blätterzweige (*ʿḫm.w*) Weide — *im3*-Baum — *šb.t*-Baum — Laichkraut — *nj3j3*-Pflanze — *nbw*-Pflanze
Blattsprossen (*kf3.w*) Flachs — Papyrus — Bryonia — Hanf — *ḳ3d.t*-Pflanze
Halm (*m3.t*) Binse — Zwiebel
Trieb, Schößling (*rd*) Dornakazie
Zweig (*ḏʿʿ*) Wacholder
Zweige (*sm3.w*) Tamariske — ohne Angabe der Herkunft

3. Früchte, Kerne, Samen (vgl. auch Abschnitt e S. 51

Früchte (*išd.t*) Christdorn — Sykomore — Weide — Feigenbaum — Rizinus (*dgm*) — *im3*-Baum — *ḫt-ds*-Baum
Früchte, Samen (*pr.t*) Porree — Dill — Sellerie — Laichkraut — Bryonia — Koloquinthe — unbestimmte Pflanzen: *ibw*; *b3gs.w*; *bsbs*; *mnḥ*; *nḏḥʿḏḥʿ.t*; *rn.t*; *ḥb.t*; *ḫnš*; *s3r*; *sn-wt.t*; *š3ms*; *šb.t*; *tntj*; *tntm*; *tḫw*; *ṯwn*; *dḥʿʿ*; *ḏ3s*
Erbse — *ḥm3j.t*-Hülsenfrucht
Granatapfelbaum — Tamariske — Wacholder — Weide — *im3*-Baum

— *ʿwn̓.t*-Baum — *ʿnn.w*-Baum — *ʿrw*-Baum — *nḏm*-Baum

Kerne, Samen (*ỉnj.t*) Dattel — Flachs

4. Blüte

šmꜣ.w *mnḳ*-Baum

5. Wurzeln

wꜣb Zimtbaum — *ḳꜣd.t*-Pflanze

mnj.t Granatapfelbaum — Rizinus (*dgm*) — Bryonia — *bḫḫ*-Pflanze — *šꜣms*-Pflanze

6. Saft

mw *njꜣjꜣ*-Pflanze — Laichkraut — *sꜣr*-Pflanze — Hanf — *ḳbw*-Pflanze — Koloquinthe — *ṯḫf.tj*-Teil des schwarzen Emmer — Blätter der *mjm.t*-Pflanze

7. Haare

šnj *ỉbw*-Pflanze — *ḳꜣꜣ*-Pflanze — — *ỉb.t*-Teil der Binse

8. Holz und Sägemehl

Holz (*ẖt*) Föhre — Christdorn — Zimtbaum — *mnḳ*-Baum

Sägemehl (*ws.t*) Föhre — Wacholder — Christdorn — Sykomore — Zimtbaum — Weide — *ʿrw*-Baum — *mrj*-Baum

9. unbekannte Pflanzenteile

ʿmʿʿ Emmer — Gerste — Dattel

wtj.t Sykomore — Koloquinthe

mw.t Zyperngras — *rkrk*-Pflanze

ḥꜣ.t *ʿmꜣw*-Pflanze — *nfr.t*-Pflanze

ẖs Sykomore — *ỉmꜣ*-Baum

ẖpꜣ Föhre — Wacholder — Ebenholzbaum — Terebinthenharz

ẖr Dornakazie — *bẖb*-Baum — *ʿrw*-Baum — *ksb.t*-Baum

šsp.t Weinbeere — Gummi

ḳꜣꜣ Dornakazie — Sykomore — *ʿrw*-Baum

gnn Storaxbaum — *ẖsꜣj.t*-Balsam

tp(.t) Binse — *hdn*-Pflanze — *ḥnj*-Pflanze

d) pflanzliche Teile im besonderen

1. bekannte

Blatt (*sꜣp.t*) Lotus
Fasern (*ftt*) *dbjt*-Pflanze
Fettes (*ḏdꜣ*) *ỉbw*-Pflanze
Knolle (*ṯꜣ*) Zwiebel
Mark (*ꜣgg.t*) Schilfrohr
Ranken (*sd.w*) Bryonia
Rispe (*ỉ*) Schilfrohr
Samenkapseln (*bnn.t*) Flachs

2. unbekannte

ỉb.t Binse
ʿr Sellerie
ʿgj.t *wꜣm*-Pflanze
wḏʿ Dattel
bkꜣ.t Binse
pꜣḏt.t Sykomore
nhp Zyperngras
nstj *bšꜣ*-Körnerfrucht
ḥmw *kꜣkꜣ*-Rizinus
ḥnn Dattel
ḥnš *ḳꜣd.t*-Pflanze
ḥnt.t Terebinthenharz
sꜣw Dattel
sbꜣ Dattel
sr *ksb.t*-Baum
špnn *špn*-Pflanze
tpꜣ.w Wacholder
tpꜣw.t Sykomore
tmm Dattel

ṯꜣ *snb*-Pflanze
ṯhw Moringabaum
ṯḥf.tj schwarzer Emmer
ṯs Föhre
ṯs.t Binse
dšr.w *sẖ.t*-Körnerfrucht
dḏw *sẖ.t*-Körnerfrucht

e) Früchte (vgl. auch unter c 3, S. 49).

1. Verschiedene Früchte

iꜣrr.t-Weinbeere die Frucht — *šsp.t*
iḥw
išd
wnšj-Rosine
bꜣj
bnr-Dattel die Frucht — Kerne — *ꜥmꜥꜥ* — *wḏꜥ* — *ḥnn* — *sꜣw* — *sbꜣ* — *tmm*
pr.t-šnj
nkꜥw.t-geritzte Sykomorenfrüchte
šnj-tꜣ
kꜣ.w-unreife Sykomorenfrüchte
dꜣb-Feige

2. Körnerfrüchte

iwḥw
it-Gerste die Frucht — *ꜥmꜥꜥ*
bšꜣ *ns.tj*
bd.t-Emmer die Frucht — *ꜥmꜥꜥ* — *ṯḥf.tj*
mjmj-Samenkorn des Emmer
sw.t-Weizen
sẖ.t

3. Hülsenfrüchte

iwrj.t-Bohne
wꜥḥ die Frucht — Öl
ḥmꜣj.t Öl — Früchte
gngn.t
tḥwj-Erbse die Frucht — Früchte

f) Öle

ibr-Ladanum
bꜣḳ-Behen-Öl
mrḥ.t Herkunftsangaben: Rizinus — *wꜥḥ*-Hülsenfrucht — *ḥmꜣj.t*-Hülsenfrucht
Sorten: reines Öl — neues Öl — weißes Öl — trocknes Öl — *mrḥ.t sn-nw*
besondere Teile: *pḳrw* — *mhwj* — *swg*
nḥḥ
ḥꜣt.t-Salböl bester Art
sfṯ-Föhrenöl
sfr
tp.t-Salböl, feines das Öl — *ꜥntjw*

g) Harze und Balsame

irṯ.t-Milchsaft Sykomore
ihm.t
ꜥꜣg.t Harz das Harz (ohne Herkunftsangabe) — Dornakazie — *imꜣ*-Baum — *iḳrw*-Baum

ꜥntjw das Harz
Sorten: geschmeidig — trocken — frisch
feines Salböl
ꜥḏ Föhre
nḥꜣ-s-ꜥwj
ḥḏw/ḥḏ.t
ẖsꜣj.t der Balsam — *gnn*-Teil
sꜣ-wr
snn

snṯr-Terebinthenharz das Harz
Sorten: frisch — *sꜣḳ* — *pẖꜣ*
Teile: Gummi — *ẖnt.t* — *ẖpꜣ*
ḳmj.t-Gummi ohne Herkunftsangabe — Dornakazie — Terebinthe
Sorten: weißes Gummi — duftendes Gummi
Teile: *šsp.t* — *psḏ*
gsfn-Gummiharz von Asa foetida

h) Verschiedenes

irtjw-Pflanzenfarbstoff
sꜣw Balken *nḥbw.t*-Teile
ḥm.t Keule (des Wäschers) *mw.t*-Teil
šꜥ.t Buch; Papyrusrolle (alt)

šw leeres Papyrusblatt
ḏꜥb.t Holzkohle; Ruß Holzkohle — Ruß von der Mauer — Kohle zum Schmelzen von Metall

III. Aus dem Mineralreich

a) mineralische Stoffe

1. bekannte

Alabaster (*šs*) auch Mehl von A.
Alaun (*ibnw*)
Auripigment (*ḳnj.t*)
Bleiglanz (schwarze Augenschminke) (*msdm.t*)
Chalcedon (*shr.t*)
Feuerstein (*ds*) schwarzer F. — Splitter von F.
Farbstoff (*rj.t*) F. des Schreibers — roter F.
Glasfluß (*ḥm.t*) Mehl — grüner G.
Glasfluß (*ṯḥn.t*)
Granit (*mꜣṯ*)
Haematit/Blutstein (*djdj*)
Kalkstein (*ꜥnw*)
Karneol (*ḥrs.t*)
Lapislazuli (*ḫsbd*)
Malachit (grüne Augenschminke) (*wꜣḏw*)
Rotes Mineral (*ṯrw*)
Natron (*ḥsmn*)
Ocker (*stj*)
Ocker, roter O. (*mnš.t*)
Pissasphalt (*mrḥ.t ẖꜣs.t*)
Rötel (*prš*)
Salz (*ḥmꜣ.t*)
Sandarak (*ꜣw.t-ib*)
Siegelstein (*ḫtm*)
Stein (*inr*)
Ton (*im*) Statuenton
Ton (*bsn*) ohne nähere Angabe — T. des Maurers — T. des Töpfers — als Material für Glasfluß
Ton (*sjn*)

Ziegel (*ḏb.t*) der Mauer — vom Töpferofen

2. unbekannte

imrw — *inr-spdw* — *wšb.t* — *m3d* — *ḥtm* — *ḥḏ.t* — *sj3* — *šs3j.t* — *šsj.t* (?) — *škr* — *kšw*

3. Teile

3s.t Splitter Feuerstein
ḫp3 Malachit
swj.t Perle von Karneol — auch ohne Herkunftsangabe
dḳw Mehl

b) metallische Stoffe

bj3-Metall (aus Kusae)
bj3-n-p.t Eisen
ḏḥtj Blei in *ḏḥtj ḥḏ* vielleicht „Bleiweiß"

Kupfer/Metall *ḫ3w* Hammerschlag — *ḥs* Schlacke — *w3ḏw* Grünspan

c) Erde, Staub, Schlamm, Sand

iwtn Erde, Staub
ʿmʿ.t Schlamm, Lehm
pns Erde *ṯ3*-Klümpchen
ḫmw Staub
šʿj Sand

šfšf.t Schlamm
ḳ3ḫ Nilerde/Schlamm
t3 Erde allein — *t3 wnn m ʿn.t nt s* — *t3 n rd.wj*
ḏʿ.t Art Erde

d) Teile von Töpfen und Geräten

ʿnḫ Spiegel *m3d*
bnw.t Mahlstein Abgeschlagenes (*ḥwj.t*)
bḏ3-Topf *ḫns.t*-Teil
rhd.t Kessel *ḫnf.t*-Teil
hnw m3 neuer Hin-Topf Scherbe (*p3ḳj.t*) — Boden (*pḥwj*) — Ränder (*sp.tj*)
ḳd-Topf *ḳd hdm*
t3/t3f Töpferofen Ton — Ziegel
twt Statue Ton (*im*)

IV. Verschiedenes

a) Flüssigkeiten und Getränke

1. Flüssigkeiten

3ʿʿ
3bḫ.t
ibḫj
išf (vom Bäcker)
ʿ3.t
p3-ib
mw Wasser

mstꜣ
ḫmt-nj Bier — *mstꜣ* — *ḫmt-nj* allein
srm.t Hefe
šꜣmw
šꜣmj.t Waschwasser (des Wäschers)
tꜣ (vom Wäscher)
dbj.t (von süßer Hefe)

2. Getränke

i̓rp Wein
bnr/bnjw Dattelsaft der Saft — Gärungsprodukt des D.
i̓rṯ.t Milch
pꜣ-wr
ḥbb.t Trinkwasser vom Fluß
ḥḳ.t Bier
ḫꜣwj
sḫp.t
ḏsr.t Art Bier

3. Teile von Flüssigkeiten

i̓ꜣb (von *mstꜣ*)
i̓ꜥj.t (von Bier)
ꜥꜥf Ausgepreßtes (von Bier)
pḫḫ (von Hefe)
sḫt (von *ḏwjw*?)
sḏr
šfw Schlamm? (von Bier — von Hefe — auch allein)
gꜣšw (gegoren — von Bier)
tꜣ (von Maische)
tꜣḥ.t (allein — Bier — Wein — *ꜥꜣ.t* — *pꜣ-wr* — *sḏr*)

b) Brot, Gebäck usw. — Brei, Schleim, Teig u. a.

prsn Brot (in: *ḥsꜣ n prsn*)
ḫnm.t (*i̓t ꜥwꜣ.t*)
sk(j) Mehl (der Tenne)
šꜥ.t Teig (von Gerste)
šꜥt.t Gebäck
šꜥj.t (*ḥsꜣ* daraus)
šns (Weizen — Fladen — auch allein)
t Brot (allein — Gerste — Weizen — gegorenes B.)
t-t.wj zweifach gebackenes Brot (?)
Mehl 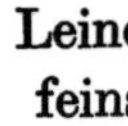
ꜣḫ Brei
bj Grütze (Weizen — Gerste)
bj.t Fladen (Weizen — Gerste — — Brot — Gebäck)
ḥsꜣ Pflanzenschleim (aber auch *ḥsꜣ* von Brot u. ähnl.)
ḥsꜣ n ꜥwꜣj.t gegorener Pflanzenschleim
šb.t/šbb.t/šbb Maische
šd.t Teig
ḳꜣ.w Mehl
ḏdm.t Brei (Gerste)

c) Fasern und Zeugstoffe; Haar

i̓nsj Leinen
pꜣḳ.t feinster Leinenstoff (*kꜣp.w*)
ftt Fasern (allein — *dbj.t*-Pflanze)
mnw Faden (Haar)
mrw
nḏ Faden (*tp.t nt nḏ* feiner Faden)
šnj Haar (*mnw*-Faden)
kꜣp.w Verbandsstoff/Fasern (allein; *pꜣḳ.t*)
ḥꜥ.t nt i̓nj Zopissa
i̓sw.t Abfall (von Haaren)

V. Unbekannte Drogen

ꜣbw (𓈒𓏥); *iꜣw* (𓈒𓏥); *iꜣgw.t* (𓈒𓏥); *ipšnn* (𓈒𓏥); *jnktwn* (𓈒𓏥); *ir.t-p.t* (𓈒𓏥); *irtj* (𓈒𓏥); *ꜥꜣ.t* (𓈒𓏥); *ꜥḏrn* (𓈒𓏥); *wꜣḥ-nḫb.t* (▭); *wbd* (𓏥); *wsfꜣw* (𓈒𓏥); *wš.t* (𓈒𓏥); *wšꜥ* (𓈒𓏥); *wtjw* (⬭); *bd.t* (◌); *bd.t-ḫꜣwr.t* (◌); *pꜣj.t* (𓈒𓏥); *pꜣꜥr.t* (𓈒𓏥); *prj ḥr ḫꜣs.t.f*; *psḏ* (𓈒𓏥); *pšn.t* (𓈒𓏥); *mjkꜣ.t* (𓈒𓏥); *mnj* (𓈒𓏥); *mnḏj* (𓈒𓏥); *mkr.t* (𓈒𓏥) des Ufers; *mkj* (𓈒𓏥) des Hofraumes; *nbj.t* (𓈒𓏥); *nḫbw.t* (𓈒𓏥) vom Balken; *nḫš* (𓈒𓏥); *nḥd/nḥd.t* (𓈒𓏥); *ns-šm.t* (𓈒𓏥) des *jm*-Meeres; *nṯrj.t* (𓈒𓏥); *nṯr* (*bjk-nṯrj*?) (𓈒𓏥); *rwḏ* (𓈒𓏥); *hnꜣj.t* (𓈒𓏥); *ḥwr.w* (𓈒𓏥); *ḥmꜣr.t* (𓈒𓏥); *ḥmw.t* (𓈒𓏥); *ḥnw.t* (𓈒𓏥); *ḥnb.t* (◌); *ḥkn* (⬭); *ḥknw* (𓈒𓏥); *ḫršw* (𓈒𓏥); *ḫsw* (𓈒𓏥); *ḫꜥꜥ.w* (vielleicht Mengenbezeichnung); *ḫnn.w* vom Hofraum; *ḫrj* (*n*) *pddw*; *smt* (𓈒𓏥); *sskꜣ* (𓈒𓏥); *ššw* (𓈒𓏥); *ḳꜣꜣ.t* (𓈒𓏥); *ḳsntj* (𓈒𓏥); *ktkt.w* (𓈒𓏥); *kmw* (𓈒𓏥); *krk* (𓈒𓏥); *twjꜣ* (𓈒𓏥); *ṯwṯkn* (𓈒𓏥); *dbn* (𓈒𓏥) vom Töpfer, Maurer; *dbḥt.t* (𓈒𓏥); *dḥtj* (𓈒𓏥) Blei(?); *ḏꜣj* (𓈒𓏥); *ḏꜣꜥ* (𓈒𓏥); *ḏꜥmw* (𓈒𓏥); *ḏwjw* (𓈒𓏥); *ḏmtn* (𓈒𓏥); *ḏrn.t* (𓈒𓏥)

VI. Bildliche Ausdrücke

pḫ.t-ꜥꜣ-Pflanze „. . . . des Esels“
msḏr-ꜥꜣ-Pflanze „Eselsohr“
ḥnn-ꜥꜣ „Eselsphallus“
ḏꜣḏꜣ-ꜥꜣ „Eselskopf“
sd-pnw-Pflanze „Mauseschwanz“
msḏr-ḥḏr.t-Pflanze „Ohr des . . . . Tieres“
ns-š „Zunge des Sees/Teiches“
ḥs bjꜣ/ḥmt „Kupferkot“ = Schlacke
ḫfꜥ ꜥ.j ꜣm ꜥ.j-Pflanze „meine Hand faßt, meine Hand packt“
šw.t ḏḥwtj „Feder des Ibis“ = kriechendes Fünffingerkraut
tꜣ msḥ „Krokodilserde“ (Kot)
dr nkn-Pflanze „Schadenbeseitiger“
ḏrḏ nṯr „Gottesblätter“ (für: Blätter des *ḫt-ds*-Baumes)

VII. Herkunftsbezeichnungen (besondere)

a) Länder und Städte

ꜣbw Elephantine Haematit/Blutstein
ḳjs Kusae *bjꜣ*-Metall
kpnj Byblos Bohnen
ḏꜣhj Phönizien Wein — *nbj.t*-Rohrpflanze
ḫnw Oberägypten *sskꜣ*

b) nördlich — südlich — östlich

mḥw unterägyptisch, nördlich
ỉ3b östlich

šmˁ.w oberägyptisch, südlich

c) Land — Wasser — Ufer

1. Land

r3-pn.t (Zyperngras)
ḫ3s.t Wüste/Bergland (Salz — Sellerie — *mrḥ.t*-Öl — *prj ḥr ḫ3s.t-f*)
ḥsp Gartenland (Zyperngras)
sḫ.t Oase/Feld (Natron — Zyperngras — *w3dw*-Pflanze — *ỉbs3*-Pflanze)
wḏb Uferland (Sand — Zyperngras)
wḥ3.t Oase (Zyperngras — Koloquinthe)
t3 Land/Erde (*ỉkw*-Käfer)

2. Wasser und Ufer

š Teich (*wsf3.w* — *šfšf.t*-Schlamm — *ns*)
šdj.t Wassergraben (Kaulquappen)
p3w-ˁ ein bestimmtes Gewässer (Wasser)
p3dw ein bestimmtes Gewässer (Wasser)
ỉtrw Fluß (*ḥbb.t*-Trinkwasser)
jm das Meer (*ns-šm.t*)
ḥwj Flut/Regen (Wasser)
r3-mw Ufer (*ỉnr*-Stein)
sptj-mw Ufer (*ỉnr*-Stein — *mkr.t*)
wḏb Uferland (Sand — Zyperngras — *mḥ.t.t*)

d) Handwerker

ỉḳdw Maurer (*bsn*-Ton — *dbn*)
ỉḳdw nḏs Töpfer (*bsn*-Ton — Ziegel vom Ofen)
ỉṯw mw Wasserholer (Nilerde)
rḫtj Wäscher (Waschwasser — Fett/Öl — *t3* — *mw.t* der Keule)
rtḥtj Bäcker (*ỉšf*)
ṯbw Sandalenmacher (Leder — *msḳ*)
. . . Kupferschmied (. . .)

e) Gebäude und Bauteile

ỉnb Mauer (Ruß — Ziegel — Fliegenkot — Flechte)
ḥ Hofraum (*mkj* — *ḫnnw*)
psḏn Tenne (*sk*-Mehl)

3. Teil: Korrekturen und Nachträge

A) Band I: Anatomie und Physiologie

I Seite 19 (letzte Zeile)
„oder krank“ (*mr*)[10] ist zu tilgen; ebenso die Anm. 10. Es handelt sich um *mr ksn* „schlimme Krankheit“.

I Seite 20 Anm. 3:
Füge hinzu: Siehe dazu Daumas, Revue de l'Histoire des Religions, 1958, 221–222.

I Seite 33 (Zeile 5):
Statt „Pupille“ sollte es besser „Iris“ heißen.

I Seite 42 (Mitte):
Zur „dualischen Form des Wortes *ʿr.t*“:
Gewiß nicht Ober- und Unterkiefer, sondern nur die beiden Kinnbacken gemeint (vgl. Breasted, Pap. Smith S. 188, und Med.W.B. S. 147). Zu beachten ist, daß beide Bildzeichen als Unterkiefer dargestellt sind (anders als bei *sp.tj*, wo das eine Zeichen herumgedreht ist).

I Seite 46 Anm. 9:
Wundenbuch Fall 31 *verbessere in:* Wundenbuch Fall 30 Glosse A.

I Seite 46 an Anm. 9 anhängen:
Nach Med.W.B. 119 II b und 121 § 3 bezeichnet *ʿ.tj* das Gelenk.

I Seite 49 an den letzten Absatz anhängen:
Ein Wort für den „Adamsapfel“ ist nicht bekannt.

I Seite 59 an Anm. 1 anhängen:
Zu *gs wnmj* „rechte Seite“ und *gs ỉꜣbj* „linke Seite“ (in Verbindung mit Erkrankungen der Leber und des Magens) siehe Med.W.B. 927–929.

I Seite 63 A:
ỉb und *ḥꜣ.tj* *verbessere in:* *ỉb* und *ḥꜣ.tj*[5].
Anm. 5. Siehe dazu die Besprechung von Daumas, Revue de l'Histoire des Religions, 1958, 219–221.

I Seite 64, 3. Absatz, 1. Satz (Ende):
feststellen *verbessere in:* feststellen[3a]

I Seite 71–72:
das bedeutet: das Nichtsprechen des *ḥꜣ.tj*-Herzens, das bedeutet: die *mt*-

Gefäße der Öffnung des *ḥꜣ.tj*-Herzens (*rꜣ n ḥꜣ.tj*) sind stumm.
verbessere in:
das bedeutet, daß das Herz (*ḥꜣ.tj*) oder die Gefäße des Herzens (*mt.w rꜣ-pwꞋ n ḥꜣ.tj*) nicht sprechen, indem sie stumm sind.

I Seite 74, 2. Absatz, 1. Satz (Ende):
keine Mittel *verbessere in:* keine Mittel [7a]

I Seite 74 Anm. 7a einfügen:
Vgl. aber Med.W.B. 767 *snḥp* § 1.

I Seite 80, 2. Absatz (Ende):
der „richtige Darm" *verbessere in:* der „gerade Darm"

I Seite 86 an Anm. 6 anhängen:
Vgl. jedoch Bd. IV, 2 Seite 149 Sm Fall 31 Anm. 1.

I Seite 86 an Anm. 11 anhängen:
Die Grundbedeutung von *mtw.t* dürfte etwa „Wirkstoff" o. ä. gewesen sein und sich in die positive und negative Wirkung (Samen bzw. Gift) aufgespalten haben.

I Seite 87 an Anm. 6 anhängen:
Siehe dazu jetzt Dieter Müller, Die Zeugung durch das Herz in Religion und Medizin der Ägypter, Orientalia 35, 1966, 247–274.

I Seite 89 Zeile 2:
für den Uterus *verbessere in:* für die Placenta

I Seite 89 Anm. 1:
Füge hinzu: Pap. Ramesseum IV C 3.

I Seite 89 Anm. 2:
der Uterus *verbessere in:* die Placenta

I Seite 95 füge ein:
Adamsapfel 49 (Nachtrag Bd. IX Seite 57)

I Seite 95:
Braue 80 *verbessere in:* Braue 33
Brauenbogen 71 *verbessere in:* Brauenbogen 33

I Seite 98 bei „Placenta" füge ein:
89 (Nachtrag Bd. IX Seite 58)

I Seite 101:
ḫꜥm 48 *verbessere in:* *ḫꜥm* 49

B) Band II: Von den medizinischen Texten

II Seite 4, 3. Absatz, 2. Satz
Füge die Anmerkungsziffer 0 an „bislang nicht vor".
Anm. 0: Siehe jetzt jedoch Westendorf, Papyrus Berlin 10456. Ein Frag-

ment des wiederentdeckten medizinischen Papyrus Rubensohn, Festschrift der Staatlichen Museen zu Berlin (im Druck).

II Seite 6 Ende des ersten Absatzes nach (Ch. 206) anfügen:
ebenso das „Skorpionskraut" gegen Skorpionstiche (Till, Arzneikunde der Kopten Nr. 147).

II Seite 9–10 zum „Buch über die *dgm*-Pflanze":
Wahrscheinlich wurde dieses Buch (wie die „Herz- und Gefäßbücher") erst aus einzelnen Auszügen verschiedener Diagnosen zusammengestellt.

II Seite 17 Nr. 32:
ausmachen) *verbessere in:* ausmachen)[0]

II Seite 17 Anm. 0 einfügen:
Bd. IV, 1 Seite 41 übersetzt: „nachdem sie (die Erkrankung) gespürt ist".

II Seite 19 Anm. 2:
Der Nachsatz „falls dieser häufige Spruchschluß ... oft zu wiederholen" ist zu tilgen.

II Seite 21 Nr. 67 Ende:
(und) allen anderen Gliedern *verbessere in:* (und) in irgendwelchen Körperstellen

II Seite 26 an Anm. 1 anhängen:
und Eb 191c (*n wḥm-j*).

II Seite 33–34 zu den Verdikten a) bis c) und Seite 33 zu Anm. 2:
Siehe jetzt Med.W.B. 381 § 3.

II Seite 51 Anm. 4:
einem Holzkeil *verbessere in:* einen Holzkeil

II Seite 51 zu Anm. 4:
In Bd. IV, 1 Seite 177 und Bd. VII, 1 Seite 415 als Gerät der Mundöffnung („Meißel" zur Beseitigung der Kiefergelenksperre) aufgefaßt.

II Seite 101 Mitte:
Chemmis *verbessere in:* Koptos

II Seite 111 an Anm. 2 anhängen:
Siehe ferner Bd. VIII § 93–114.

II Seite 112 zum 1. Absatz:
Das Buch vom Herzen dürfte (wie das Buch von der *dgm*-Pflanze, Seite 9–10) aus Auszügen verschiedener Diagnosen zusammengestellt sein; vgl. Westendorf, Papyrus Edwin Smith, Seite 18.

II Seite 115 (letzte Zeile)
556–602 (27) *verbessere in:* 556–591 (26); 592–602 (27)

II Seite 118 unten:
ḥꜣ tj-Herz *verbessere in:* *ḥꜣ.tj*-Herz

II Seite 121 an Anm. 1 anhängen:
Med.W.B. Seite 812 und 816 § 1 übersetzt „Schleimstoffe“.

II Seite 124, 2. Absatz Ende:
fehlerhaft sein *verbessere in:* fehlerhaft sein [0]

II Seite 124 Anm. 0 einfügen:
Siehe dazu den Nachtrag in Bd. III Seite 53 Anm. c.

II Seite 131–132 zu den „Herz- und Gefäßbüchern“:
Zu diesen „Büchern“ als jüngerer Zusammenstellung verschiedener Diagnosenauszüge siehe den Nachtrag zu Seite 112.

II Seite 132 zu 43c):
Eb 855e (100,14–16) enthält das Wort *šs3w* „Bekundungen“ (nicht: „Diagnose“), vgl. Bd. IV, 1 Seite 5 und Med.W.B. 868.

II Seite 137, 1. Absatz Ende:
erfunden *verbessere in:* erfunden [1a]

II Seite 137, Anm. 1a einfügen:
Zu *ḥtp-nṯr* ‘der den Gott befriedigt’ als Arzttitel siehe Bd. III Seite 87 und Med.W.B. 491 I g.

II Seite 138 zu m):
Siehe den Nachtrag zu Seite 137.

II Seite 143 zu F und G:
Die unter G II stehenden „Diagnosen und Rezepte für *st.t* „Schleimstoffe“ Eb. Gr. 12“ gehören zu F I.

C) Band III: Kranker, Krankheiten und Arzt

III Seite 7 an Anm. d anhängen:
Siehe jedoch Ghalioungui, Magic and Medical Science in Ancient Egypt, Seite 155, über Bäder im Tempel von Dendera.

III Seite 8 an Anm. a anhängen:
Äg.W.B. IV 174 übersetzt „schärfen“.

III Seite 8 zu Abs. 3 Ende:
Der Zeugstreifen, den der (tote) Ägypter in der einen Hand zu halten pflegte, ist wahrscheinlich ein Amulett zur Erlangung der Wiedergeburt, vgl. Westendorf, ZÄS 92, 1966, Seite 150–154 und ZÄS 94, 1967, 148–149.

III Seite 10 zum 2. Absatz:
Siehe H. Brunner, Die Geburt des Gottkönigs, 1964, Seite 51ff., und Dieter Müller, Die Zeugung durch das Herz in Religion und Medizin der Ägypter, Orientalia 35, 1966, 247–274. – Zu *nfrw* „Schönheit“ als möglichen Euphemismus vgl. das Beiwort des Min *ʿb m nfrw-f* (Äg.W.B. II 260,

7). Zu *ꜣḫw* im Sinne von Zeugungskraft vgl. Westendorf, ZÄS 92, 1966, 147, Anm. 4.

III Seite 11 zum 2. Absatz:

Zusammenhänge zwischen der Menstruation und der Schwangerschaft sind in einer Gruppe von Zaubersprüchen des Pap. London zu beobachten: Hier soll die Blutung verhindert werden, um eine sichere Schwangerschaft zu gewährleisten, vgl. Westendorf, ZÄS 92, 1966, 144 ff.

III Seite 14 Anm. e:

wie H. v. Deines erkannt hat *verbessere in:* wie F. Lexa, Magie I Seite 73, und H. v. Deines erkannt haben

III Seite 30, 3. Absatz:

ỉḫ.l ḫpr.t *verbessere in: ỉḫ.t ḫpr.t*

III Seite 34 an Anm. b anhängen:

Die Tür ist wahrscheinlich Bln 65 erwähnt, siehe Westendorf, ZÄS 96, 1970, 146, und den Nachtrag zu Bd. VIII § 18.

III Seite 39 an Anm. a anhängen:

Bei Eb 728 und 729 handelt es sich um Analogiemittel gegen den *nsj.t*-Incubus (vgl. H 208; Bln 109), der wie ein Stachel (= Penis) sein Gift in den Körper senkt, siehe dazu Westendorf, ZÄS 96, 1970, 145–149.

III Seite 71 an Anm. a anhängen:

Statt „jeden Morgen" ist wahrscheinlich „jede Tür" zu lesen; siehe den Nachtrag zu Seite 34.

III Seite 74, 2. Absatz:

den „Operierten" *verbessere in:* den „Operierten" (gemeint wohl: „den mit dem Brenneisen Behandelten")

III Seite 87, Abschnitt 1:

Bd. I, Seite 132 *verbessere in:* Bd. II, Seite 137 und 138

III Seite 87 an Anm. a anhängen:

Ob *swnw* von *swn* „Leiden" abgeleitet ist? Dann wäre der *swnw*-Arzt der „für die Schmerzen Zuständige"?

III Seite 95, 1. Absatz:

der Arzt *verbessere in:* der Arzt [0].

III Seite 95 Anm. 0 einfügen:

Zur Identität von *swnw*-Arzt und *wt*-Verbinder siehe Bd. VIII Seite 61 Anm. 4.

III Seite 103–104 zum Räuchergerät:

Vgl. jedoch *ṯꜣb-ḥr-ṯꜣb* „Gefäß-auf-Gefäß" Bln 46 als Hilfsmittel der Räucherung.

III Seite 105 zum 2. Absatz:

In Bd. VII, 2 Seite 567 ist die Lesung *hnw* gewählt (mit als Determinativ); vielleicht besteht eine Beziehung zu dem ebenfalls Eb 875c genannten *ḫnwj.t*-Gerät, für das Bd. VII, 2 Seite 567 Anm. 2 die Funktion als „Schröpfkopf" erwogen ist.

III Seite 106 zum 2. Absatz:
Zur Frage, ob „Saugrohr" oder „Meißel" siehe den Nachtrag zu Bd. II Seite 51 Anm. 4.

III Seite 107 C zum „Verbinder":
Siehe den Nachtrag zu Seite 95.

III Seite 152 Stichwort Imhotep:
20 *verbessere in:* 18

D) Band IV, 1: Übersetzung der medizinischen Texte

IV, 1 Seite V Zeile 13–14:
werde glatt gemacht"
verbessere in:
indem es glatt gemacht ist"

IV, 1 Seite 1 zu Eb 854a:
Was diese (die Gefäße) betrifft: gibt in bezug auf sie[3] irgendein ... [seine] beiden Hände[4], ... auf den Kopf ...
verbessere in:
Was diese (die folgenden Körperteile) betrifft, auf die[3] irgendein ... [seine] beiden Hände[4] ... gibt, (und zwar) auf den Kopf ...

IV, 1 Seite 1 zu Eb 854c:
der Schlaf *verbessere in:* der Schlaf (oder: die Augäpfel ?)[4]

IV, 1 Seite 2 zu Eb 854 zu c:
empfangen hat *verbessere in:* empfängt

IV, 1 Seite 4 zu Eb 855s:
Füge die Anmerkungsziffer 2a an „bedeutet".

IV, 1 Seite 5 zu Eb 855e:
Das bedeutet, daß das Herz (*ḥ3.tj*) nicht spricht oder daß die Gefäße des Herzens (*ḥ3.tj*) stumm sind.
verbessere in:
Das bedeutet, daß das Herz (*ḥ3.tj*) oder die Gefäße des Herzens (*mt.w r3-pw n ḥ3.tj*) nicht sprechen, indem sie stumm sind[0].

IV, 1 Seite 9 zu Bln 163f:
indem [er] Fische ißt *verbessere in:* nachdem Fische gegessen worden sind

IV, 1 Seite 9 zu Bln 163g:
Es sind 2 Gefäße seines Hinterkopfes. Es sind 2 Gefäße seiner Stirn.

verbessere in:
Es sind 2 Gefäße in[1] seinem Hinterkopf, Es sind 2 Gefäße in[1] seiner Stirn.

IV, 1 Seite 10 zu Bln 163h (16,3–5):
ihr (der Krankheit) Kommen *verbessere in:* ihren (der Krankheit) Gang (*nmt.t*)

IV, 1 Seite 10 zu Bln 163h (16,5–7):
eines *swnw*-Arztes *verbessere in:* des *swnw*-Arztes

IV, 1 Seite 14 zu Eb 131:
ein Buch, das keine Schrift hat[3] *verbessere in:* eine Buchrolle, die ohne ihre Schrift ist[3]
Ich steige auf zum Himmel *verbessere in:* Ich werde zum Himmel aufsteigen
Nicht wird etwas in (der Stadt) Abydos getan, um zu beseitigen die Einwirkung *verbessere in:* Nicht wird der Kult in (der Stadt) Abydos vollzogen werden[4a] bis zur Beseitigung der Einwirkung

IV, 1 Seite 15 zu Bln 186:
auf der Hand *verbessere in:* mit den beiden Händen

IV, 1 Seite 16 zu Eb 642 = H 111:
in einem neuen[3] Topf *verbessere in:* in einem neuen[3] *hnw*-Topf

IV, 1 Seite 17 zu H 109
Füge die Anmerkungsziffer 2 an „zum Aufwallen gebracht".

IV, 1 Seite 26 zu Eb 678:
zerstoßen[2] . . . zerstoßen[2] *verbessere in:* zerkleinert[2] . . . zerkleinert[2]

IV, 1 Seite 36 zu Pap. Beatty V Rs:
6,5–7 *verbessere in:* 6,5–6

IV, 1 Seite 36 zu Pap. Beatty V Rs 6,5–6:
Die Anmerkungsziffer 1 an „Mal" ist zu streichen.

IV, 1 Seite 39 zu Eb 776:
lasse dich nieder *verbessere in:* der sich niederläßt

IV, 1 Seite 43 zu Eb 392:
gegen es entstanden *verbessere in:* an ihm entstanden

IV, 1 Seite 53 zu Eb 349:
die sich festgesetzt[1] hat *verbessere in:* wenn sie sich festsetzt[1]

IV, 1 Seite 59 zu Ram III A 19–20:
gegeben. *verbessere in:* gegeben ⌜. . .⌝[2]

IV, 1 Seite 62 zu Eb 766e:
der gebrochen ist, dessen Knochenmark *verbessere in:* wenn er gebrochen ist (und) sein Knochenmark

IV, 1 Seite 62 zu Eb 766f:
das abgespalten ist *verbessere in:* wenn es abgespalten ist

IV, 1 Seite 62 zu Eb 767:
das eingedrungen ist[1] *verbessere in:* wenn es eindringt[1]

IV, 1 Seite 66 zu Eb 745:
ʿ*m*ʿʿ-Pflanze *verbessere in:* ʿ*m*ʿʿ-Teil ⟨des Getreides⟩

IV, 1 Seite 67 zu Eb 555:
ʿ*m*ʿʿ-Pflanze *verbessere in:* ʿ*m*ʿʿ-Teil ⟨des Getreides⟩

IV, 1 Seite 68 zu Eb 699 und Eb 704:
ʿ*m*ʿʿ-Pflanze *verbessere in:* ʿ*m*ʿʿ-Teil ⟨des Getreides⟩

IV, 1 Seite 72 zu H 197:
Füge die Anmerkungsziffer 0 an „bestreut".

IV, 1 Seite 75 zu Bln 161:
Füge die Anmerkungsziffer 7 an „Nicht werde zugelassen".

IV, 1 Seite 78 zu Bln 120:
Er möge es trinken, dann werde *verbessere in:* Nachdem er es getrunken hat, werde

IV, 1 Seite 81 zu Ram III B 1–2:
; werde zerkleinert *verbessere in:*, zerkleinert

IV, 1 Seite 81 zu Bln 123:
im Unterschenkel *verbessere in:* in den Unterschenkeln

IV, 1 Seite 86 zu Bt 14:
⌈werde getrunken⌋ an vier Tagen *verbessere in:* werde getrunken[2] an vier Tagen

IV, 1 Seite 89 zu Eb 191 = 194 letzte Zeile:
jeweils *verbessere in:* jemals

IV, 1 Seite 90 zu Eb 193a:
Anschwellung *verbessere in:* Zusammenballung

IV, 1 Seite 90 zu Eb 197a:
anormal *verbessere in:* ungewöhnlich

IV, 1 Seite 92 zu Eb 203a (Diagnose):
sie[1] *verbessere in:* (sie)

IV, 1 Seite 94 zu Eb 206a:
es gerät in Angst *verbessere in:* es ist in Angst

IV, 1 Seite 94 zu Eb 207d:
Zerkleinertes (?) *verbessere in:* *šš.t*

IV, 1 Seite 100 zu Bt 18:
(*dḳr*) *verbessere in:* (*dḳ*)

IV, 1 Seite 100 zu L 14:
werde nicht gegen mich *verbessere in:* werde nicht an mir

IV, 1 Seite 101 zu Eb 209:
gekreuzt *verbessere in:* befallen

IV, 1 Seite 105 zu Bln 154:
Füge die Anmerkungsziffer 10a an „versteift hat (*ṯsj*)"

IV, 1 Seite 111 zu Eb 57:
in einem *mḥ.t*-Topf *verbessere in:* in einer *mḥ.t*-Schale

IV, 1 Seite 111 zu Eb 62:
geschaffen hat *verbessere in:* schafft

IV, 1 Seite 113 zu Bln 11:
werde getrunken *verbessere in:* werde ⌜. . .⌝[1]

IV, 1 Seite 113 zu Bln 12:
1,9 *verbessere in:* 1,9–11ʼ

IV, 1 Seite 118 zu Pap. Beatty VIII:
Wein $2^1/_2$ ro *verbessere in:* Wein ⌜. . .⌝[3]

IV, 1 Seite 121 zu Eb 29:
nḏ3d3 *verbessere in:* *nḏ3ḏ3*

IV, 1 Seite 122 zu Eb 8:
2,12–16 *verbessere in:* 2b,12–16

IV, 1 Seite 127 zu Bt 3:
Mehl von ⌜grünem⌝ Glasfluß *verbessere in:* Mehl von[0] ⌜grünem⌝ Glasfluß

IV, 1 Seite 128 zu Bt 10:
Füge die Anmerkungsziffer 4 an „*ḳnj*-Pflanze".

IV, 1 Seite 141 zu Eb 283:
man macht ⟨es⟩ . . . und trinkt es *verbessere in:* man möge ⟨es⟩ machen . . . und es trinken

IV, 1 Seite 141 zu Bt 16:
[werde getrunken] an vier Tagen *verbessere in:* werde getrunken an vier Tagen[2]

IV, 1 Seite 149 zu Eb 240:
Gerstenschleim (*mw nw it*), dessen *verbessere in:* Schleim (*mw*) von Gerste (*it*), deren

IV, 1 Seite 152 zu Bln 65:
jeden Morgen[1] *verbessere in:* jede Tür[1] ⟨und⟩

IV, 1 Seite 152 zu H 85:
Ein *3bḏw*-Fisch *verbessere in:* a) Ein *3bḏw*-Fisch

IV, 1 Seite 153 zu H 85:
Was man dazu *verbessere in:* b) Was man dazu

IV, 1 Seite 153 zu L 38:
Dieser *c3c*-Same ist der des Gottes *imj-nhd-f*
verbessere in: Dies ist der *c3c*-Same des Gottes *imj-nhd-f*[1a]

IV, 1 Seite 155 zu Bln 109:
eines Schweines; Harn *verbessere in:* eines Schweines ⟨und⟩ Harn

IV, 1 Seite 156 zu L 25:
Am Schluß des Textes füge zu: „Gut, gut“ (als Bemerkung über die Wirksamkeit des Spruches).

IV, 1 Seite 158 zu Eb 49 = H 18:
das viel ist *verbessere in:* wenn es viel ist

IV, 1 Seite 158 zu Bln 165:
der ausscheidet *verbessere in:* wenn er ausscheidet

IV, 1 Seite 158 zu Bln 188:
des *ʿrw*-Baumes *verbessere in:* des Wacholder (*wʿn*)
auf der Hand *verbessere in:* mit beiden Händen

IV, 1 Seite 158 zu L 37:
Füge die Anmerkungsziffer 0 an die Überschrift.

IV, 1 Seite 159 zu Bln 139:
ʿmʿʿ-Teil ⟨des Getreides⟩; [ ][1] *verbessere in:* werde eingerieben (*ʿmʿ*)

IV, 1 Seite 162 zu Eb 313:
(Zuvor) habest[1] du zwei *pgꜣ*-Schalen aufs Feuer gegeben, . . ., es werde dieser Teig *verbessere in:* Nachdem du zwei *pgꜣ*-Schalen aufs Feuer gegeben hast[1], . . ., werde dieser Teig

IV, 1 Seite 167 zu Eb 320:
ʿꜣmw-Pflanze *verbessere in:* *ʿmꜣw*-Pflanze

IV, 1 Seite 170 zu Bln 204:
(24,1–12) *verbessere in:* (Rs. 3,1–12)
des *ʿrw*(?)-Baumes *verbessere in:* des Wacholder (*wʿn*)

IV, 1 Seite 172 zu Sm Fall 1 Glosse A:
⌜Was⌝ diese ⌜anbetrifft⌝: wenn . . ., dann mißt[7] ⌜er⌝ das Herz (*ḥꜣ.tj*).
verbessere in:
⌜Was⌝ diese (folgenden Körperteile)[6a] ⌜anbetrifft⌝, auf die irgendein Sachmet-Priester[6b] (oder) *swnw*-Arzt seine beiden Hände (oder) seine Finger legt, (nämlich) auf den Kopf . . . . auf die beiden Beine: so ist es ⌜wegen⌝ des Herzens (*ḥꜣ.tj*), daß ⌜er⌝ (den Puls) mißt[7].
Man sagt „man mißt es“, um zu erkennen, was
verbessere in:
⌜Er⌝ sagt „es messen“ zum Erkennen dessen, was

IV, 1 Seite 173 zu Sm Fall 1 Glosse C:
zum anderen *verbessere in:* zu seinem anderen

IV, 1 Seite 174 zu Sm Fall 3 Behandlung und Glosse D:
auf seine Pfähle *verbessere in:* auf sein Ruhebett (*mnjw*)[2a]

IV, 1 Seite 174 zu Sm Fall 3 Glosse D:
⟨er⟩ werde gelegt *verbessere in:* ⟨er⟩ werde gelegt[7a]
ỉmj.t[8], *mtr*; *verbessere in:* gewohntes Ruhelager (*ỉmj.t mt.t*)[8],

IV, 1 Seite 174 zu Sm Fall 4 letzte Zeile:
auf seine Pfähle *verbessere in:* auf sein Ruhebett (*mnjw*)

IV, 1 Seite 175 zu Sm Fall 4 Glosse B:
daß die Schwellung, welche auf diesem Spalt ist, groß ⟨und⟩ nach oben
verbessere in:
daß die Schwellung groß ist, welche auf diesem Spalt ist, indem sie nach oben

IV, 1 Seite 175 zu Sm Fall 5 Behandlung:
auf seine Pfähle *verbessere in:* auf sein Ruhebett (*mnjw*)

IV, 1 Seite 175 zu Sm Fall 5 Glosse A:
⟨indem⟩ Knochen(splitter) infolge jenes Bruches entstanden sind, eingesunken zum *verbessere in:* ⟨indem⟩ die Knochen(splitter), die infolge jenes Bruches entstanden sind, eingesunken sind zum

IV, 1 Seite 176 zu Sm Fall 6 Untersuchung:
Es entsteht dieses[3] Zittern *verbessere in:* Es entsteht jenes[3] Zittern
weil das Gehirn *verbessere in:* weil (oder: wenn)[3a] das Gehirn

IV, 1 Seite 176 zu Sm Fall 6 Glosse A:
[Das bedeutet:] der *sḏ*-Bruch ist groß ⟨und⟩ offen
verbessere in: [Das ist] ein großer *sḏ*-Bruch, der offen ist

IV, 1 Seite 176 zu Sm Fall 6 Glosse B:
bevor es in einer Form zu etwas verarbeitet wird
verbessere in:
bevor es mit einem Stein (*ʿꜣ.t*) zu etwas breitgeschlagen wird[4a]

IV, 1 Seite 177 zu Sm Fall 7 Glosse B:
Das bedeutet: steif sind die Stränge
verbessere in: Das ist ein Steifsein der Stränge

IV, 1 Seite 178 zu Sm Fall 7 Glosse H:
er ist einem Kasten ähnlich
verbessere in: das bedeutet: er ist einem Kasten ähnlich

IV, 1 Seite 178 zu Sm Fall 7 Glosse I:
es verziehen sich seine beiden Augenbrauen, die einen Fall von . . . machen
verbessere in:
verzogen sind seine beiden Augenbrauen, indem/nachdem gemacht wurde ein Fall von . . .

IV, 1 Seite 179 zu Sm Fall 8 (3. Absatz):
Es entsteht dieses Zittern *verbessere in:* Es entsteht jenes Zittern
weil das Gehirn *verbessere in:* weil (oder: wenn)[8a] das Gehirn

IV, 1 Seite 179 zu Sm Fall 8 Glosse B:
Er sagt dazu: er geht *verbessere in:* Er sagt ⟨es⟩ zu dem Umstand, daß er geht

IV, 1 Seite 179 zu Sm Fall 8 Glosse E:
Nach „Schulter" ist ein Komma zu setzen.

IV, 1 Seite 180 zu Sm Fall 9 Behandlung:
Das ist ein Trocknen der Wunde[3]. *verbessere in:* Das ist ein Trockenmittel der Wunde[3].

IV, 1 Seite 180 zu Sm Fall 10 Untersuchung und Behandlung:
ihr zusammengefaßt bzw. ihr zusammenfassen
verbessere in: ihm zusammengefasst bzw. ihm zusammenfassen

IV, 1 Seite 181 zu Sm Fall 11 Behandlung:
auf seine Pfähle *verbessere in:* auf sein Ruhebett (*mnjw*)

IV, 1 Seite 181 zu Sm Fall 11 Glosse A und B:
Nasenmuscheln *verbessere in:* Nasenflügel

IV, 1 Seite 182 zu Sm Fall 12 Glosse B:
alle seine Vertiefungen verstopft
verbessere in: alle [seine] Vertiefungen ausgestopft

IV, 1 Seite 183 zu Sm Fall 14 Behandlung:
nachdem du ihr *verbessere in:* nachdem du ihm

IV, 1 Seite 183 zu Sm Fall 15 Behandlung:
ỉmr.w-Mineral *verbessere in:* *ỉmr.w*[4]

IV, 1 Seite 184 zu Sm Fall 18 Glosse A:
Er sagt dazu: eng *verbessere in:* Er sagt [ḍa]zu: eng[1a]

IV, 1 Seite 185 zu Sm Fall 19 Behandlung:
auf seine Pfähle *verbessere in:* auf sein Ruhebett (*mnjw*)

IV, 1 Seite 186 zu Sm Fall 21 Behandlung:
auf seine Pfähle *verbessere in:* auf sein Ruhebett (*mnjw*)

IV, 1 Seite 186 zu Sm Fall 23 Untersuchung:
Öffnung seines (des Ohres) Fleisches
verbessere in:
Öffnung seines (des Mannes? des Kopfes? des Ohres?) Fleisches[1a]

IV, 1 Seite 187 zu Sm Fall 25:
des Unterkiefers *verbessere in:* [seines] Unterkiefers
ỉmr.w-Mineral *verbessere in:* *ỉmr.w*

IV, 1 Seite 189 zu Sm Fall 28:
auf seine Pfähle *verbessere in:* auf sein Ruhebett (*mnjw*)

IV, 1 Seite 189 zu Sm Fall 29 Untersuchung und Diagnose:
durchlöchert ist der Wirbel *verbessere in:* durchlöchert ist ein Wirbel

IV, 1 Seite 189 zu Sm Fall 29 Behandlung:
auf seine Pfähle *verbessere in:* auf sein Ruhebett (*mnjw*)

IV, 1 Seite 189 zu Sm Fall 30 Behandlung:
ỉmr.w-Mineral *verbessere in:* *ỉmr.w*

IV, 1 Seite 189 zu Sm Fall 30 Glosse A:
Er sagt dazu: ein Auseinanderbrechen
verbessere in: Er sagt ⟨es⟩ zu dem Auseinanderbrechen

IV, 1 Seite 190 zu Sm Fall 31 Untersuchung:
Wenn dagegen der mittlere Wirbel seines Nackens verschoben ist, das bedeutet, daß ein Samenerguß entstanden ist an (*ṛ*) seinem Glied.
verbessere in:
Wenn dagegen ein mittlerer Wirbel seines Nackens[2a] verschoben ist, so erfolgt ein Samenerguß, der an (*r*) seinem Glied entsteht.

IV, 1 Seite 190 zu Sm Fall 31 Glosse A:
Er sagt dazu: ... ist heil
verbessere in:
Er sagt ⟨es⟩ zu dem Umstand, daß sich ein Wirbel seines Nackens von seinem Zweiten getrennt hat, während das Fleisch (*ḥ*ʿ*w*), welches darüber ist, heil ist

IV, 1 Seite 190 zu Sm Fall 31 Glosse B:
das bedeutet, daß ein Samenerguß entstanden ist
verbessere in: so erfolgt ein Samenerguß, der entsteht

IV, 1 Seite 190 zu Sm Fall 32 Behandlung:
imr.w-Mineral *verbessere in: imr.w*

IV, 1 Seite 191 zu Sm Fall 32 Glosse A:
Er sagt dazu: es sinkt *verbessere in:* Er sagt ⟨es⟩ zu dem Umstand, daß eingesunken ist

IV, 1 Seite 191 zu Sm Fall 33 Diagnose und Glosse B:
Füge die Anmerkungsziffer 0 an „Kopfüberfallen".

IV, 1 Seite 191 zu Sm Fall 33 Glosse A:
Er sagt dazu: gefallen ist *verbessere in:* Er sagt ⟨es⟩ zu dem Umstand, daß gefallen ist

IV, 1 Seite 192 zu Sm Fall 35 Behandlung:
imr.w-Mineral *verbessere in: imr.w*

IV, 1 Seite 193 zu Sm Fall 36, 37 und 38 Behandlung:
imr.w-Mineral *verbessere in: imr.w*

IV, 1 Seite 194 zu Sm Fall 39 Untersuchung:
Füge die Anmerkungsziffer 2a an „die Hitze (*srf*) darin ist groß"

IV, 1 Seite 194 zu Sm Fall 39 Behandlung:
Füge die Anmerkungsziffer 9a an „wenn sie von selbst aufgeht".

IV, 1 Seite 195 zu Sm Fall 41 Untersuchung:
heiß ist ihre Beschaffenheit; Flüssigkeitsansammlung fällt daraus herab, die klar ist.

verbessere in:
heiß ist ihre Oberfläche. Die Flüssigkeitsansammlung, die daraus herabfällt, ist klar.

IV, 1 Seite 195 zu Sm Fall 41 Glosse D:
Füge die Anmerkungsziffer 9 an „die auf".

IV, 1 Seite 196 zu Sm Fall 41 Glosse E:
„ausströmen" *verbessere in:* „⟨es⟩ strömt aus"

IV, 1 Seite 196 zu Sm Fall 42 und 43 (Behandlung):
ỉmr.w-Mineral *verbessere in:* *ỉmr.w*

IV, 1 Seite 196 zu Sm Fall 43 Glosse B:
die sich in seine beiden Seiten ergießen
verbessere in: indem sie sich in seine beiden Seiten ergossen haben

IV, 1 Seite 197 zu Sm Fall 45 Untersuchung:
nicht machen sie Wasser, nicht schaffen sie eine Wasseransammlung
verbessere in:
nicht haben sie Wasser gemacht, nicht haben ⟨sie⟩ eine Wasseransammlung geschaffen

IV, 1 Seite 198 zu Sm Fall 46, 1. Absatz:
Wenn diese Kühlmittel daran angenähert werden [8], dann mußt du mit jenen Heilmitteln [9] behutsam umgehen
verbessere in:
Wenn diese Kühlmittel angebracht sind [8], dann mußt du jene Heilmittel [9] zurückhalten

IV, 1 Seite 198 zu Sm Fall 47 Untersuchung:
Nach „Fleisch (*ḥ*ᶜ*w*)" ist ein Komma zu setzen.

IV, 1 Seite 199 zu Sm Fall 47, 3. Absatz:
eine (Flüssigkeits-)Ansammlung fällt aus ihr herab, kühl
verbessere in:
die (Flüssigkeits-)Ansammlung, die aus ihr herabfällt, ist kühl

IV, 1 Seite 199 zu Sm Fall 47, 5. Absatz:
auf seine Pfähle *verbessere in:* auf sein Ruhebett (*mnjw*)

IV, 1 Seite 199 zu Sm Fall 48 Untersuchung:
⟨und⟩ mache sie ⟨wieder⟩ krumm [2] *verbessere in:* die verkrümmt sind [2]
an dem er leidet *verbessere in:* an dem er ⟨dann⟩ leiden wird [3a]

IV, 1 Seite 206 zu Eb 518:
das *ṯsm*(?)-macht [1] *verbessere in:* wenn es aufsteigt [1]

IV, 1 Seite 207 zu L 43:
Der Schwache aber *verbessere in:* Und der Schwache

IV, 1 Seite 207 zu L 44:
ᶜ*m*ᶜᶜ-Teil der Gerste *verbessere in:* ᶜ*m*ᶜᶜ-Teil ⟨des Getreides⟩

IV, 1 Seite 212 nach Bln 77 einfügen:
Pap. Beatty VII Rs. 6,7
(Im Anschluß an einen Zauberspruch steht der Rest einer Diagnose gegen Skorpionsstiche; vgl. Bd. II Seite 21 Nr. 68)

IV, 1 Seite 214 zu L 46:
daß sie es beschwöre *verbessere in:* die es hätte beschwören können (*šnj.t sw*)

IV, 1 Seite 215 zu L 46:
gesund gemacht werden deine Gefäße *verbessere in:* so daß deine Gefäße gesund werden

IV, 1 Seite 216 zu L 48:
ìbnw-Pflanze *verbessere in:* *ìnbw*-Pflanze

IV, 1 Seite 225 zu Eb 864a:
das was herauskommt (und) durch seinen Husten entsteht *verbessere in:* das was herausgekommen ist ⟨und⟩ durch seinen Husten entstanden ist

IV, 1 Seite 227 zu Eb 872b:
entsteht aber *verbessere in:* entsteht auch

IV, 1 Seite 228 zu Eb 873d:
die glänzende *verbessere in:* das Glänzende

IV, 1 Seite 228 zu Eb 875c unten:
Jede (Geschwulst) *verbessere in:* Eine (Geschwulst)

IV, 1 Seite 229 zu Eb 876c:
Füge die Anmerkungsziffer 7a an „ihr"

IV, 1 Seite 229 zu Eb 877b:
Wenn du ⟨sie⟩ dagegen findest *verbessere in:* Und auch wenn du ⟨sie⟩ findest

IV, 1 Seite 234 Zeile 2:
Die Anmerkungsziffer 1 an „Eiter" ist zu streichen.

IV, 1 Seite 237 zu L 1:
des Meeres (*jm*) *verbessere in:* unserer Ausscheidung

IV, 1 Seite 245 zu Eb 113:
Füge die Anmerkungsziffer 1 an „gesalbt (*gs*)".

IV, 1 Seite 245 zu Eb 114:
Die Quantenangabe 1 an „alter Honig" ist zu streichen.

IV, 1 Seite 250 zu H 160:
ihre Frucht *verbessere in:* ihre Frucht (bzw. ihren Samen)

IV, 1 Seite 254 zu Ram III B 3:
dem Manne *verbessere in:* des Mannes

IV, 1 Seite 254 zu L 31:
der Sohn (die Tochter?) *verbessere in:* das Kind

IV, 1 Seite 257 zu Bt Rs. 1,5–7:
geben ... ⌜....⌝ *verbessere in:* geben das Unten [nach] Oben ⌜...⌝

IV, 1 Seite 258 zu H 170:
Füge die Anmerkungsziffer 2a an „nicht regen“.

IV, 1 Seite 260 zu Eb 245 = H 73 letzte Zeile:
Füge die Anmerkungsziffer 4 an „ihm“.

IV, 1 Seite 260 zu Eb 246 = H 74:
Füge die Anmerkungsziffer 2a an „unterägyptisches Salz“.

IV, 1 Seite 260 zu Eb 247 = H 75, 3. Absatz:
Wenn man [7] ihm dieses Heilmittel [8] macht [9]
verbessere in: Jeder [7], dem man dieses Heilmittel macht [9]

IV, 1 Seite 262 zu Bln 96:
Füge die Anmerkungsziffer 1 an „(Zyperngras)“.

IV, 1 Seite 264 zu L 24:
zu . . . . [3] *verbessere in:* zur Erde [3]

IV, 1 Seite 267 zu Kah 1:
mit Terebinthenharz (*snṯr*), mit neuem Öl
verbessere in: mit Terebinthenharz (*snṯr*) und (*ḥr*) neuem Öl

IV, 1 Seite 269 zu Kah 10 Diagnose:
Setze (?) hinter *ḫꜣꜥ.w*, da die Lesung unsicher ist.

IV, 1 Seite 270 zu Kah 13 Behandlung:
⌜. . . werde verbunden (?) [11] damit
verbessere in: ⌜. . . werde verbunden (oder: gesalbt?) damit (?) [11]

IV, 1 Seite 270 zu Kah 14:
n ꜥwꜣj.t *verbessere in:* *ꜥwj.t*

IV, 1 Seite 271 zu Kah 25:
werde gegossen (*ỉwḥ*) ⌜. . . [13] *verbessere in:* werde befeuchtet Fasern ⌜damit . . . [13]

IV, 1 Seite 271 zu Eb 833:
(97,1–5) *verbessere in:* (97,1–7)

IV, 1 Seite 274 zu Bln 196:
Sie möge sich hinlegen [2]. Du mögest
verbessere in: Nachdem sie sich hingelegt hat [2], mögest du

IV, 1 Seite 275 zu Bln 197:
fassen [1] *verbessere in:* ausstrecken [1]

IV, 1 Seite 275 zu Bln 198:
ihrer ⟨beiden⟩ Augen *verbessere in:* ihrer beiden Augen [3a]
Wenn du sie findest *verbessere in:* Wenn [du] sie findest

IV, 1 Seite 275 zu Carlsberg VI:
Wenn ⌜. . .⌝ ihre *verbessere in:* Wenn ⌜. . .⌝ sie

IV, 1 Seite 276 zu Carlsberg III:
sie gebiert *verbessere in:* sie wird gebären [1a]
viel *verbessere in:* viel [2a]

IV, 1 Seite 276 zu Carlsberg VII:
so wird sie niemals gebären *verbessere in:* so wird [sie] niemals gebären

IV, 1 Seite 277 zu Eb 783:
sei es ein Jahr, zwei Jahre oder drei Jahre[1]
verbessere in:
für die Dauer von einem Jahr, zwei Jahren oder drei Jahren[1]

IV, 1 Seite 279 zu Ram IV C 28–29:
C 28–29 *verbessere in:* C 28–30

IV, 1 Seite 279 zu Ram IV C 25–28:
Vor „Ihr habt mir entstehen lassen ...“ ist der Lückenvermerk ⌈...⌉ einzufügen.

IV, 1 Seite 280 zu L 40:
Gefieder (*šntj*) einer schwarzen Taube
verbessere in: Haar eines schwarzen Fadens (*mnw*)
Füge die Anmerkungsziffer 4a an „After“.

IV, 1 Seite 284 zu Bln 13:
Füge die Anmerkungsziffer 3 an „(*mnḏ*)“.

IV, 1 Seite 284 zu Eb 811, Zeile 2:
ihre (der Brüste) *verbessere in:* war ihre (der Brüste)

IV, 1 Seite 285 zu Eb 836:
nährt *verbessere in:* nähren soll

IV, 1 Seite 285 zu Eb 808:
gerade begonnen[2] hat *verbessere in:* gerade beginnt[2]
gegen sie (die Frau) *verbessere in:* an ihr (der Frau)

IV, 1 Seite 285 zu Eb 809:
gegen die ...-Frau[2] *verbessere in:* an der Amme (?)[2]
gegen die *gs.w*[1] entstanden ist *verbessere in:* an der *gs.w*[1] entstanden ist

IV, 1 Seite 286 zu Eb 786 + 787:
einen neuen *mḥ.t*-Topf gefüllt mit Öl/Fett holt
verbessere in: eine neue *mḥ.t*-Schale, gefüllt mit Öl/Fett, holt

IV, 1 Seite 288 zu Kah 34:
dann pflegt sie ... zu erkennen[2]
verbessere in: dann erkennt sie ihn (den Harn?)[2]

IV, 1 Seite 291 zu Ram IV C 15–16:
Füge die Anmerkungsziffer 1 an „Kot“.

IV, 1 Seite 292 zu Ram III B 14–17:
des *ḫ3bs*-Vogels *verbessere in:* der *ḫ3bs*-Vögel

IV, 1 Seite 295 zu Ram III A 30:
A 30 *verbessere in:* A 30–31

IV, 1 Seite 296 zu Eb 461:
einer schwarzen Schlange *verbessere in:* eines schwarzen Wurmes

IV, 1 Seite 297 zu Eb 453 und 456:
betroffen *verbessere in:* rasiert

IV, 1 Seite 297 zu Eb 457:
Taube *verbessere in:* Schwalbe

IV, 1 Seite 298 zu Eb 463:
Feuer, indem[2] das, was in ihm ist, ... (*nwḫ*); werde eingetaucht
verbessere in:
Feuer. Nachdem[2] das, was in ihm ist, ... (*nwḫ*), werde ⟨es⟩ eingetaucht

IV, 1 Seite 304 zu Eb 713 = H 152:
Füge die Anmerkungsziffer 0 an „(10,13–14)".

IV, 1 Seite 306 zu Eb 848:
werde ein *fḳꜣ.w*-Kuchen auf ihn gegeben
verbessere in: auf den ein *fḳꜣ.w*-Kuchen gegeben ist

IV 1 Seite 306 zu Eb 850 und Eb 851:
smr *verbessere in:* *smt*

IV, 1 Seite 308 zu Eb 1 = H 78:
Füge die Anmerkungsziffer 1a an „Heliopolis".
Die Anmerkungsziffer 18 ist von „will" an „Gott" zu versetzen.

IV, 1 Seite 310 zu H 215:
für die Heuschrecken[1] *verbessere in:* zu den Heuschrecken[1]
zu den ⟨weiblichen⟩ Müden, den ⟨weiblichen⟩ Bösen
verbessere in: gegen die ⟨weiblichen⟩ Müden, die ⟨weiblichen⟩ Bösen

IV, 1 Seite 310 H 216 Überschrift:
Füge die Anmerkungsziffer 0 an „Bier".

IV, 1 Seite 310 zu H 216:
die Einwirkung eines Toten, einer Toten
verbessere in: die Einwirkung eines Gottes, eines Toten, einer Toten

IV, 1 Seite 313 zu Bln 28:
Füge die Anmerkungsziffer 1 an „verbunden".

IV, 1 Seite 316 zu Ram IV E:
E 2–3 *verbessere in:* E I, 2–3
E 1–2 *verbessere in:* E I, 1–2

IV, 1 Seite 318 zu Kah. Veter. (17–33):
Niederbeugen *verbessere in:* Niederfallen

E) Band IV, 2: Übersetzung der medizinischen Texte, Erläuterungen

IV, 2 Seite 20 zu Pap. Chester Beatty:
Pap. Beatty V Rs. 6,5–7 *verbessere in:* Pap. Beatty V Rs. 6,5–6
Füge ein: Pap. Beatty VII Rs. 6,7 IV 212 (Nachtrag) V 369 (Nachtrag)

IV, 2 Seite 21 zu Pap. Leiden:
Pap. Leiden Verso IX 12–X 5 *verbessere in:* Pap. Leiden Verso IX 12–X 2

IV, 2 Seite 22 zu Pap. Ramesseum IV:
Ram IV C 28–29 *verbessere in:* Ram IV C 28–30

IV, 2 Seite 23 zu Pap. Edwin Smith:
Sm Fall 46 (15,20–16,6) *verbessere in:* Sm Fall 46 (15,20–16,16)
Sm Fall 48 ... V 349 *verbessere in:* Sm Fall 48 ... V 348

IV, 2 Seite 25 zu Eb 854a Note 3:
Der Text der Note 3 ist zu streichen und durch den Hinweis auf Med. Gramm. § 317dd zu ersetzen.

IV, 2 Seite 25 zu Eb 854c:
Neue Note 4: Parallel zu *ḏfd* „Iris" dürfte *ḳddw* hier den „Augapfel" („Schläfer") bezeichnen, siehe Med.W.B. 893 § 1.

IV, 2 Seite 27 zu Eb 855s:
Neue Note 2a: Bzw. „das ist *tꜣw*-Hitze, die ⟨umher⟩ gezogen ist".

IV, 2 Seite 27 zu Eb 855i:
An Note 3 anhängen: Wahrscheinlich bedeutet *nḏḥḏḥ* „herabhängen", „zusammensinken", von *ḏḥ* (Äg.W.B. V 480,2–9), vgl. *ḏḥḏḥ* (Äg.W.B. V 483, 14).
Note 4 (Neufassung): Mit dem „speienden Mund" determiniert; wahrscheinlich mit der Bedeutung „überfluten", vgl. *ḥḥ* (Äg.W.B. III 152,9 und 13) und *hrp* in Eb 855o (Seite 4).

IV, 2 Seite 28 zu Eb 855e:
Neue Note 0: Zu dieser Auffassung führt der Gebrauch von *rꜣ-pw* „oder" in den medizinischen Texten, das sonst zwischen gleichartigen Satzteilen steht, nicht aber zwischen ganzen Sätzen.

IV, 2 Seite 31 zu Bln 163a:
Note 6 anhängen: Oder liegt eine „tautologische Apposition" (wie *s.t-ḥm.t* „Frau") vor?

IV, 2 Seite 31 zu Bln 163b:
Note 1: *šsm.t* *verbessere in:* *sšm.t*

IV, 2 Seite 32 nach Bln 163f einschieben:
Bln 163g (Seite 9)
1. *nw* für *m* (Med. Gramm. § 43,6aa).

IV, 2 Seite 33 zu Bln 163h:

Note 7 anhängen: Möglicherweise vertritt *mj.t.t* die Drogenbereitungsangabe, vgl. Eb 618 = H 177 = H 188 (Bd. IV, 1 Seite 70 bzw. V Seite 119).

IV, 2 Seite 35 zu Eb 131:

Neue Note 4a: Vgl. Morenz, Gott und Mensch, S. 151 Anm. 328.

IV, 2 Seite 37 zu H 109:

Neue Note 2: *wd*; ob zu *wdd* „erhitzen" gehörig? Oder ob *wdj psj* zu lesen?

IV, 2 Seite 54 zu Eb 430 = Eb 423:

Note 1: Streiche „fehlerhaft" unter Hinweis auf Med. Gramm. § 61,5.

IV, 2 Seite 54 zu Eb 336:

Note 1: *ḥꜣ.tj-ꜥ-m* *verbessere in:* *ḥꜣ.t-ꜥ-m*

IV, 2 Seite 55 zu Eb 336:

Note 7: *km-sꜣ* *verbessere in:* *km-n-sꜣ*

IV, 2 Seite 55 zu Eb 415:

Note 1 anhängen: Vgl. *ḫnr* (*ḫl*) „schielen" Äg.W.B. III 115,4.

IV, 2 Seite 57 zu Eb 360:

Note 2 anhängen: Wahrscheinlich handelt es sich um eine mythologische Schilderung des Sonnenunterganges; das Wiederfinden und Anknüpfen des Kopfes entspricht offenbar der Heilung des Sonnenauges (daher kann der Text für ein Augenleiden verwendet werden). – Zur Entsprechung von „Kopf des Osiris" und „nächtlichem Sonnenauge" vgl. Vandier, Pap. Jumilhac Seite 164, Anm. 215.

Note 4 anhängen: Vgl. Schott, Urk. VI 67,22: *ink ṯs tp.w smn wsr.wt.*

IV, 2 Seite 57 zu L 36:

Note 2: (*sṯr.t*) *verbessere in:* (*sṯr.t*)

IV, 2 Seite 61 zu Eb 389:

Note 1: *kt* *verbessere in:* *k.t*

IV, 2 Seite 63 zu Eb 427:

Note 1 anhängen: Außerdem fehlt der sonst übliche Zusatz *m-ḫt fdj.t-f* „nachdem es ausgerissen ist".

IV, 2 Seite 63 zu Ram III A 13:

Note 1: „und Ram III Fragment 59" ist zu streichen.

IV, 2 Seite 64 zu Ram III A 19–20:

Neue Note 2: Es folgen noch unübersetzbare Textbruchstücke, die möglicherweise zu dem *tḫn*-Rezept Ram III A 20–21 (IV, 1 Seite 53) überleiten und auch Ram III A 19–20 als ein solches erweisen. Spuren einer neuen Überschrift sind nicht erkennbar.

IV, 2 Seite 69 zu Bln 76:

Note 4 anhängen: Zur Massage vgl. R. Watermann, Bilder aus dem Lande des Ptah und Imhotep, Köln 1958, 75–80.

IV, 2 Seite 73 zu H 197:

Neue Note 0: Bzw. *ꜥpnn.t* (Wassermolch?), aufgeschnitten, dessen Bauch mit Salz bestreut ist. – Siehe dazu Med. Gramm. § 182 Seite 130.

IV, 2 Seite 76 zu Bln 161:

Neue Note 7: *rdj.n* ist in *rdj.t* zu verbessern.

IV, 2 Seite 82 zu Bt 14:

Neue Note 2: Das „werde getrunken" steht am rechten Kolumnenrand als Nachtrag.

IV, 2 Seite 84 zu Eb 191 = 194:

Note 3 anhängen: Oder handelt es sich um einen spukenden Toten?

IV, 2 Seite 91 zu Eb 205b:

Note 8 anhängen: Ob es sich um „Brühe" oder ein heißes Getränk oder eine heiße Suppe handelt? Vgl. *ḏsf* als Verbum der Salbenkochung (Äg.W.B. V 609,8).

IV, 2 Seite 95 zu Eb 209 Note 1:

gekreuzt hat *verbessere in:* befallen hat

Nach „(Seite 153)" ist einzufügen: Vgl. Bln 112 (Seite 155). – Oder bedeutet *ḏꜣj* hier „kreuzen"?

IV, 2 Seite 99 zu Bln 154:

Neue Note 10a: Bzw. „wenn es in ihm aufgestiegen (*ṯsj*) ist"? Vgl. Steuer-Saunders, Ancient Egyptian and Cnidian Medicine 38.

IV, 2 Seite 102 zu Eb 59 = Bln 4 Note 1:

Honig (du mögest usw.) *verbessere in:* Honig. Du mögest früh auf sein, um es zu ⸢. . .⸣; werde getrunken an einem Tage.

IV, 2 Seite 104 nach Bln 8 einfügen:

Bln 11 (Seite 113)

1. Das Zeichen des Mannes mit der Hand am Mund muss nicht das Ideogramm von *swr* sein; es kann auch Determinativ eines anderen Wortes für „einnehmen" sein.

IV, 2 Seite 105 zu Eb 76:

Note 3 anhängen: Vgl. Junker, Giza V 94: *t-wtj* = *t-ỉtj* „Gerstenbrot".

IV, 2 Seite 106 zu Pap. Beatty VIII:

Neue Note 3: Die Ergänzung $2^1/_2$ ro (wie bei Gardiner) ist nicht gesichert, da das Rezept als Trank eine größere Quante voraussetzt. Die Parallele Eb 214 (ein Mittel zum Essen) hat an allen Drogen die Quante 1.

IV, 2 Seite 112 zu Bt 3:

Neue Note 0: Im Text ist *ḫr* in *nw* zu verbessern.

IV, 2 Seite 112 zu Bt 6 Note 2 und 4:

ỉr.w verbessere in: ỉrj.w

IV, 2 Seite 112 zu Bt 10:

Neue Note 4: Jonckheere liest *ḳnjmw*.

IV, 2 Seite 114 zu Eb 147 = Eb 132:

Note 2 (Neufassung): Eb 132 hat 10 ro. Das Kreuz danach ist ein nicht gelöschtes Hinweiszeichen; vgl. Eb 135–136 (dort Korrektur durch Zusatz, hier durch Löschung und Neuschreibung der folgenden Droge; siehe dazu ZÄS 84,53 und 51 zu Eb 31,2 bzw. 30,18–19).

IV, 2 Seite 121 zu Bt 16:

Neue Note 2: Beginnend mit „Honig $^1/_4$“ steht der Schluß des Rezeptes sowohl 6,12 als auch in der nachgetragenen Zeile 6,13 A (dort durch ein rotes Zeichen als Nachtrag markiert; vgl. Gardiners Note in der Ausgabe). In 6,12 fehlt *swr* „werde getrunken“; in dem Nachtrag 6,13 A fehlt *mw* „Wasser“.

IV, 2 Seite 121 zu Bt 29:

Note 1 anhängen: Zur Verwendung der Demonstrativa im Sinne von „derselbe“ vgl. Med. Gramm. § 110.

IV, 2 Seite 125 zu Eb 238 Note 1:

kt verbessere in: k.t

IV, 2 Seite 127 zu Bln 65 Note 1:

Der erste Satz ist unter Hinweis auf Med. Gramm. § 18 Nachtrag (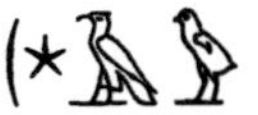  statt 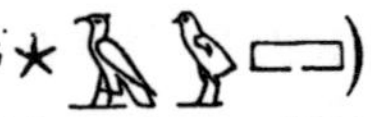) zu streichen.

IV, 2 Seite 128 zu Bln 189:

Note 7 anhängen: Zum Inhaltlichen vgl. Emma Brunnert-Traut, Altägyptische Märchen, Düsseldorf–Köln 1963, 76.

IV, 2 Seite 128 zu L 38:

Neue Note 1a: Für die Konstruktion vgl. den Anfang der Beschwörung von Eb 811 (IV, 1 Seite 284). – Zur Übersetzung des Spruches und seiner Eingliederung in die Gynäkologie vgl. ZÄS 92, 1966, 128ff.

Note 6: (ob ꜥꜣ „Esel“?). *verbessere in:* (wahrscheinlich Haplographie statt 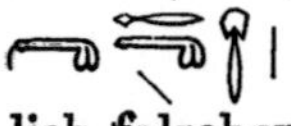 „Eselsphallus“), und *rwḏ* „steif“ sowie *m dp.t* (mit offensichtlich falscher Determinierung, vgl. Med. Gramm. § 18).

IV, 2 Seite 130 zu Bln 112 Note 2:

Scheinbar steht im Text *verbessere in:* Im Text steht

IV, 2 Seite 131 zu L 25:

Note 5 (Neufassung): Wahrscheinlich liegt die Konstruktion *in* Nomen *sḏm.n-f* vor; lies *wbn.n-f* (mit Zusammenfall der beiden *n*, vgl. Med. Gramm. § 44,4 und § 237).

IV, 2 Seite 132 zu Eb 593 = H 143 Note 3:

ṯs.tw-f verbessere in: ṯs.t-f (geschrieben: *ṯs.tw-f*)

IV, 2 Seite 133 zu Eb 597 Note 2:

bj.t n ḫpr verbessere in: bj.t nt ḫpr

IV, 2 Seite 134 zu L 37:

Neue Note 0: Abweichend übersetzt (und der Gynäkologie zugeordnet) in ZÄS 92, 1966, 144: „Zurück, Begleiter (?) des Horus! Zurück, Begleiter des Seth! Der das Blut abwehrt, ist aus Hermopolis gekommen; der das rote Blut abwehrt, ist gekommen zur Stunde. Kennst du nicht den Deich? Zurück durch (oder: vor) Thot!"

IV, 2 Seite 134 zu Bln 139:

Durch die Verbesserung der Übersetzung (Nachtrag zu IV, 1) entfällt die Note 1.

IV, 2 Seite 135 zu Eb 313:

Note 1 (Neufassung): *iw sḏm.n-f* zum Ausdruck der Vorzeitigkeit.

IV, 2 Seite 140 zu Sm Fall 1:

Note 1: 5 *verbessere in:* 8.

Note 6 anhängen: Vgl. Eb 856b, wonach die Gefäße im Menschen sind.

Neue Note 6a: Siehe dazu Med. Gramm. § 317dd.

Neue Note 6b: Nach den folgenden Suffixen *-f* und nach der Variante Eb 854a ist *wꜥb-sẖm.t* (statt *wꜥb.w-sẖm.t*) zu lesen.

IV, 2 Seite 140 zu Sm Fall 2:

Note 2: Fall 18 *verbessere in:* Fall 10.

IV, 2 Seite 140 zu Sm Fall 3:

Note 1 anhängen: Die von Breasted vorgenommenen Ergänzungen sind nicht gesichert. Möglich ist auch: „Wenn (du also jenen Mann findest, indem sein Schädel durchlöchert ist, dann sollst du nicht) frisches (Fleisch auflegen) am ersten Tag auf seine Wunde; du sollst ihn nicht verbinden (sondern) zur Erde legen (auf sein Ruhebett ...)", so Westendorf, Papyrus Edwin Smith S. 33–34, nach dem folgenden Fall 4 ergänzt.

Neue Note 2a: Für den Nachweis dieser Bedeutung vgl. Med.W.B. 372 (*mnjw*) und 50 (*imj.t*).

IV, 2 Seite 141 zu Sm Fall 3:

Neue Note 7a: Der auf *dj r* folgende Arm ist zu streichen (fehlerhafte Komplementierung eines scheinbaren *dr* „beseitigen").

IV, 2 Seite 141 zu Sm Fall 6:

Note 3: dieses *verbessere in:* jenes

Neue Note 3a: Siehe dazu Anthes, Studies Wilson, Chicago 1969, 12 Nr. 30.

Neue Note 4a: Vgl. L. Klebs, Reliefs des Alten Reiches, S. 85,4, die bemerkt, daß das erstarrte Metall auf einem großen Stein mit Steinen breitgeklopft wird.

IV, 2 Seite 143 zu Sm Fall 8:

Note 6 anhängen: Siehe auch J.A. Wilson, JNES 11, 1952, 76–80.

Neue Note 8a: Siehe dazu Anthes, Studies Wilson, Chicago 1969, 12 Nr. 30.

Note 9 anhängen: Eine Erklärung gibt Anthes, a.a. O. Seite 13 Anm. 57.

IV, 2 Seite 143 zu Sm Fall 9:

Note 3: Breasted *verbessere in:* Vgl. Sm Fall 46 (16,9–10): „Trockenmittel". Breasted

IV, 2 Seite 144 zu Sm Fall 9:

Note 10 anhängen: Zur Identität von „Verbinder" und „*swnw*-Arzt" siehe Med. Gramm. § 97 mit Anm. 4.

IV, 2 Seite 144 zu Sm Fall 11:

Note 7 anhängen: Oder die obere Nasenkante, die etwa bis zur Mitte der Nase verläuft?

IV, 2 Seite 145 zu Sm Fall 11:

Note 8: Der Text von „Anscheinend" bis „Oder" ist zu streichen.

IV, 2 Seite 145 zu Sm Fall 12:

Note 7 anhängen: Oder ist die Nasenspitze gemeint? Vgl. Fall 11 Note 9.

IV, 2 Seite 145 zu Sm Fall 13:

Note 2 anhängen: Siehe jedoch Med. Gramm. § 393aa, wo ebenfalls eine Korrektur (analog zu Fall 17) für erforderlich gehalten wird.

IV, 2 Seite 145–147 zu Sm Fall 11–22

Breadsted *verbessere in:* Breasted (insgesamt 7 mal)

IV, 2 Seite 146 zu Sm Fall 15:

Neue Note 4: Zur Deutung von *ỉmr.w* als „Verbandszeug", „Pflasterstreifen" siehe Med. Gramm. § 27ee und den Nachtrag zu Drogen-W.B. Seite 34.

IV, 2 Seite 146 zu Sm Fall 17:

Note 3 anhängen: Die „Aufschwemmung" (*tḫb*) ist weder in der Untersuchung noch in der Diagnose erwähnt, daher muß diese Stelle fälschlich hier stehen; vielleicht handelt es sich um eine Variante zu Fall 16.

IV, 2 Seite 146 zu Sm Fall 18:

Neue Note 1a: Ob *r* in *r-f* zu verbessern ist? Andernfalls wäre zu übersetzen: „Er sagt (es) zu dem Engsein".

IV, 2 Seite 147 zu Sm Fall 23:

Neue Note 1a: Wahrscheinlich ist gemeint, daß ein Teil der unteren Ohrmuschel am fleischigen Teil des Kopfes verblieben ist.

IV, 2 Seite 149 zu Sm Fall 30 Note 3 Ende:

Ob *sw* ... vorliegen. *verbessere in:* Wahrscheinlich bezieht sich *sw* in allen Fällen auf den Kranken.

IV, 2 Seite 149 zu Sm Fall 31, Note 2, Zeile 4:

Pneuma) *verbessere in:* Pneuma; vgl. Hopfner, Plutarch S. 81–82)

IV, 2 Seite 149 zu Sm Fall 31:

Neue Note 2a: Im Gegensatz zu dem vorher genannten Halswirbel, der am Rückgrat ansetzt, handelt es sich hier um einen Wirbel in der Mitte des Nackens.

IV, 2 Seite 150 zu Sm Fall 33:

Neue Note 0: Wörtlich: „sein Fallen als Kopfüberhängender“ (vgl. Edel, Altäg. Grammatik § 685 g Anm.).

IV, 2 Seite 150 zu Sm Fall 34:

Note 5 anhängen: Nach Fall 37 (12,20) ist die Ergänzung gerechtfertigt.

Note 8 anhängen: Die Konstruktion *wnn mn* in Sm Fall 43 Glosse A legt nahe, hier doch eine anatomische Angabe zu sehen, etwa in dem Sinne: „(normalerweise) stecken ihre (der Schlüsselbeine) Köpfe in dem oberen Knochen seines Brustkorbes“.

Note 11 (Neufassung): Glosse innerhalb der Glosse zur Erklärung des soeben erwähnten Fleisches (*ḥ*ᶜ*w*) seiner Schlüsselbeinregion.

IV, 2 Seite 150 zu Sm Fall 35:

Note 6: *w*ᶜ *sj* und *w*ᶜ *snj* *verbessere in:* *w*ᶜ*-sj* bzw. *w*ᶜ*-snj*.

IV, 2 Seite 151 zu Sm Fall 36:

Note 3: Die dualischen Suffixe *-snj* sind jeweils durch einen Bindestrich anzuhängen.

IV, 2 Seite 151 zu Sm Fall 37:

Note 3 anhängen: Bzw. „aufgeweicht bis zu ihrem (sc. seiner Wunde) Inneren“? Zu dieser ungewöhnlichen Konstruktion vgl. Med. Gramm. § 84,10.

IV, 2 Seite 151 zu Sm Fall 39:

Neue Note 2 a: Bzw. „und (*isk*) grosse Hitze ist darin“.

Note 8 anhängen: Die grammatikalisch begründeten Einwände gegen Breasteds Übersetzung sind hinfällig (zur Negation eines Substantivs durch *im* siehe Med. Gramm. § 370 und Edel, Altäg. Gramm. § 1111 und 1112).

Neue Note 9a: Anders Anthes, Studies Wilson 1969, 13 Nr. 34: „es ist doch so, daß jede Wunde trocknet, die auf seiner Brust entstanden ist, weil sie sich von selbst geöffnet hat (d. h. die dadurch entstanden ist, daß sie sich von selbst geöffnet hat)“.

IV 2 Seite 152 zu Sm Fall 41:

Neue Note 9: Das zweite *nt.t ḥr* ist zu streichen.

IV, 2 Seite 153 zu Sm Fall 43:

Note 4 anhängen: Lefebvre kommt zu seiner Auffassung auf Grund der grammatikalisch korrekten Übersetzung von *wnn mn* „die befestigt sind“ (so auch Breasted und Med. Gramm. § 170 Anm. 6).

IV, 2 Seite 153 zu Sm Fall 46:

Note 5: Glosse A *verbessere in:* Glosse B

IV, 2 Seite 154 zu Sm Fall 46:

Note 9 (Neufassung): Das „jene“ bezieht sich auf die folgenden Heilmittel, die erst dann angewendet werden sollen, wenn die erstgenannten Kühlmittel gewirkt haben (Med. Gramm. § 101 d und e).

IV, 2 Seite 154 zu Sm Fall 47:

Note 3 anhängen: Ob *m wbnw* statt an *gmj* (vgl. Med.W.B. 315,4 aa) besser an *ft* anzuschließen ist, im Sinne von „abgewendet von ...“? Vgl. Med. Gramm. § 84,10.

IV, 2 Seite 155 zu Sm Fall 48:

Note 2: „Wohl besser:“ ist zu streichen.

Neue Note 3a: Das Auftreten von Schmerzen beim Ausstrecken dient dem Arzt als Test.

IV, 2 Seite 158 zu Eb 518 Note 1:

Der erste Satz ist neu zu fassen: Zur Lesung *ṯsj.w* „wenn es hochkommt“ = „austritt“ vgl. Med. Gramm. § 34,3.

IV, 2 Seite 167 zu L 17:

Note 1 anhängen: Wörtlich „zusammenziehen“; das Gegenteil scheint *snṯr pḫꜣ* „gespaltenes bzw. geöffnetes Harz“ (Äg.W.B. I 543,6) zu sein.

IV, 2 Seite 167 zu Eb 504 = L 52 = L 56:

Note 1 (Neufassung): Überschrift nach Eb; L 52: „Beseitigen ...“; L 56: „Ein anderes (Heilmittel) für das Beseitigen ...“.

IV, 2 Seite 169 zu Eb 502:

Note 1: *kt verbessere in: k.t*

IV, 2 Seite 172 zu Eb 861 Note 4:

Von „Oder es ist doch ...“ an ist der Text zu streichen. Zu dieser angeblichen Form des Pseudopartizips siehe Edel, ZÄS 84, 1959, 105.

IV, 2 Seite 173 zu Eb 863:

Note 6 anhängen: Oder ist *srwḫ* der Imperativ (so Med. Gramm. § 184)?

IV, 2 Seite 174 zu Eb 864:

Note 9 anhängen: Zu *sšmm* > *šmm* siehe Med. Gramm. § 61,4bb.

IV, 2 Seite 174 zu Eb 865 Note 2 Ende:

im ersten Fall erwartet man ... eingeleitet sein.

verbessere in:

im ersten Fall erwartet man nach *ṯꜣw* ein *pw*, im zweiten Fall sollte ... eingeleitet sein.

IV, 2 Seite 176 zu Eb 870 Note 3 (Neufassung):

Vielleicht ist zu übersetzen: „und du findest sie (selbst zwar) kugelig und weich, ihr Inneres (aber) hart“. Vorschlag von Friedrich Junge (Studien zum mittelägyptischen Verbum, S. 4, Diss. Göttingen 1970), der die Beobachtung gemacht hat, daß jeweils das letzte Glied als hervorgehoben zu gelten scheint, wenn mehrere adverbiale Bestimmungen von einem „emphatischen“ Verbum abhängen.

IV, 2 Seite 179 zu Eb 876:

Note 7 anhängen: Wahrscheinlich ist *sfṯ* fälschlich als Femininum *sf.t* verstanden worden (vgl. Note 7a).

Neue Note 7a: Das feminine *n-s* macht deutlich, daß *sfṯ* als Femininum behandelt wurde (vgl. Note 7 und Med. Gramm. § 123).

IV, 2 Seite 180 zu Eb 876 Note 13:
Der zweite Satz („Hier ist . . . unklar") ist zu ersetzen durch: „Der Bezug von *šptj* dürfte auf das nach *gmj* fehlende Objekt „es" zu beziehen sein; das Suffix *-s* bezieht sich auf *sfṯ*, das hier fälschlich als Femininum behandelt ist (vgl. Note 7).

IV, 2 Seite 180 zu Eb 877:
Note 6 anhängen: Wahrscheinlich ist *ḏr.wt-j* zu lesen (Med. W. B. 1009 Anm. 2; Med. Gramm. § 486f.) und „es ist in meinen Händen" (d. h. behandelbar durch mich) zu übersetzen.

IV, 2 Seite 183 zu Eb 558 = H 141 Note 2:
H hat anscheinend *ḳsnr* *verbessere in:* H hat *ḳsn.t* (oder: *ḳsnr*?).

IV, 2 Seite 189 nach Eb 112 einfügen:
Eb 113 (Seite 245)
1. Eigentlich ist die Applikation *swr* zu erwarten, da die Quanten auf ein Trankmittel deuten (mit hohem Wasseranteil). Dann wäre Eb 113 ein Trankmittel gegen die Schmerzstoffe, während das Parallelrezept Eb 117 mit seinen 1 : 1-Drogen (und ohne Wasserzusatz) ein Salbmittel gegen die *wḥꜣ.w*-Hautkrankheit darstellte.

IV, 2 Seite 197 zu H 170:
Neue Note 2a: *nmt sp 2*, wahrscheinlich *nmnm* zu lesen (Med. Gramm. § 4,2).

IV, 2 Seite 198 zu Eb 245 = H 73:
Neue Note 4: Nach H 73; bei Eb fehlt das Suffix an *nḏm*.

IV, 2 Seite 199 zu Eb 246 = H 74:
Neue Note 2a: H nur „Salz".

IV, 2 Seite 199 zu Eb 247 = H 75:
Note 7 (Neufassung): H ohne *nb* („der, dem man es macht").
Note 8 entfällt.

IV, 2 Seite 200 nach Bln 94 einfügen:
Bln 96 (Seite 262)
1. Bzw. „feines Salböl; *gjw* (Zyperngras)"? Vgl. Drogen-W. B. 554 Anm. 1.

IV, 2 Seite 200 zu Bln 100:
Note 3 (Neufassung): *pn* vor dem Substantiv geschrieben (Med. Gramm. § 94). Ob für *pꜣ n* (siehe den Nachtrag zu Med. Gramm. § 109)?

IV, 2 Seite 200 zu Bln 103:
Note 1 anhängen: Oder sind die Pluralstriche hier die Schreibung für das *w* des prosp. *sḏm-f* (Med. Gramm. § 2,4 und § 193,3) ?

IV,2 Seite 201 zu L 24:

Note 3 (Neufassung): Lies *sꜣṯw* „Erdboden“, nicht *sꜣt tn* „dieses Gefilde“ (so Wreszinski).

IV,2 Seite 202 zu Eb 733 = H 159:

Note 5 anhängen: Lexa, Magie I 74, vermutet, daß es sich um Gift und Gegengift handele.

IV,2 Seite 203 zu Kah 8:

Note 3 anhängen: Zum möglichen Rückverweis auf Kah 1 vgl. Med. Gramm. § 98 (Seite 62 Anm. 1).

IV, 2 Seite 205 zu Kah 25:

Note 3 (Neufassung): Von *ftt* „Fasern“ sind das *f* und die Schlinge als Determinativ zu lesen. Es folgt eine größere Lücke. Zu *ỉwḥ ftt ỉm* vgl. Eb 783 und Ram IV C 2–3 (IV, 1 Seite 277).

IV, 2 Seite 207 zu Kah 26:

Note 5 anhängen: Oder ist *msj.t* ein prosp. Partizip: „eine, die gebären wird“?

IV, 2 Seite 208 zu Bln 195:

Neue Note 0: Vielleicht handelt es sich um die Feststellung, ob das Empfängnisverhütungsmittel (Kot des Nilpferds) gewirkt hat.

IV, 2 Seite 209 zu Bln 197:

Note 1 anhängen: Vgl. koptisch ⲤⲞⲞⲨⲦⲚ < *sdwn* (Spiegelberg-Westendorf 204–205).

Note 2 anhängen: Vgl. Vogelsang, Kommentar zu den Klagen des Bauern Seite 223.

Note 3: *njꜣ* *verbessere in:* *njꜣ* oder *rmn*

IV, 2 Seite 209 zu Bln 198:

Neue Note 3a: Zu dieser Dualschreibung siehe ZÄS 79, 1954, 35 mit Anm. 1.

IV, 2 Seite 209 zu Carlsberg III:

Neue Note 1a: Lies *ỉw-s* [*r*] *msj.t* nach Carlsberg V und Bln 195.

Note 2: *sn* *verbessere in:* *sn.wj*

Neue Note 2a: Siehe dazu Med.W.B. 1025 Anm. 7.

IV, 2 Seite 210 zu Eb 783:

Note 1 anhängen: Zur Dattel als Schwangerschaftsverhütungsmittel siehe Ingrid Wallert, Münchner Ägyptologische Studien 1, Seite 29.

IV, 2 Seite 212 zu Ram IV C 28–29:

28–29 *verbessere in:* 28–30

IV, 2 Seite 213 zu L 41 Note 1:

(von) dem Betreten des Heiligtums von *tꜣtꜣj.t*

verbessere in: vom Betreten des Heiligtums der Tait

IV, 2 Seite 213 zu L 40:

Note 1 anhängen: Daß L 37–39 als Mittel gegen Fehlgeburten hierher gehören, siehe aus den Nachträgen zu Bd. IV, 2 Seite 134 (L 37) und Seite 128 (L 38).

IV, 2 Seite 214 zu L 40:

Neue Note 4a: Falls die vor *rdj* stehenden Zeichen *iw* zu lesen sind (Note 4), ist zu übersetzen: „nachdem es der Frau an den After gegeben ist, erfolgt ein Abwehren jeder Art von Blut . . .“ (siehe Med. Gramm. § 261).

Note 5 anhängen: Statt *srwḏ* „festmachen“ ist auch *srd* „wachsen lassen“ als Lesung möglich, vgl. Bd. III 11.

Note 6 (Neufassung): Es handelt sich um ein Traumerlebnis mit dem eselgestaltigen Seth, der als Incubus die Frau bedrängt und dem Kinde im Mutterleib schaden will, vgl. dazu Westendorf, ZÄS 92, 1966, 145, und Maria Münster, Münchner Ägyptologische Studien 11, Seite 7 (Zeile 213a und 218a).

IV, 2 Seite 216 zu Bln 13:

Neue Note 3: Der „schlagende Mann“ hinter *mnḏ* ist zu streichen.

IV, 2 Seite 217 zu Eb 811:

Note 1 anhängen: und Maria Münster, Untersuchungen zur Göttin Isis (= Münchner Ägyptologische Studien 11), Berlin 1968, 146.

IV, 2 Seite 217 zu Eb 837:

Note 2 anhängen: Wahrscheinlich sollen die Beine „geöffnet“ bzw. „gespreizt“ sein, damit der Rauch der Drogen eindringen kann.

IV, 2 Seite 218 zu Eb 808 Note 2:

m tp m tp *verbessere in:* *m tp m tp irj-f*

IV, 2 Seite 218 zu Eb 809:

Note 2 (Neufassung): Ob *rnw.t* „Amme“, „Wöchnerin“ zu lesen ist? Siehe dazu Med.W.B. 1022–1023.

IV, 2 Seite 219 zu Kah 33:

Note 2 (Neufassung): *nḏ* ist wahrscheinlich Pseudopartizip „zerrieben“, auf *iwrj.t* bezüglich. Das folgende *m* ist wohl nicht die Präposition, denn das dann zu ergänzende *iḫ.t wꜥ.t* ist bei nur einer Droge ungebräuchlich; auch eine weitere Droge kann nicht folgen, da das Zusammenmischen zweier Drogen durch *ḥr* ausgedrückt wird (Med.W.B. 494).

IV, 2 Seite 222 zu Ram IV C 17–24 Note 1:

Siehe dazu: *verbessere in:* Siehe dazu: Lexa, Magie I 73, und

IV, 2 Seite 222 nach Ram IV C 17–24 einfügen:

Ram IV C 15–16 (Seite 291)

1. Nach Lexa, Magie I 74, soll der Geruch des Kots die Dämonen verekeln und vertreiben.

IV, 2 Seite 225 zu Ram III A 30:

A 30 *verbessere in:* A 30–31

IV, 2 Seite 226 zu Eb 453:

Note 1 (Neufassung): *r-s3 ḫ*ʿ*ḳ-f*, vgl. dazu Montet, Kemi 4, 178–189 (Hinweis von Herrn Edel).

IV, 2 Seite 226 zu Eb 456:

Note 1 (Neufassung): *m-ḫt ḫ*ʿ*ḳ-f*; vgl. dazu das oben bei Eb 453 Bemerkte.

IV, 2 Seite 226 zu Eb 463:

Note 2 (Neufassung): Zum Sachlichen vgl. H 144 (*ỉr-m-ḫt*... *ḥr.tw dj.tw-s*); zur Konstruktion vgl. Eb 637 (*mt.w šm wt ḥr-s*).

IV, 2 Seite 228 zu Eb 720:

Note 1 anhängen: Siehe dazu Med. Gramm. § 147bb 3 (Seite 99).

IV, 2 Seite 229 zu Sm 21,9–22,10:

Note 4 anhängen: Siehe dazu ZÄS 84, 1959, 148.

IV, 2 Seite 230 zu Eb 713 = H 152:

Neue Note 0: Vielleicht gar kein Abführmittel, sondern ein schweißtreibendes Mittel, vgl. Med.W.B. 745 *spḫ3* § 1.

IV, 2 Seite 230 zu Eb 850:

Note 2 (Neufassung): Wohl nicht *smr* zu lesen (wie Äg.W.B. IV 139,10), da man in diesem Falle ein Zweikonsonantenzeichen *mr* erwarten sollte.

IV, 2 Seite 231 zu Eb 1 = H 78:

Neue Note 1a: Zu *prj.n-j m ỉwnw* vgl. Schott, Urk. VI 63,3.

Note 12: *ntj* *verbessere in: nj wj*

Note 13: *nḏ* *verbessere in: nḏ-j*

IV, 2 Seite 232 zu Eb 2:

Note 9 anhängen: Zur „Falle dieses Tages" vgl. Schott, Urk. VI 69,21 (*mj nḥm-k wj m-*ʿ *sḫt.w nw hrw pn*).

IV, 2 Seite 233 zu H 214:

Note 1 anhängen: Zur Verbindung von Horusauge, Öl und Renenutet vgl. Pyr 454c (siehe auch Pyr 302b).

IV, 2 Seite 234 zu H 216:

Neue Note 0: Zur Verwendung des Bieres als Rauschtrank, um die Sinne der Krankheitsdämonen zu benebeln, vgl. Zandee, ZÄS 90, 1963, 148.

IV, 2 Seite 235 nach Bln 27 einfügen:

Bln 28 (Seite 313)

1. Das zweite *wt* ist zu streichen.

IV, 2 Seite 238 zu Kah. Veter. (17–33):

Note 4 anhängen: d. h. ein unerklärbares (also von Dämonen verursachtes?) Niederfallen.

IV, 2 Seite 242 zu Pap. Berlin 3038:

Bln 198[×] *verbessere in:* Bln 198

IV, 2 Seite 243 nach Eb 268 einfügen:

Eb 272bis = Ram III A 30–31

IV, 2 Seite 245 nach Eb 708 einfügen:
Eb 710 ⟨~⟩ Eb 539

IV, 2 Seite 248 bei Pap. Ramesseum III einfügen:
Ram III A 30–31 = Eb 272bis

IV, 2 Seite 250 Drogen-W.B.
H. v. Deines und H. Grapow, Wörterbuch der ägyptischen Drogennamen (= Grundriß der Medizin der Alten Ägypter VI), Akademie-Verlag, Berlin 1959

IV, 2 Seite 250 Ebbell (Altägyptische Chirurgie):
Abschnitte des Papyrus *verbessere in:* Abschnitte der Papyrus

IV, 2 Seite 251 Iversen:
prognose *verbessere in:* prognoses

IV, 2 Seite 251 nach „Massart" einfügen:
Med. Gramm. W. Westendorf, Grammatik der medizinischen Texte (Grundriß der Medizin der Alten Ägypter VIII), Akademie-Verlag, Berlin 1962

F) Band V:
Die medizinischen Texte in hieroglyphischer Umschreibung

V Seite IV zu Abs. 2 Mitte:
Das Determinativ  ist nur dann als 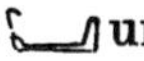 umschrieben, wenn in der hieratischen Vorlage der „Stock" in der Hand gehalten wird.
Das Zeichen für die Flamme ist auf den Seiten 1–29 durch 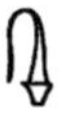 umschrieben. später regelmäßig durch .
In der Gruppe *sḏ* „Bruch, brechen" ist  statt  umschrieben.
Statt 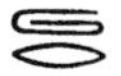 ist in einigen Fällen (Beatty, Ostraka Kairo) die Gruppe 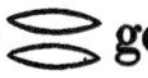 geschrieben.
Die Ligatur 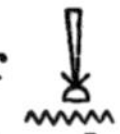 ist (abweichend von Bd. VII) als  umschrieben.
In den Fällen des Pap. Smith ist die Gruppe (vor Suffix) durchweg als 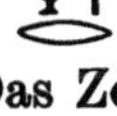 umschrieben.
Das Zeichen für *šsꜣw* ist (anders als in Med. W. B. 867) stets nur durch 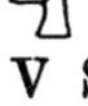 umschrieben.

V Seite 5 Eb 855w:
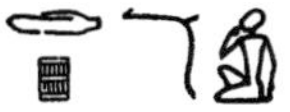 *verbessere in:* 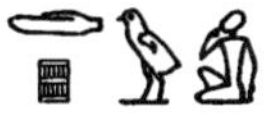

V Seite 12 Eb 856a:
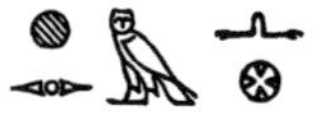 *verbessere in:* 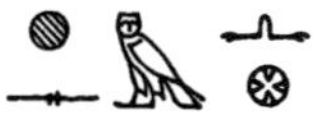

V Seite 12 Bln 163a (15,1):

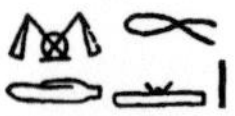 *verbessere in:* 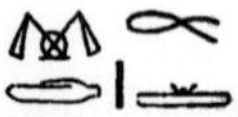

V Seite 12 Bln 163a (15,3):

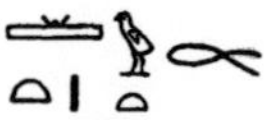 *verbessere in:* 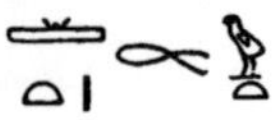

V Seite 12 Bln 163a (15,3):

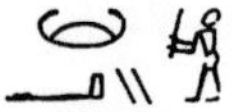 *verbessere in:* 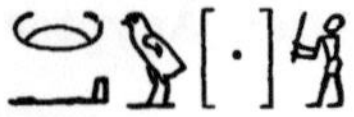

V Seite 12 Bln 163a (15,4):

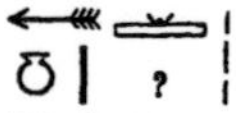 *verbessere in:* 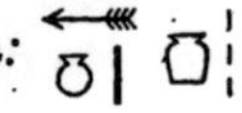

V Seite 13 Bln 163a (15,5):

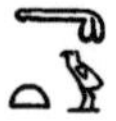 *verbessere in:* 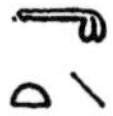

V Seite 13 Bln 163b (15,5):

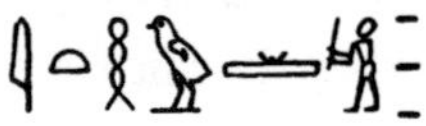 *verbessere in:* 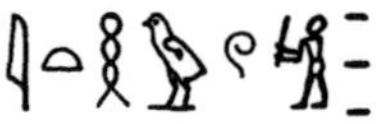

V Seite 15 Bln 163f (15,12):

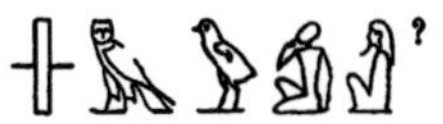 *verbessere in:* 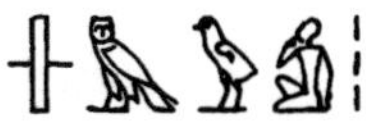

V Seite 17 Bln 163g (16,2):

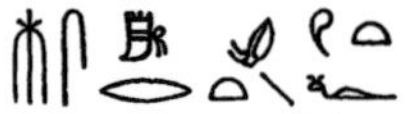 *verbessere in:* 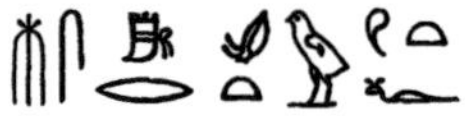

V Seite 17 Bln 163h (16,5):

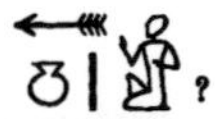 *verbessere in:* 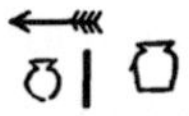

V Seite 21 H 41 = Eb 584 bei Eb 75,4:

 *verbessere in:* 

V Seite 25 Eb 131 (30,16):

Bei *bš* ist der „speiende Mund" nur mit dem Speichel (ohne Mund) geschrieben.

V Seite 25 Eb 131:

Vor *ḏd-mdw* ist (Zeile) 17 einzufügen.

V Seite 25 L 26 (10,1):

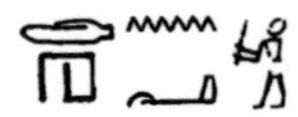 *verbessere in:* 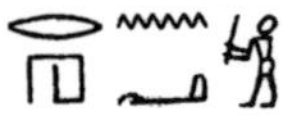

V Seite 25 Bln 184 (19,8):

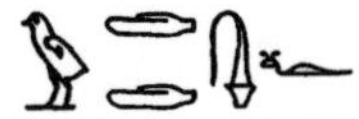 *verbessere in:* 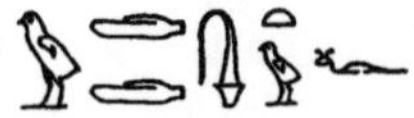

V Seite 26 Bln 184 (19,10) und Bln 185 (20,3):

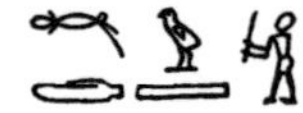 *verbessere in:* 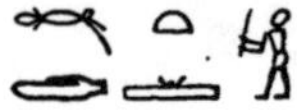

V Seite 38 H 94 = Eb 657 = Ram V Nr. V bei Ram V:

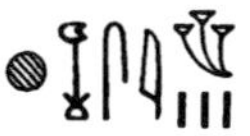 *verbessere in:* 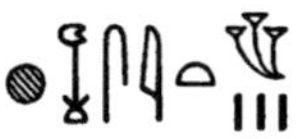

V Seite 48 Ram VI Nr. XVI:

In der Verbindnng *ꜥḏ-nrꜣw* ist das Gehörn des Steinbocks gezackt.

V Seite 49 Eb 669:

Die Quantenangabe 1 bei *nšꜣw mḥw* ist zu unterstreichen (Rubrum).

V Seite 50 Ram V Nr. XV:

In der Verbindung *ꜥḏ-nrꜣw* ist das Gehörn des Steinbocks gezackt.

V Seite 53 Eb 663 (83,6):

In der Verbindung *ỉnj.t nt mḥw* ist das 𓏏 bei der Genitiv-Partikel ausgefallen.

V Seite 53 Ram V Nr. XII:

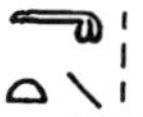 *verbessere in:* 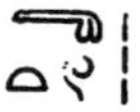

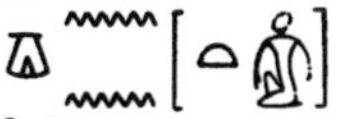 *verbessere in:* 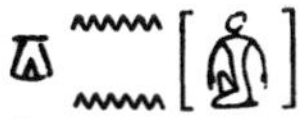

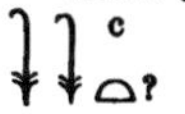 *verbessere in:* 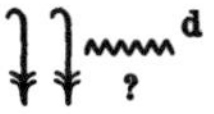

Anmerkung d: Barns liest 𓏏; vgl. Sm Fall 46 (16,5–6).

V Seite 55 Ram V Nr. XI:

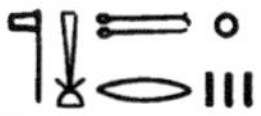 *verbessere in:* 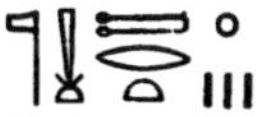

V Seite 56 Ram V Nr. XVII:

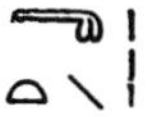 *verbessere in:* 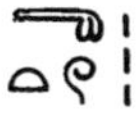

V Seite 58 Ram V Nr. XIX:

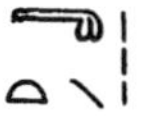 *verbessere in:* 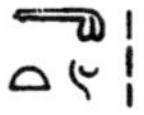

In der Verbindung *ꜥḏ-nrꜣw* ist das Gehörn des Steinbocks gezackt.

V Seite 59 Eb 253 (48,6):

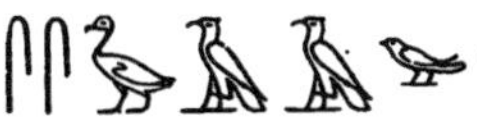 *verbessere in:* 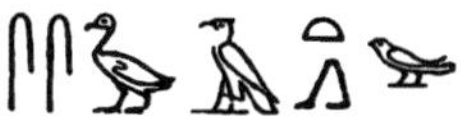

V Seite 62 Beatty V Rs. 4,1–9:

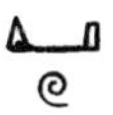 *verbessere in:* 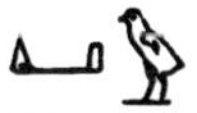

V Seite 63 Beatty V Rs. 4,10–6,4:

Die Schlinge von *pꜣḳ.t* muß unterstrichen werden (Rubrum).

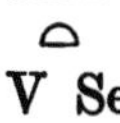 *verbessere in:* 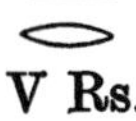

V Seite 63 Beatty V Rs. 6,5–7:

In der Überschrift *verbessere* 6,5–7 *in* 6,5–6.

In der Lücke nach *ỉꜣbj* füge (Zeile) 6 ein.

V Seite 67 Eb 712 = H 17:
Vor der Überschrift von Eb füge die Unterabteilung a ein.

Bei H *verbessere* 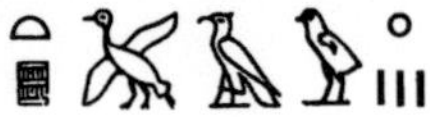 *in:* 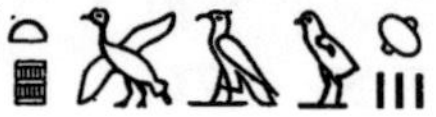

V Seite 68 Eb 712 = H 17:

H 2,1 *verbessere* 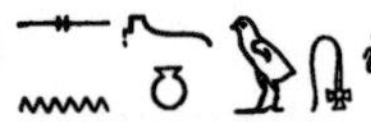 *in:* 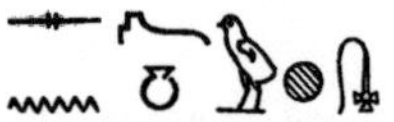

Eb 86,18 füge vor *ỉr-m-ḫt* die Unterabteilung b ein.

Eb 86,19 *verbessere* 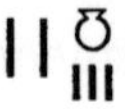 *in:* 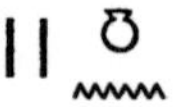

H 2,3 *verbessere* 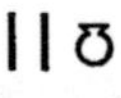 *in:* 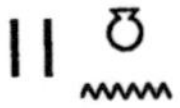

V Seite 70 Eb 299 (52,14):
Der Quantenstrich bei *ʿḏ-ʿš* steht im Text (fälschlich) hinter der Gruppe *ʿḏ* von *ʿḏ-nrȝw*.

V Seite 72 Eb 369:
Vor *sp tpj* ist die Unterabteilung a, bei *sn.nw sp* die Unterabteilung b einzufügen.

V Seite 86 Eb 356 (57,17):
Vor *ỉr.tj* ist die Unterabteilung a einzufügen.

V Seite 87 Eb 356:
Vor *ḏd.ḫr-k* ist die Unterabteilung b einzufügen.

V Seite 98 Eb 424:
Der Quantenstrich hinter *dgj.t* ist zu unterstreichen (Rubrum).

V Seite 100 Eb 422 (63,10):
Statt *dḥwj* umschreibt Bd. VI Seite 580 *dḥtj*.

V Seite 101 Ram III A 17–18–19:
Zwischen *ḫmw-ỉrj* und *r ỉr.tj* ist (Zeile) 19 einzufügen.

V Seite 101 Ram III A 21:
Der Strich in der Gruppe *rȝ-pw* ist ergänzt.

V Seite 103 L 22 (7,3):

 *verbessere in:* 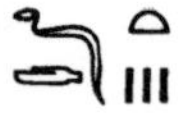

V Seite 106 Eb 767 (92,2):

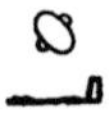 *verbessere in:* 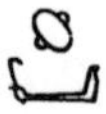

V Seite 108 Bln 200:
Vor *bnf* ist (Zeile) 8 einzufügen.

V Seite 108 Bln 201 (Rs. 2,10):
Statt *ʿf* liest Bd. VI Seite 87: 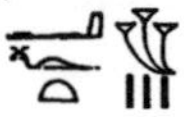

V Seite 111 Bln 76:

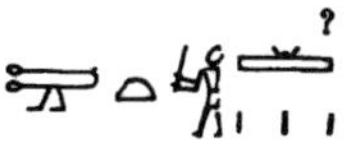 *verbessere in:* 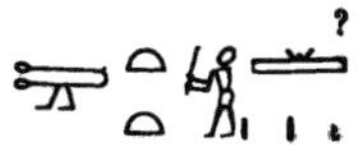

V Seite 118 H 175 = Eb 620:

Bei H und Eb sind vor *srwḫ* bzw. *k.t nt srwḫ* die Unterabteilungen a und vor *ỉr-m-ḫt* die Unterabteilungen b einzufügen.

V Seite 124 H 174 = Eb 617:

Bei H 12,1 ist in der Gruppe *gmj-k* der kleine Strich zwischen 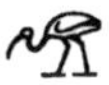 und 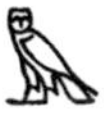 zu tilgen.

V Seite 126 H 199 (13,7):

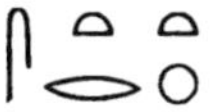 *verbessere in:* 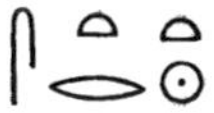

V Seite 128 H 179 (12,8):

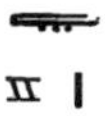 *verbessere in:* 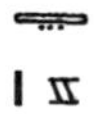

V Seite 129 Bln 161 (14,7):

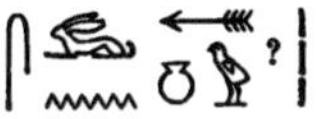 *verbessere in:* 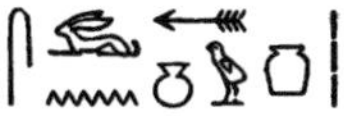

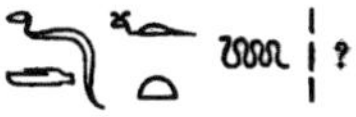 *verbessere in:* 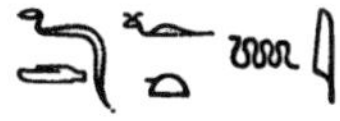

V Seite 133 Pap. Leiden XXVI 11 und Pap. Leiden XXVI 11–12:

Füge jeweils „Recto" nach Pap. Leiden ein.

V Seite 133 Pap. Leiden Recto XXVI 11–12:

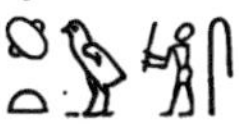 *verbessere in:* 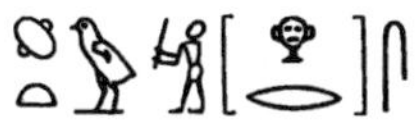

V Seite 135 Pap. Leiden Verso XXIII:

Setze die Zeilenzahl 1 hinter die römische Zahl.

V Seite 137 Eb 606 (77,4):

In der Gruppe *ns-ỉmj* ist der Punkt über zu tilgen.

V Seite 147 Bt 14 (6,8):

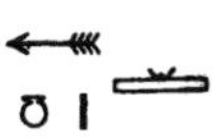 *verbessere in:* 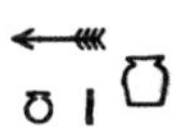

Zur Umschreibung von *pḫr.t* siehe den Nachtrag zu Seite IV.

V Seite 147 Bt 14 (6,10):

Zwischen *ʿtḫw* und *r hrw 4* ist 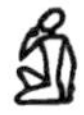 einzufügen, das im Text am Rande nachgetragen ist.

V Seite 148 Eb 35 = Eb 185:

Eb 35,20 *verbessere* 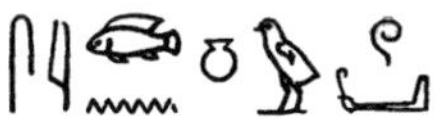 *in:* 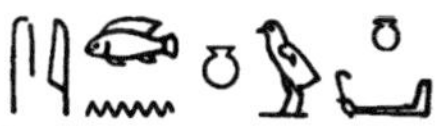

Eb 35,20 *verbessere* 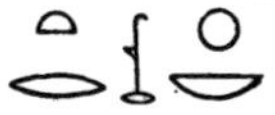 *in:* 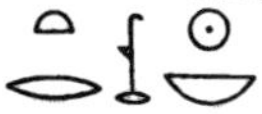

V Seite 151 Eb 188d:
Vor *nḏ3ḏ3.tj* ist (Zeile) 17 einzufügen.

V Seite 153 Eb 191 = Eb 194:
Bei Eb 38,12 ist in der Gruppe *ʿḳ.t-m-r3* der Strich unter den „laufenden Beinen" zu tilgen.

V Seite 155 Eb 192 = Eb 195:
Bei Eb 38,1 und Eb 38,21 *verbessere* 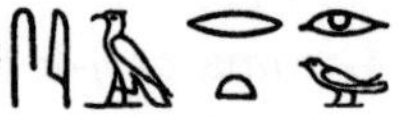 *in:* 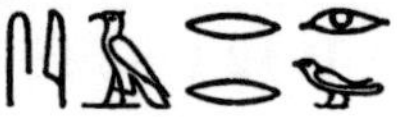

V Seite 156 Eb 193a:
Der Text von *ir ḫ3j-k* bis *ḏr.t-k ḥr-f* ist zu unterstreichen (Rubrum).

V Seite 157 Eb 197b (39,12):
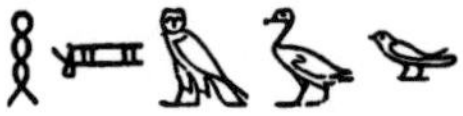 *verbessere in:* 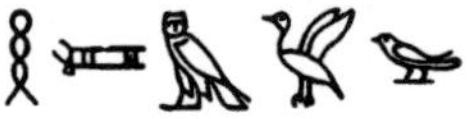

V Seite 158 Anm. a:
hr verbessere in: ḥr.

V Seite 166 Eb 211 (43,13):
In der Gruppe *nt* der Genitivpartikel ist der Fleck über ⌓ zu tilgen.

V Seite 171 Bln 77:
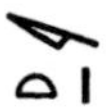 *verbessere in:* 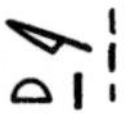

V Seite 172 H 51 (4,5):
Die Quantenangabe nach *thbw r* ist zu unterstreichen (Rubrum).

V Seite 173 Bt 18 (6,13) und Bt 19 (7,2):
Zur Umschreibung von *pḫr.t* siehe den Nachtrag zu Seite IV.

V Seite 174 Ostrakon Kairo:
Zur Umschreibung von *pḫr.t* siehe den Nachtrag zu Seite IV.

V Seite 174 L 14 (5,5):
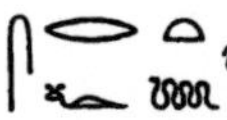 *verbessere in:* 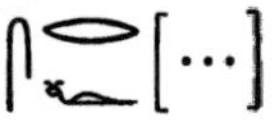

V Seite 181 Bln 191 (21,10):
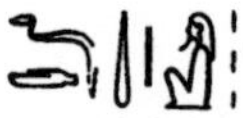 *verbessere in:* 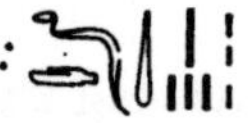

V Seite 183 Bln 154 (13,5):
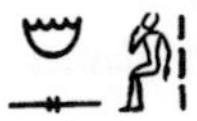 *verbessere in:* 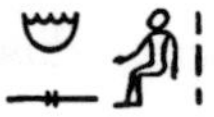

V Seite 185 Bln 153 (12,12–13,1):
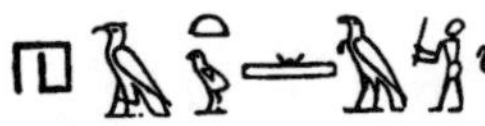 *verbessere in:* 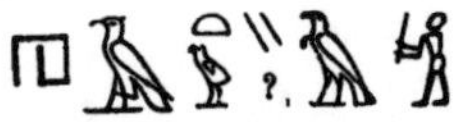

V Seite 187 Bln 158 (14,3):
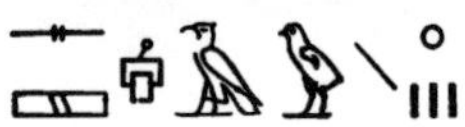 *verbessere in:* 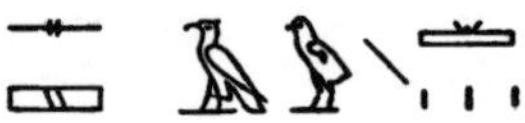

V Seite 195 Eb 59 = Bln 4:

Bei Eb 18,14 *verbessere* 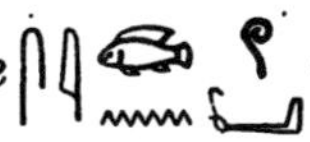 *in:* 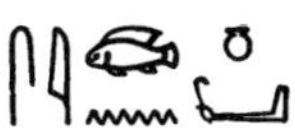

V Seite 196 Eb 68 (21,13):

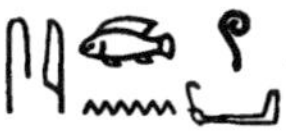 *verbessere in:* 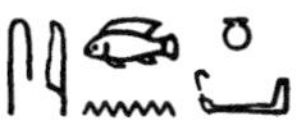

V Seite 197 Bln 5 (1,4):

An die ohne *t* geschriebene Gruppe *ʿtḫ.w* setze „so".

V Seite 198 Bln 9:

Am Ende des Textes ist ⊂⊃ zu tilgen.

V Seite 202 Eb 76 (22,8):

In der Gruppe *mrḥ.t* ist der schräge Strich an ⌓ zu tilgen.

V Seite 206 Pap. Beatty VIII Vorders. 5,1:

Zur Umschreibung von *pẖr.t* siehe den Nachtrag zu Seite IV.

V Seite 207 Pap. Beatty VIII Vorders. 5,2:

Nach der Gruppe *irp* ist hinter der Quantenangabe noch der Verspunkt zu ergänzen.

V Seite 213 Eb 37 (12,15):

Zwischen der Gruppe *in* und der Gruppe *s nṯj* ist (Zeile) 16 einzufügen.

V Seite 218 Bln 164b:

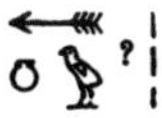 *verbessere in:* 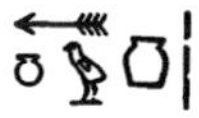

V Seite 221 Bt 7:

Zur Umschreibung von *pẖr.t* siehe den Nachtrag zu Seite IV.

V Seite 222 Bt 2 (1,11–12):

In der Verbindung *mt.w nw pḥwj.t* ist die Gruppe *nw* ergänzt.

V Seite 222 Bt 3 (2,13):

An die überflüssige Gruppe *ḥr* vor *ḥm.t* setze „so".

V Seite 224 und 225 Bt 6,10, 13a und 13b:

Zur Umschreibung von *pẖr.t* siehe den Nachtrag zu Seite IV.

V Seite 225 Bt 13b:

Die Ziffer 3 in der Überschrift Bt 13 ist ausgefallen.

Bt 6,7 ist in der Verbindung *mw nw ḳbj.t* ein „so" nach *nw* einzufügen.

V Seite 229 Eb 147 = Eb 132:

Eb 30,18 ist in der Quantenangabe nach *irt.t* das Kreuz zu tilgen. Es handelt sich um ein vom Schreiber nicht gelöschtes Hinweiszeichen, siehe Bd. IX Seite 78 zu IV,2 Seite 114.

V Seite 233 Eb 261 (48,21):

 verbessere in:

V Seite 235 Eb 278 = H 64:

Das Zahlzeichen 4 am Ende des Ebers-Textes ist vom Schreiber in die Zahl 1 verbessert worden.

V Seite 236 Eb 264 (49,6):

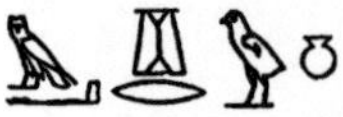 *verbessere in:* 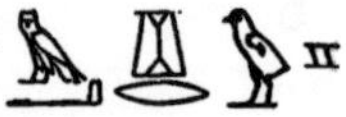

V Seite 244 Eb 294 = H 35:

Eb 51,17 ist 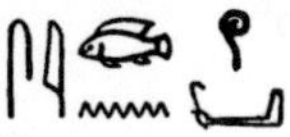 in 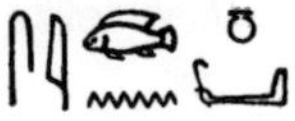 zu verbessern.

V Seite 247 Bt 16:

Zur Umschreibung von *pḫr.t* siehe den Nachtrag zu Seite IV.

Am Ende des Textes ist zwischen *ʿtḫ.w* und *r hrw 4* die Applikationsangabe 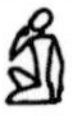 einzufügen, siehe dazu Bd. IX Seite 78 zu IV,2 Seite 121

V Seite 248 und 249 Bt 25, 27, 28 und 30:

Zur Umschreibung von *pḫr.t* siehe den Nachtrag zu Seite IV.

V Seite 253 und 254 Bt 20, 21, 22, 23 und 24:

Zur Umschreibung von *pḫr.t* siehe den Nachtrag zu Seite IV.

V Seite 256 und 257 Eb 221 = H 79, Eb 222 = H 80, Eb 223 = H 81:

In den drei H-Texten ist die jeweils bei *bj.t* stehende Quantenangabe  in  zu verbessern.

V Seite 261 Eb 231 (45,15):

Das als Quantenangabe bei *wʿḥ* stehende Kreuz ist zu unterstreichen (Rubrum).

V Seite 262 Bln 115 (9,12):

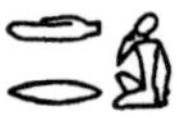 *verbessere in:* 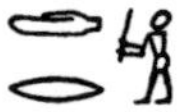

V Seite 263 Eb 99 (24,14):

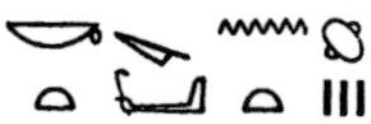 *verbessere in:* 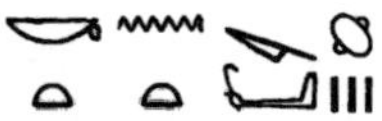

V Seite 264 Bln 114 (9,10):

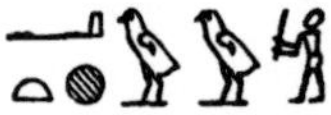 *verbessere in:* 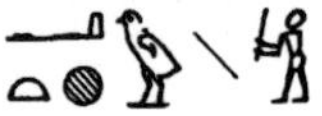

V Seite 267 Bln 65:

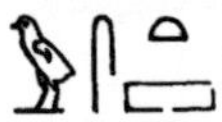 *verbessere in:* 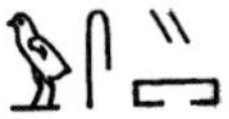

V Seite 267 H 85:

Vor den Gruppen *ȝbḏw* bzw. *ḏd.t r-f* sind die Unterabteilungen a bzw. b einzufügen.

V Seite 268 Bln 189 (20,11):

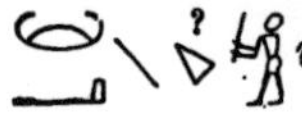 *verbessere in:* 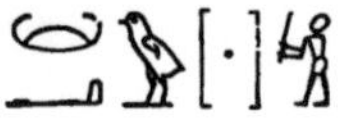

V Seite 269 L 38 (13,6):
Zwischen der Gruppe *ḥnn* und dem Tierfell ist ein „so" einzufügen; es liegt Haplographie für 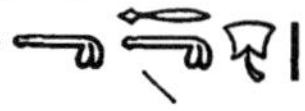 „Eselsphallus" vor.

V Seite 272 Bln 109 (9,6) Überschrift:
Die Lesung der Gruppe 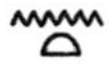 ist fraglich.

V Seite 272 Bln 112 (9,8):

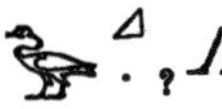 *verbessere in:* 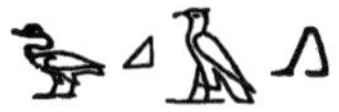

V Seite 273 Bt Rs. 2,2:

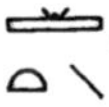 *verbessere in:* 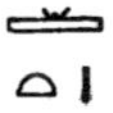

V Seite 274 L 25:
Vor den Gruppen *k.t* (8,8), *gmj.n.tw* (8,11) und *i p3 8* (8,13) sind die Unterabteilungen a, b und c einzufügen.

8,9 *verbessere* 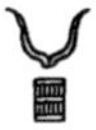 *in:* 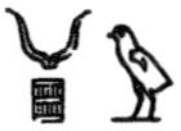

8,11 ist das 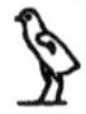 in der Gruppe *sšt3* ergänzt.

8,12 ist in der Gruppe *mḏ3.t* unter der Schleife wahrscheinlich noch ein senkrechter Strich einzufügen.

8,13 ist in der Lücke hinter dem Königsnamen die Gruppe 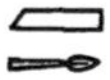 zu ergänzen.

In der Lücke zwischen *is pw* und *ntf* ist (Zeile) 2–3 einzufügen; in der Lücke zwischen *itj-f* und *m h3j* (Zeile) 4.

V Seite 275 L 25 (9,4):
Am Ende des Textes ist 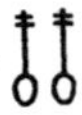 nachzutragen.

V Seite 281 Bln 139 (11,11) und Bln 140 (11,12) und Bln 142 (12,2)

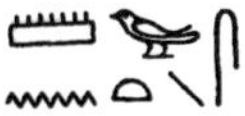 *verbessere in:* 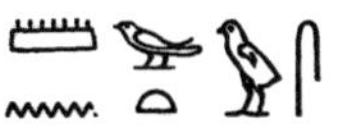

V Seite 281 Bln 139 (11,12):

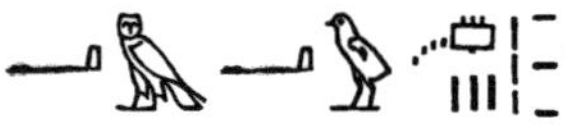 *verbessere in:* 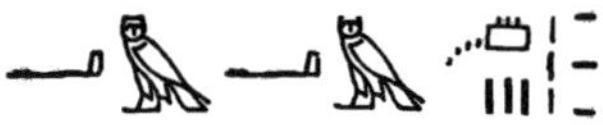

V Seite 287 Bln 34:
In der Gruppe *irj.w m iḫ.t wʿ.t* ist jeweils an den „sitzenden Männern" ein „so" anzubringen.

V Seite 289 Bln 32:
In der Gruppe *ḥs3* ist wegen des fehlenden 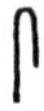 ein „so" anzubringen.

V Seite 290 Bln 40:
In der Gruppe *swr in s* ist wegen des fehlenden 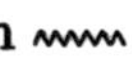 ein „so" anzubringen.

V Seite 290 Bln 42:

4,3 *verbessere* 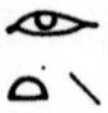 *in:* 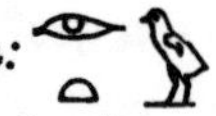

4,4 *verbessere* 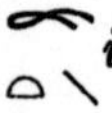 *in:* 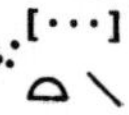

V Seite 297 Bt 34:

Zwischen *pr.t-šnj* und *bj.t* ist wegen der fehlenden Quantenangabe ein „so" anzubringen.

V Seite 297 Pap. Beatty XV 5:

Zur Umschreibung von *pḫr.t* siehe den Nachtrag zu Seite IV.

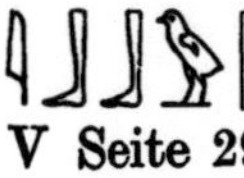 *verbessere in:* 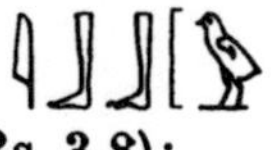

V Seite 298 Bln 204 (Rs. 3,8):

In der Gruppe *ḏ3j* ist 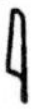 fraglich, ob *ḏ3s* zu lesen?

V Seite 299 Bln 190:

21,8 ist das Landzeichen zur Hälfte ausgefallen.

21,9 *verbessere* 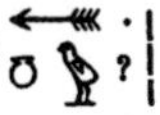 *in:* 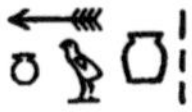

V Seite 299 Sm Fall 1 (1,3):

Am Ende der Lücke vor *srwḫ-k* sind noch geringe Reste der Gruppe 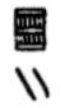 von *hrw tpj* erhalten.

V Seite 300 Sm Fall 1:

1,4–5 ist zwischen der Gruppe *m ḏbᶜ.w r* und der Lücke (Zeile) 5 einzufügen.

1,9 ist nach *ḏd* noch  zu ergänzen.

Glosse C ist am Beginn der Zeile 11 nach der Lücke die Gruppe 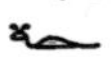 einzufügen.

V Seite 301 Sm Fall 2:

In der Überschrift ist der Text von *šs3w* bis zur ersten Lücke zu unterstreichen (Rubrum).

1,12 ist in der Gruppe *šs3w* das 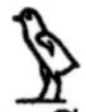 zu tilgen.

1,14 ist am Anfang der Zeile die Gruppe 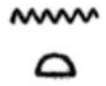 in 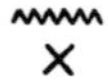 zu verbessern.

V Seite 302 und 303 Sm Fall 3 und 4:

1,22; 2,1 und 2,7 ist  jeweils in  zu verbessern.

V Seite 302 Sm Fall 3 Glosse A:

Am Anfang der Glosse (noch vor der Lücke) ist (die Zeilenangabe) 24 einzufügen.

V Seite 304 Sm Fall 4 Glosse B:

Vor *ir* ist (die Zeilenangabe) 10 einzufügen.

V Seite 306 Sm Fall 6:

2,22 *verbessere* 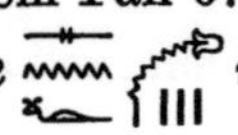 *in:* 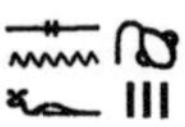

V Seite 307 Sm Fall 7:

3,3–4 *verbessere* 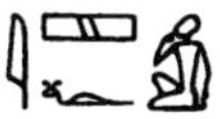 *in:* 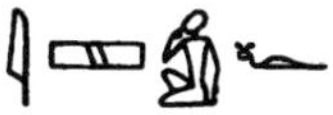

V Seite 308 Sm Fall 7:

3,13 ist in der Gruppe *tj3* das 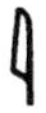 ausgefallen.

V Seite 309 Sm Fall 7:

Glosse D ist 3,19 in der Gruppe *pw* das  zur Hälfte ausgefallen.

V Seite 310 Sm Fall 7:

Glosse F ist 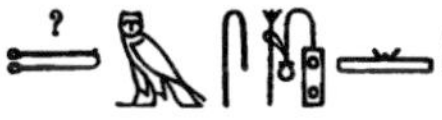 in 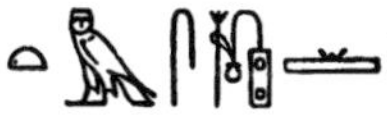 zu verbessern.

V Seite 311 Sm Fall 8:

4,7 ist 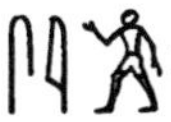 in 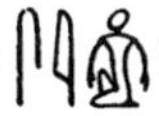 zu verbessern.

V Seite 312 Sm Fall 8:

4,11 ist 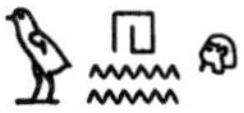 in 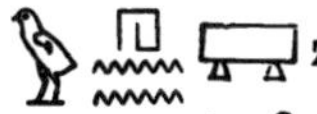 zu verbessern.

Glosse B (4,13 und 15) ist  jeweils in 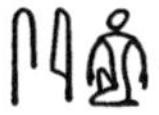 zu verbessern.

V Seite 313 Sm Fall 9:

4,21 ist 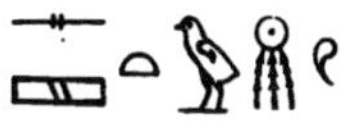 in 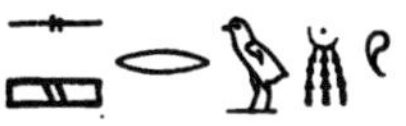 zu verbessern.

4,21 ist zwischen *ḥr-f* und *ẖn* die Gruppe 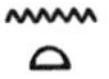 zum Teil ausgefallen.

V Seite 316 und 317 Sm Fall 12:

5,16 und Glosse B ist 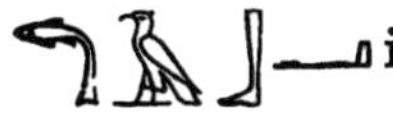 in 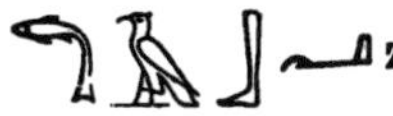 zu verbessern.

V Seite 324 Sm Fall 22:

8,14 ist in der Gruppe *nḥb.t-f* das Determiativ  ausgefallen.

V Seite 325 Sm Fall 22:

Glosse C ist die Negation 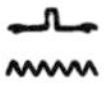 zum Teil ausgefallen.

V Seite 329 Sm Fall 30:

Vor *ir* ist die Zeilenangabe 8 in 9 zu verbessern.

V Seite 333 Sm Fall 33:

Glosse B ist das Determinativ von *sḫm* in 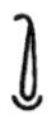 zu verbessern.

V Seite 335 Sm Fall 36:

12,12 ist nach *irj.in-k* wahrscheinlich 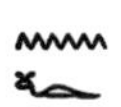 statt *r-f* zu lesen.

V Seite 337 Sm Fall 39:

13,6–7 ist wahrscheinlich 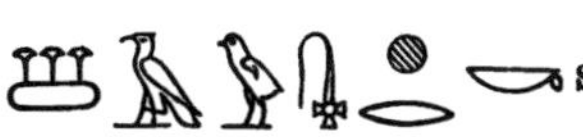 statt *š3m.ḥr-k* zu lesen.

V Seite 338 Sm Fall 39:

Glosse A (13,12) ist 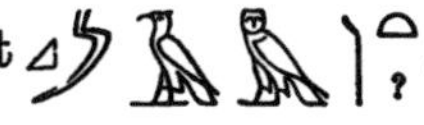 in 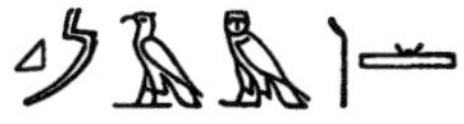 zu verbessern.

V Seite 340 Sm Fall 41:

Glosse A (14,11) ist in zu verbessern.

V Seite 341 Sm Fall 41:

Glosse D (14,14) ist das Determinativ von *šsp* in zu verbessern.

V Seite 357 Eb 522:

Sämtliche als Determinativ gebrauchten „Arme“ sind in zu verbessern (insgesamt 8).

70,16 ist in zu verbessern.

V Seite 358 Eb 522:

Die beiden als Determinativ gebrauchten „Arme“ bei *wt* und *wn* sind in zu verbessern.

V Seite 362 Eb 539 (71,16):

In der Applikationsangabe *gs* ist das zu tilgen.

V Seite 363 Eb 130 (30,5):

In der Gruppe *p3ḳ.t* sind die Schopffedern des Vogels zu tilgen.

V Seite 364 Eb 513:

In der Gruppe *srf* ist das ausgefallen.

V Seite 368 H 243 (16,8):

In der Lücke am Ende des Textes ist das Zahlzeichen 4 zu ergänzen.

V Seite 369:

Vor der Gruppe V B 3c ist einzufügen:

Pap. Beatty VII Rs. 6,7

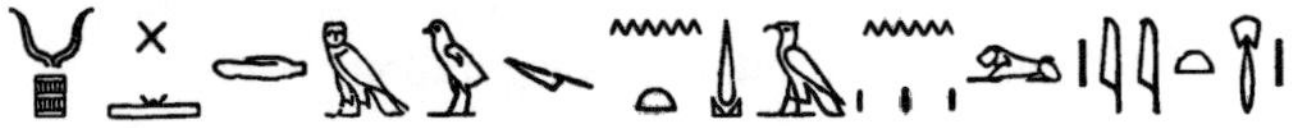

V Seite 372 L 46:

14,8 ist das Determinativ von *wbd.t* aus in zu verbessern. Das Wort *wbd.t* ist zu unterstreichen (Rubrum).

14,10 ist in der Gruppe *wsr.tj* das Zeichen ergänzt.

14,10 ist im Imperativ *mj* die Gruppe in zu verbessern.

14,11 ist in zu verbessern.

14,12 ist in zu verbessern.

V Seite 374 Eb 499 = L 47:

Im Text des Pap. London ist vor *ḥʿpj* (Zeilenangabe) 1 und vor *ḳmj.t* (Zeilenangabe) 2 einzufügen.

V Seite 374 L 48 (15,2):

Zwischen *ij.t* und *is.t* ist die Gruppe einzufügen.

V Seite 379 Eb 504 = L 52 = L 56:

Die Überschrift von L 56 beginnt: 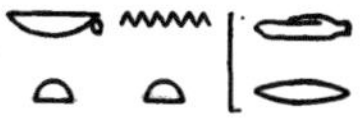

V Seite 380 L 58 (15,13):

Das Determinativ von *sḥḏ.w* ist in 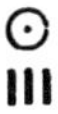 zu verbessern.

V Seite 380 Eb 507 (69,15):

In der Gruppe *pꜣḳ.t* ist der Vogelkopf ohne Schopffedern.

V Seite 381 L 54:

Am Ende des Textes ist nachzutragen: 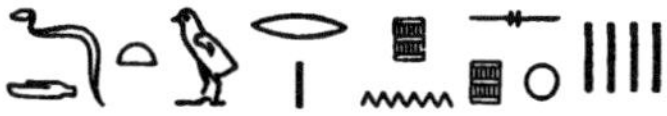

V Seite 381 L 55 (15,9):

Das Determinativ von *sḥḏ.w* ist in  zu verbessern.

V Seite 382 Eb 502:

Der Quantenstrich ist zu unterstreichen (Rubrum).

V Seite 383 L 21 (6,8):

In der Gruppe *wbd.t* (Überschrift) ist das  ausgefallen.

V Seite 384 Eb 857c:

Die Gruppe *šsm.w* ist zu unterstreichen (Rubrum).

V Seite 386 Eb 859a:

Das erste Determinativ von *bwꜣ* ist in 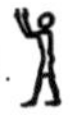 zu verbessern.

V Seite 386 Eb 859c:

Das Determinativ von *ꜣbḫ* ist in × zu verbessern.

V Seite 387 Eb 860c:

Das Determinativ von *wt* (105,5) ist in 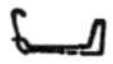 zu verbessern.

V Seite 389 Eb 863a (106,4):

Das Determinativ von *gs.t(j)* ist in 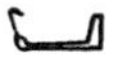 zu verbessern.

V Seite 389 Eb 863 (106,6):

Vor *ḏʿr.tj* ist die Unterabteilung c anzubringen.

V Seite 391 Eb 866a:

Die fragliche Gruppe ist wahrscheinlich 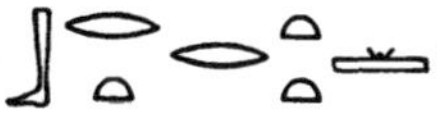 zu lesen.

V Seite 391 Eb 867:

Die Überschrift (*šsꜣw ʿꜣ.t nt ʿḏ*) ist zu unterstreichen (Rubrum).

867a ist 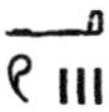 in 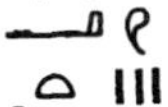 zu verbessern.

867c ist 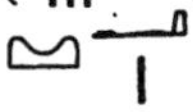 in 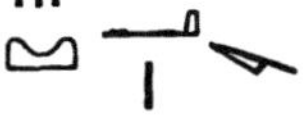 zu verbessern.

V Seite 392 Eb 869a:

Das erste Determinativ von *bwꜣ* ist in 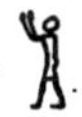 zu verbessern.

V Seite 393 Eb 871c:

Das Determinativ von *ʿrf* ist in  zu verbessern.

V Seite 397 Eb 876a und b:
Das „so" an der Gruppe *sft n mt* ist von a nach b zu ziehen.

V Seite 410 L 1:
In der Lücke vor *ḏd.tw* ist (Zeile) 2 anzubringen.

V Seite 410 L 3:
1,11 ist zwischen der 3. Lücke und der „Flamme" ein  einzufügen.
2,1 ist in der Gruppe *gs.w* vor dem „schlagenden Mann" noch  einzufügen.

V Seite 418 Eb 106 (25,16):
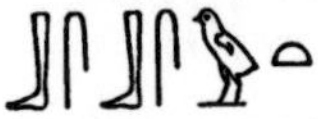 ist in 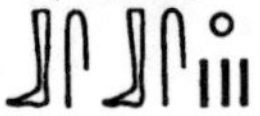 zu verbessern.

V Seite 431 L 19:
Im Determinativ von *kꜣkꜣ.w* ist  ergänzt.

V Seite 432 Eb 598 (76,13):
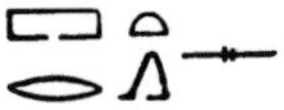 *verbessere in:* 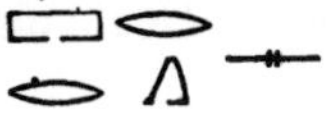

V Seite 435 L 31:
Das Determinativ nach *spr.tw-n-s* (hieratisch der „Falke auf der Stange")
sollte eigentlich durch 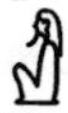 umschrieben werden.
Die Zeile 4 beginnt inmitten der „fremdartigen Wörter".

V Seite 435 H 169 (11,12):
Zur genauen Form der Vögel in der Gruppe *rḫtj* siehe Drogen-W.B. Seite 327.

V Seite 436 L 9:
Über dem *tm*-Schlitten ist  zur Hälfte ausgefallen.

V Seite 437 Bt Rs.:
Zur Umschreibung von *pẖr.t* siehe den Nachtrag zu Seite IV.

V Seite 438 Bt Rs.:
Zur Umschreibung von *pẖr.t* siehe den Nachtrag zu Seite IV.
Die Zeile 6 beginnt in der Lücke nach der Überschrift.

V Seite 439 Ostrakon Kairo (ODM 1091 Rs. 1–4):
Bei den fraglichen mit 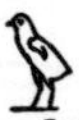 umschriebenen Zeichen könnte es sich um die
Zahlzeichen  100 handeln.

V Seite 441 Pap. Leiden Recto VI 2–VIII 10:
Die Zeilen 9 und 10 beginnen in der 2. bzw. 4. Lücke.

V Seite 441 Pap. Leiden Recto XXII:
Am Ende des Textes ist noch 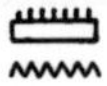 ... zu ergänzen.

V Seite 446 Eb 247 = H 75:
H 5,15 ist 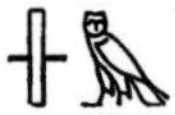 in 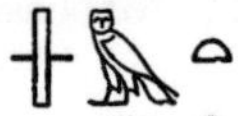 zu verbessern.
Eb 47,8–9 ist 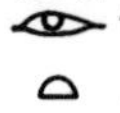 in 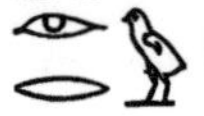 zu verbessern.

V Seite 449 Bln 94 (8,5):

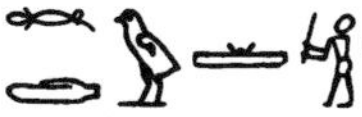 *verbessere in:* 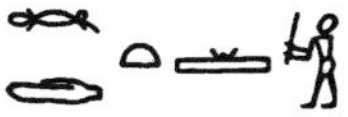

V Seite 452 L 24 (8,3):

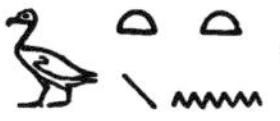 *verbessere in:* 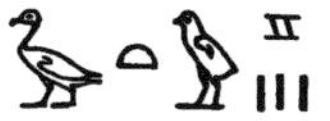

V Seite 453 L 24 (8,7):

In der Gruppe *wt* ist der fragliche *tjw*-Vogel in 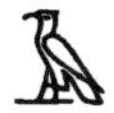 zu verbessern.

V Seite 456 und 457 Eb 733 = H 159:

Die Unterabteilungen a und b sind jeweils von Eb an H zu ziehen.

H 11,3 ist am Ende der Gruppe *ḏ3ḏ3* der senkrechte Strich in  zu verbessern (d. h. H schreibt wie Eb).

V Seite 458 Kah 1 (1,5):

In der Gruppe *wnm-s* ist  zu tilgen.

V Seite 458 Kah 4 (1,12):

Nach *ḫr* ist wegen des erwarteten *mn* 'leiden' ein „so“ anzubringen.

V Seite 459 Kah 5 (1,20):

In der Gruppe *bṯw* ist die ergänzte Gruppe 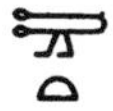 zum Teil ausgefallen.

V Seite 460 Kah 9 (1,28):

Vor der Lücke nach *ḏd.ḫr-k r-s* ist ein weiteres 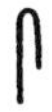 nachzutragen.

V Seite 461 Kah 10 (2,2):

In der Gruppe 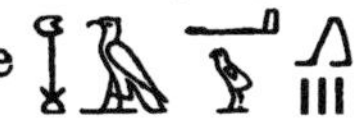 sind 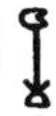 und 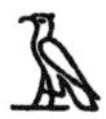 fraglich.

V Seite 461 Kah 11 (2,6):

In der Gruppe 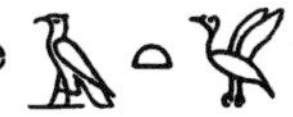 ist  wahrscheinlich zu tilgen.

In der Gruppe *3mmw* ist der „Arm“ in 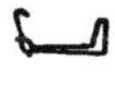 zu verbessern.

V Seite 462 Kah 12 (2,7):

In der Gruppe *mn* ist 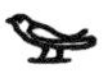 ergänzt.

V Seite 465 Kah 25:

3,10 Das Zeichen  in der Gruppe *mst3* ist fraglich.

3,10 Nach *iwḥ* ist 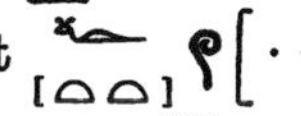 · · zu lesen.

3,11 In der Gruppe *mr* 'Kanal' ist der Strich zu tilgen.

V Seite 465 Eb 831 c:

In der Gruppe *p3ḳ.t* ist der Vogelkopf ohne Schopffedern.

V Seite 468 Kah 26:

3,13 Das Determinativ bei *msj.t* ist in 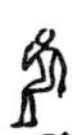 zu verbessern.

3,14 Das Determinativ bei *msj.t* ist in 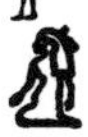 zu verbessern.

V Seite 468 Kah 27:

3,16 und 17 Das Determinativ bei *msj.t* bzw. *msj-s* ist jeweils in 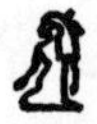 zu verbessern.

V Seite 469 Carlsberg IV:

Das „so“ an *ḥdw* und *ḫpr* ist jeweils zu streichen.

V Seite 470 Kah 30 (3,22):

Das Determinativ bei *msj.t* ist in 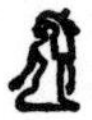 zu verbessern.

V Seite 470 Kah 31 (3,24):

Der Phallus in der Gruppe *ṯꜣj* ist mit „Ausfluß“ zu umschreiben.

Das Determinativ an *msj-s* ist in 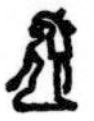 zu verbessern.

V Seite 471 Bln 193:

Rs. 1,3 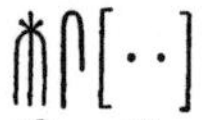 *verbessere in:* 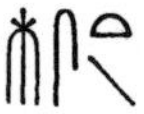

Rs. 1,3 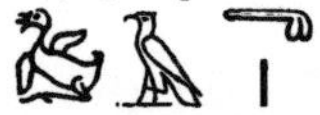 *verbessere in:* 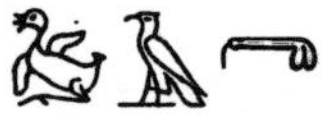

Rs. 1,4 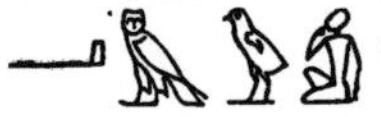 *verbessere in:* 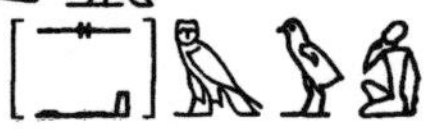

V Seite 471 Bln 194 (Rs. 1,5):

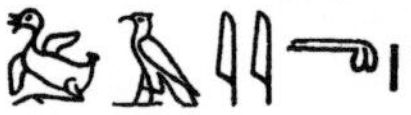 *verbessere in:* 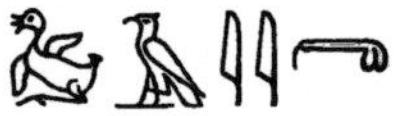

V Seite 472 Bln 195 (Rs. 1,8):

Über dem *tm*-Schlitten ist noch ein  einzufügen.

V Seite 472 Bln 196 (Rs. 1,10):

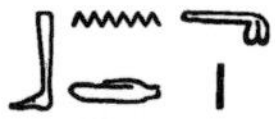 *verbessere in:* 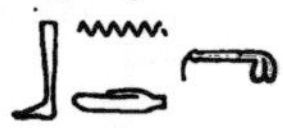

V Seite 473 Bln 197 (Rs. 1,13):

Die Gruppe *ḏd.ḫr-k* ist zu unterstreichen (Rubrum).

V Seite 474 Bln 199 (Rs. 2,4):

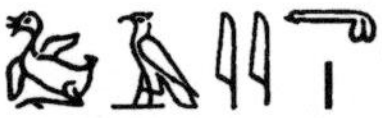 *verbessere in:* 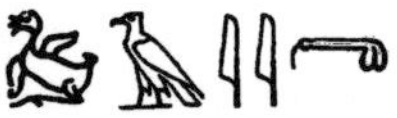

V Seite 475 Carlsberg V:

Vor der Lücke nach *kꜣp.ḫr-k sj ḫr* ist (die Zeilenangabe) x + 7 anzubringen.

V Seite 476 Eb 783 (93,6):

Das Determinativ bei *iwr* ist „die Frau auf den Gebärziegeln“.

V Seite 477 Kah 23 + 24 (3,9):

Wegen des fehlenden Striches an der Präposition *ḥr* (vor *ḥḳ.t*) ist ein „so“ anzubringen.

V Seite 478 Bln 192 (Rs. 1,2):

In der Gruppe *wḥꜥ* ist eine kleine Lücke zwischen 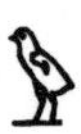 und  einzufügen.

V Seite 478 Carlsberg I:

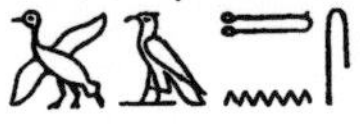 *verbessere in:* 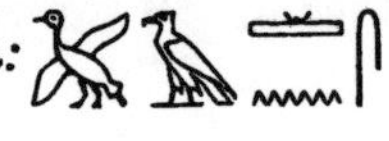

V Seite 479 Eb 802 (94,17) und 806 (94,21):
Der Phallus in der Gruppe *mt* 'Zäpfchen' ist mit dem „Ausfluß" zu umschreiben.

V Seite 480 Ram IV C 28–29:
In der Überschrift ist C 28–29 in 28–30 zu verbessern.
Vor *ḏd.tw rꜣ pn* ist (Zeile) 30 anzubringen.
In der Gruppe *wrḥ.t* ist die Ergänzung in zu verbessern.
Das Determinativ von *msj.t* ist „die Frau auf den Gebärziegeln".

V Seite 480 Ram IV C 25–28:
In der Lücke am Beginn von Zeile 28 stehen Reste von .

V Seite 482 L 42 (14,1):
In der Gruppe *tꜣr* ist ergänzt.

V Seite 487 L 45:
In der Schreibung *ḥm.t* 'Uterus' ist bzw. zu umschreiben.
Nach *ś.t* 'Sitz' ist statt zu ergänzen.

V Seite 491 Eb 809 (95,3):
Das unleserliche Zeichen ist zu umschreiben, siehe Med.W.B. 1022–1023.

V Seite 494 Kah 33 (3,26):
Der Strich am Ende der Gruppe *hrw* ist zu tilgen.

V Seite 497 L 39 (13,9):
Die Ergänzung *ḥr-f* in der Lücke nach *rꜣ pn* ist nicht gesichert.

V Seite 500 Ram IV C 17:
Das Determinativ bei *msj.t-f* ist „die Frau auf den Gebärziegeln".

V Seite 502 Ram III B 17:
Das Determinativ bei *sꜣt* könnte statt der Schlinge auch sein.

V Seite 504 Ram III B 24:
An zwischen *ỉs.t* und *nṯr.t* ist ein „so" anzubringen.
Zur Schreibung von *ḥwj* siehe Med.W.B. Seite 590.
Das Verbum *nḫꜣḫꜣ* ist geschrieben (d. h. mit einem weiteren vor den „laufenden Beinen").

V Seite 505 Ram III B:
26–28 ist zwischen *mj.r* und *rmṯ* (Zeile) 27 anzubringen.
31 ist in der Gruppe *ḏꜣw-f* das Determinativ in zu verbessern.

V Seite 507 Eb 273 (50,1):
Nach *nwd.t* ist zu umschreiben.

V Seite 507 Eb 272 bis (49,19):

Das Determinativ von *sjn* ist in 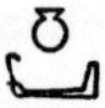 zu verbessern.

V Seite 511 Eb 453 (65,12) und 512 Eb 456 (65,16):

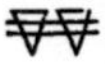 ist in  zu verbessern, vgl. bei *ḫʿḳ* im Med.W.B. Seite 682.

V Seite 512 Eb 462 (66,4):

Das Zahlzeichen nach *ꜣbdw* ist von 4 in 3 zu verbessern.

V Seite 522 Sm:

22,5 Das Determinativ an *sjn* ist in 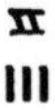 zu verbessern.

V Seite 528 Eb 850 (98,9) und 851 (98,10):

Statt *smr* ist wahrscheinlich 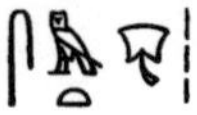 zu umschreiben.

V Seite 531 Eb 1 = H 78:

H 7 ist 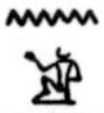 nach *ṯs.w* zu tilgen.

H 9 ist 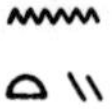 in 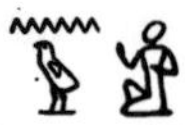 zu verbessern.

V Seite 532 Eb 1 = H 78:

H 10 ist 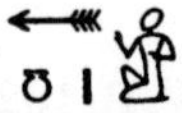 in 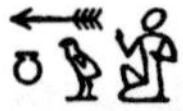 zu verbessern.

V Seite 533 Eb 2 (1,13):

In der Gruppe *sn* 'Bruder' ist zu tilgen.

V Seite 535 H 214 (14,6):

In der Gruppe *wsjr* ist  in  zu verbessern.

V Seite 535 H 215 (14,8):

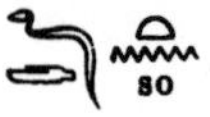 ist in 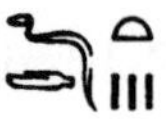 zu verbessern.

V Seite 537 H 212 (14,2):

Das Determinativ von *dbḥ* hat noch die „Pluralstriche“ unter dem „Kornmaß“.

V Seite 543 Ram IV C 10:

Am Anfang der Lücke ist als Determinativ von *psš* wahrscheinlich noch × zu ergänzen.

V Seite 545 Pap. Leiden Verso XIX:

In der Gruppe *dj r-f* ist der „Arm“ in  zu verbessern.

V Seite 547 Kah. Veter.:

Zeile 17 ist 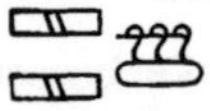 in 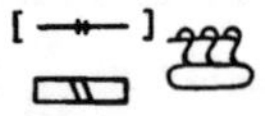 zu verbessern.

Zeile 18 ist nach der Schlange noch ein Strich zu ergänzen.

V Seite 548 Kah. Veter.:

Zeile 37 In der Gruppe *mꜣʿ.wj* sind die Vogelköpfe ohne Schopffedern.

Zeile 56 Als Determinativ von 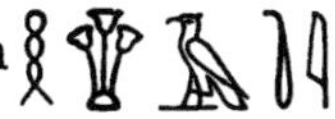 ist wahrscheinlich  zu ergänzen.

V Seite 549 Kah. Veter.:
Zeile 64 In der Gruppe *mꜣꜥ.wj* sind die Vogelköpfe ohne Schopffedern.

Anhang zu Bd. V: Nachweis der Einzeltexte:
Seite 20 Pap. Beatty V Rs. 6,5–7 *verbessere in:* Rs. 6,5–6.
Nachzutragen ist:
Pap. Chester Beatty VII Rs. 6,7 IV 212 (Nachtrag) V 369 (Nachtrag).
Seite 21 Pap. Leiden Verso IX 12–X 5 *verbessere in:* IX 12–X 2.
Seite 22 Ram IV C 28–29 *verbessere in:* IV C 28–30.
Seite 23 Sm Fall 46 (15,20–16,6) *verbessere in:* 46 (15,20–16,16).
Sm Fall 48 (17,15–19) IV 199 V 349 *verbessere in:* V 348.

G) Band VI: Wörterbuch der ägyptischen Drogennamen

VI Vorbemerkungen Seite III, einfügen (9. Zeile von unten, nach „andeutet"):
Die Ligatur  ist wie in Bd. V stets nur  umschrieben.

VI Seite 7 *ꜣs.t*:
Die Belegstellenangaben Eb 734 und Eb 431 sind vertauscht.

VI Seite 18 *ỉwrj.t* § 1:
Anc Eg 1949 *verbessere in:* Anc Eg 1929.

VI Seite 31 *ỉmꜣ* § 1 anhängen:
Siehe Ingrid Wallert, Die Palmen im Alten Ägypten, Münchner Ägyptologische Studien 1, 54–62. – Zur vermeintlichen Schreibung von *ỉmꜣḫ* „geehrt" mit der Palme *ỉmꜣ* (so Schott, Hieroglyphen Seite 117–118), siehe Kaplony, Die Inschriften der ägyptischen Frühzeit I, Seite 479, der die Gruppe *psš-kf* liest.

VI Seite 34 *ỉmrw* § 1 anhängen:
Zur Deutung als „Verbandszeug" (abgeleitet von *mr* „binden") siehe Med. Gramm. § 27ee. Das Determinativ 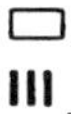 muß nicht unbedingt der Stein sein, es tritt auch bei *bḏꜣ* „Polster", „Kissen" auf (ob ein rechteckiges Stück Leinen gemeint ist? Vgl. Band III 129 Anm. a; vgl. besonders Sm Fall 34 (11,20) mit Fall 32 (11,6).

VI Seite 36 *ỉnj.t* § 1:
Kerne *verbessere in:* Kerne[3]

VI Seite 37 *i͗nj.t*:

Neue Anm. 3: Vielleicht liegt auch bei der Dattel die Bedeutung „Samen" vor, da Eb 199 *ḥsꜣ tꜣj* „männlicher Pflanzenschleim" daraus gewonnen wird.

VI Seite 43 *i͗nhmn* § 1 anhängen:

Koptisch ϩⲉⲣⲙⲁⲛ (Crum, Copt. Dictionary 703a: pomegranate tree or fruit).

VI Seite 51 *i͗rḫnn.t* § 1 anhängen:

Ob mit *ḫn.t* „Pelikan" (W.B. III 104,2–3) zusammengehörig? Zur Verdoppelung des letzten Radikals bei Tiernamen vgl. Edel, Altäg. Gramm. § 221–223 und die Nachträge zu § 222. – Das Auftreten von *šw.t* „Feder" spricht übrigens nicht gegen die Annahme eines Insekts, da H 115 *šw.t* als „Flügel" des *ḫprr*-Käfers erwähnt wird.

VI Seite 52 *i͗rtjw* § 1 anhängen:

Siehe auch Breasted, Pap. Edwin Smith 194–196.

VI Seite 57 *i͗rṯ.t* § 1:

Zu den Milchgefäßen „in Form einer Mutter mit ihrem Knaben": Siehe Christiane Desroches-Noblecourt, Revue d'Égyptologie 9, 1952, 49–67.

VI Seite 65 *i͗šd* § 1:

Zu Keimer, Kemi 2, 1929, 92: Siehe auch Keimer, ASAE Cahier 5, 1947, 39–46.

VI Seite 77 *ꜥꜣ* A 12 anhängen:

— L 38(?)

VI Seite 79 *ꜥꜣmw* § 1 anhängen:

Vgl. kopt. ⲗⲁⲙ (Crum, Copt. Dictionary 7a und XV zu 7a; Till, Arzneikunde der Kopten Nr. 175b1)? – Vgl. auch *ꜥꜥꜣm* Seite 81?

VI Seite 81 *ꜥꜥꜣm* § 1 anhängen:

Vgl. den Hinweis auf kopt. ⲗⲁⲙ bei *ꜥꜣmw* § 1 Nachtrag.

VI Seite 91 und 92:

Die Belegstelle Bln 139 ist unter den Schreibungen (S. 91) und unter A I d (S. 92) zu streichen (es liegt das Verbum *ꜥmꜥ* „einreiben" vor, vgl. Med. Gramm. § 18).

VI Seite 95 *ꜥmꜥmw* § 1 anhängen:

Vgl. altkoptisch ⲉⲙⲓⲙ „Spitzmaus" (Spiegelberg-Westendorf, Koptisches Handwörterbuch 35).

VI Seite 97 *ꜥnnw* § 1 anhängen:

Siehe jetzt Edel, Assuan, Seite 21 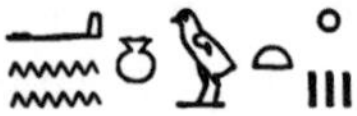 als Frucht des *ꜥnnw*-Baumes.

VI Seite 98 *ꜥnḫ-i͗mj* § 1 anhängen:

Es scheint sich um eine Art „Lebenskraut" zu handeln („das, wovon man lebt"), vgl. ZÄS 92, 1966, 147. Nach Altenmüller (MDAIK 23, 1968, 7) handelt es sich um das Hennakraut (Lawsonia inermis).

VI Seite 105 *ʿrw*:

Die Belege Bln 188 und Bln 204 (am Ende der Schreibungen und unter B) gehören zu *wʿn* „Wacholder" Seite 129.

VI Seite 107 *ʿrw* § 1, Zeile 1:

Füge Anmerkungsziffer 5 an „Wacholder".

Neue Anm. 5: Helck, Beziehungen Ägyptens zu Vorderasien, S. 579r, bezweifelt wegen des fehlenden zweiten Ajin die Gleichsetzung mit עַרוֹעֵר „Wacholder"; doch scheint im Semitischen eine Reduplikation vorzuliegen.

VI Seite 109 *ʿḫm.w* Anm. 1:

In der Verbindung *ʿḫm.w njꜣjw* könnte das *n* des Genitivs mit dem Anlaut von *njꜣjw* zusammengefallen sein (Med. Gramm. § 44,3).

VI Seite 112 zu *ʿḏ*:

Wegen kopt. ⲱⲧ ist die korrekte Umschreibung *ʿḏw* bzw. *ʿḏj* (Edel, Altäg. Gramm. § 34).

VI Seite 121 *ʿḏw* zu § 1:

Zum „Mugil" (*ʿꜣḏw*) siehe jetzt Edel, Zu den Inschriften auf den Jahreszeitenreliefs der „Weltkammer" I 211ff., II 155ff.

VI Seite 123 *wꜣm*:

Die Schreibungen *wꜣꜣ* und *wꜣb* sind Varianten und nicht Fehlschreibungen (Med. Gramm. § 43,1 und § 37,2). Auch die Bemerkung auf Seite 122 unten ist danach zu verbessern.

VI Seite 126 *wꜣḏw* B I:

 *verbessere in: wjꜣ*

VI Seite 129 *wʿn* Schreibung und A I:

Hierher gehören noch die Stellen Bln 188 und 204 (*pr.t wʿn*), die irrtümlich auf Seite 105 unter *ʿrw* aufgenommen sind.

VI Seite 134 *wʿḥ* § 1, Absatz 1 anhängen:

Nach den von Edel in Assuan gefundenen beschrifteten Töpfen handelt es sich um die „Erdmandel" (siehe Edel, Assuan, Seite 22).

VI Seite 136 *wbd* § 1 anhängen:

Ob „Ruß" (von *wbd* „brennen") zur Behandlung einer Brandblase benutzt wird (vgl. Med. W.B. 899 Anm. 1)? Eb 501 wird eine Verbrennung durch „Schwärzen" (*skm*) behandelt.

VI Seite 169 *bjꜣ n p.t* § 1 anhängen:

Wörtlich „Metall des Himmels" (vgl. Wainwright, JEA 18, 1932, 14f.; Drioton, Le Texte dramatique d'Edfou Seite 61; Fecht, Wortakzent § 155–156). Ob es sich um „Meteoreisen" handelt?

VI Seite 172 *bnr* Schreibung A:

Füge die Schreibung 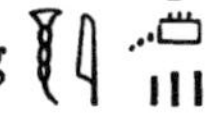 H 140 ein.

VI Seite 175 zu V und 178 zu Anm. 5–7:

Zu den Termini „Jüngling", „Vater" und „Mutter" vgl. die Ausführungen bei Ingrid Wallert, Die Palmen im Alten Ägypten, Münchner Ägyptologische Studien 1, 1962, Seite 12, insbesondere über die „Zweihäusigkeit der Dattelpalme", bei der männliche und weibliche Blüten auf getrennte Stämme verteilt sind.

Zu Anm. 5: Noch die koptischen Zaubertexte kennen die „jungfräuliche Dattelpalme", vgl. Wallert, a. a. O., Seite 26–27.

VI Seite 180 *bsbs*:

Die letzte Schreibung Eb 106 ist zu streichen (die Ligatur *wt* ist als „Kugel mit Pluralstrichen" zu lesen).

VI Seite 182 *bšꜣ* § 1:

Nimes *verbessere in:* Nims

Anhängen: Siehe jetzt Edel, Assuan, Seite 22.

VI Seite 184 *bd.t*:

In der Schreibung von Bln 199 ist noch 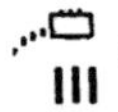 als Determinativ zuzufügen.

VI Seite 190 *bddw-kꜣ* § 1 anhängen:

Die verkürzten Formen in Bln 163f und Bln 83 wären die Basis für griech. βούτυρον „Wassermelone" (*bdd* > *bdr* dissimiliert, vgl. Med. Gramm. § 49, 6), vgl. dazu Ghalioungui, Magic and Medical Science Seite 127.

§ 2 anhängen: Nach Pap. Jumilhac III, 5 ist *bddw-kꜣ* aus dem Samen des stiergestaltigen Seth entstanden; die Zusammenhänge zwischen der *bddw-kꜣ*-Pflanze und der Schwangerschaft werden dadurch deutlich.

VI Seite 193 *pꜣḫ-srj.t* § 1 anhängen:

Nach Kees, MDAIK 20, 1965, 106, „Kratzdorn".

VI Seite 196 nach *pjs.t* einfügen:

pjsn siehe *prsn* Seite 202.

VI Seite 202 *prsn*:

Eigentlich *pjsn* zu lesen (Med. Gramm. § 49,2ff), *psn* ist die Defektivschreibung.

VI Seite 203 *prš*:

Zur Schreibung: Das ⌓ in den Schreibungen Eb 242 und Eb 610 ist in die Kugel zu verbessern. Die Anm. 1 und der erste Teil der Anm. 3 entfallen.

Zur Farbe (§ 1): Die rote Farbe wird durch die Ätiologie des Pap. Jumilhac III, 12 bestätigt, wonach *prš* aus dem Blut des Seth-Gefolges entstanden ist.

VI Seite 220 *mjm.t* § 1:

Edel, Assuan, Seite 24, erwägt eine Verbindung zu dem folgenden *mjmj*.

VI Seite 223 *mjs.t* Schreibung:

Hinter der Schreibung von Kah ist der senkrechte Strich | zuzufügen.

VI Seite 234 *mw.t-rmṯ* § 1:
vgl. *verbessere in:* vgl. Lexa, Magie I Seite 73, und

VI Seite 239 *mnj* § 1 anhängen:
Siehe noch Chassinat, Le manuscrit magique copte, No 42573, Kairo 1955, Seite 65ff.

VI Seite 241 *mnw*:
Frauenleiden *verbessere in:* Frauenleiden[1]
Anm. 1: Es handelt sich um eine Fehlgeburt infolge des als Incubus wirkenden Seth, siehe dazu ZÄS 92, 1966, 145.

VI Seite 273 § 5 letzter Satz (Neufassung):
Es sollte jedoch erwogen werden, ob es sich vielleicht nicht doch um eine obere Schicht handeln könnte, die sich auf *mrḥ.t* absetzt, wenn diese in *ds*-Krügen aufbewahrt ist.

VI Seite 279 *mhwj* zur Lesung und zur Schreibung:
Die Ligatur *wt* in Eb 310; 784 und 830 ist besser *wj* zu lesen, so daß die Variante *mhw.t* gar nicht existiert und zu streichen ist.

VI Seite 281 *mḥj*:
Zur Lesung *mḥꜥj* bzw. *mḥꜥw* siehe Edel, Altägyptische Gramm. § 93.

VI Seite 287 *msdm.t* Schreibung:
Nachzutragen ist 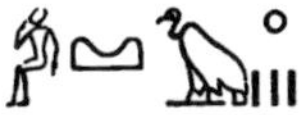 Eb 398; 430; 558; 687; 736; 831c; 877e.

VI Seite 289 *msdm.t* § 1, Ende des 1. Absatzes anhängen:
Im übrigen siehe Loret bei Morgan, Fouilles à Dahchour, 1895, 153–164.

VI Seite 290 *msḏr-ḥḏr.t* § 1 anhängen:
Nach Vikentiev, Bulletin de l'Institut d'Égypte 37, I, 123ff., handelt es sich um „Silphium".

VI Seite 301 *nbs* § 1 anhängen:
sowie Emery, The Tomb of Hemaka, 1938, Seite 52, und L. Matiegková, Archiv Orientální 26, 1958, 1–27.

VI Seite 303 *nnšm* Schreibung:
Eb 666 schreibt 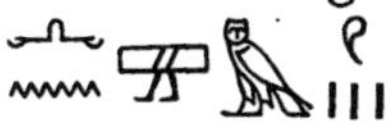

VI Seite 305 *nrꜣw* Schreibung:
Am Ende der Schreibung Bln 84 ist 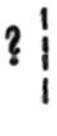 nachzutragen.

VI Seite 311 *nḥš* § 1:
Füge die Anmerkungsziffer 1 an „Lehnwort".
Neue Anm. 1: Nach Helck, Beziehungen Ägyptens zu Vorderasien, Seite 564 Nr. 142, asiatisches Lehnwort.

VI Seite 316 *ns.tjw* § 1 anhängen:
Siehe jedoch auch Loret, Kemi III, 1930–1933, 26–28: „Orcanette" (Alkanna tinctoria Tausch).

VI Seite 344 *ḥmꜣj.t*:

Zur Lesung *ḥmꜣ.t* bzw. *ḥnj.t* siehe Med. Gramm. § 22bb (Nachtrag).

VI Seite 346 *ḥmꜣ.t* § 1:

eine Hülsenfrucht *verbessere in:* eine Hülsenfrucht, die ihren Namen „Salzfrucht" wegen ihres Geschmacks erhalten hat.

in Eb 32 = H 3 *verbessere in:* die Angabe in Sm 22,1, daß man die Masse wässern soll, bis kein bitterer (bzw. salziger) Geschmack mehr vorhanden ist; vgl. ferner in Eb 32 = H 3

VI Seite 348 *ḥmꜣw* § 1 anhängen:

Nach Edel, Assuan, Seite 24, handelt es sich um die Pflanze, von der die *ḥmꜣj.t*-Frucht (S. 344) stammt.

VI Seite 353 *ḥnn* § 1 anhängen:

Wahrscheinlich handelt es sich um den männlichen Blütenstand; zur „zweihäusigen" Dattel vgl. Ingrid Wallert, Die Palmen im Alten Ägypten, Münchner Ägyptologische Studien 1, Seite 12 und 42.

VI Seite 369 *ḥsꜣ* Anm. 10:

Kerne *verbessere in:* Kerne/Samen

VI Seite 369 *ḥsp* Schreibung:

Die besondere Schreibung Eb 145 entfällt, da x statt ⌓ zu lesen ist.

VI Seite 383 *ḫkwn* § 1 anhängen:

Das Ag. W. B. III 180,10 aufgeführte Wort *ḫkn.w* (scheinbar mit dem Skarabäus determiniert) wird von Hornung, Amduat II Seite 188 Nr. 845, *ḫknw-ḫprr* gelesen: „Der Chepri preist".

VI Seite 395 *ḫprj* zur Lesung:

Wahrscheinlich ist *ḫpr* > *ḫpj* geworden (Med. Gramm. § 49,2bb).

VI Seite 410 *ẖꜥꜥ.w* Schreibung:

Eb 432 *verbessere in:* Eb 432[0]

Anm. 0: Der Topf wird von Daumas, Revue de l'Histoire des Religions, 1961, 89 Anm. 1, als Fehler angesehen, der durch die folgende Genitivpartikel *nw* entstanden sei.

VI Seite 423 *sꜣr* § 1, Zeile 1:

Füge die Anmerkungsziffer 2 an „unbekannte Pflanze".

Neue Anm. 2: Nach Helck, Beziehungen Ägyptens zu Vorderasien S. 584, ein Fremdwort.

VI Seite 441 *smw* § 1 anhängen:

ⲤⲒⲘ ⲚⲦⲞⲨⲰϨⲈ „Skorpionskraut" wird auch in der koptischen Medizin noch gegen Skorpionsstiche empfohlen (Till, Arzneikunde Nr. 147).

VI Seite 441 *smn* § 1:

eine Art Gans *verbessere in:* die Nilgans (Chenalopex aegyptiaca), vgl. Kuentz, Archives du Muséum d' Histoire Naturelle de Lyon XIV, 1ff.; Keimer, OLZ 30, 353; Caminos, Late-Egyptian Miscellanies 382.

VI Seite 454 *snṯr* Anm. 10 anhängen:

Zu *sꜣḳ* „zusammenziehen" könnte *pḫꜣ* „öffnen", „spalten" (Seite 451 B III) den Gegensatz bilden.

VI Seite 459 *shr.t*:

Anm. 1 anhängen: Zur Gleichsetzung der verschiedenen Formen siehe Edel, ZÄS 96, 1970, 7 Nr. 22.

VI Seite 459 *sḥjḥ.t* Schreibung:

In der Schreibung Eb 606 ist nach der „Gans" noch der Strich | nachzutragen.

VI Seite 463 *sḫ*.t § 1:

eine noch nicht bestimmte Körnerfrucht *verbessere in:* die sechszeilige Gerste[3]

Anm. 3: Siehe Edel, Assuan, Seite 25.

VI Seite 497 *šnj-tꜣ* § 1 anhängen:

Fecht, Wortakzent und Silbenstruktur § 173, übersetzt „Laub der Erde".

VI Seite 498 *šnꜥ.w* § 1 anhängen.

Ob Distel- bzw. Dornengewächs („Abwehrer", „Hindernis"), vgl. ϣⲛⲁ (Spiegelberg-Westendorf, Koptisches Handwörterbuch S. 316)?

VI Seite 505 *šs(ꜣ)j.t* § 1 anhängen:

Im Pap. Jumilhac II 20 wird *šsj.t* in Verbindung mit Blut erwähnt, dürfte also dort ein Mineral von roter Farbe sein.

VI Seite 507 *škr* § 1 anhängen:

Nach Daumas, CdE 46, No. 91, 1971, 50–58, handelt es sich um Bernstein (ambre jaune). Die Lesung ist in *škl*, die Herkunftsangabe in Vorderasien(?) zu verbessern.

VI Seite 520 *ḳnj* zur Lesung:

Jonckheere liest *ḳnjmw*, was unwahrscheinlich ist.

VI Seite 531 *ktkt* § 1 anhängen:

Nach Pap. med. Rubensohn (Pap. Berlin 10456,17; siehe den Nachtrag zu Band II Seite 4) ist die Lesung *krkr* wahrscheinlicher.

VI Seite 542 § 1 anhängen:

Junker, Giza V 94, liest *t-wṯj* (= *t-ỉtj*) „Gerstenbrot".

VI Seite 551 nach *twjꜣ* einschieben:

twn siehe *ṯwn* Seite 562.

VI Seite 558 *tmm*:

Schreibung: Das Determinativ ○ ist nachzutragen.

§ 1: Ob „Hülle"? So Ingrid Wallert, Die Palmen im Alten Ägypten, Münchner Ägyptologische Studien 1, Seite 43.

VI Seite 562 *ṯwn* zur Lesung:

Trotz der einen Schreibung in Pap. Ram. V mit *ṯ* ist doch wohl richtiger *twn* zu lesen, wie Pyr. 513 und 557 schreiben. Der Artikel müßte dann auf Seite 551 eingeschoben werden.

VI Seite 574 nach *dwꜣ.t* einschreiben:
dwḏw „Mehl“ siehe *ḏḏw* Seite 584–585.

VI Seite 578 *dr-nkn* § 1:
„Schaden beseitigen“ *verbessere in:* „Schadenbeseitiger“

VI Seite 584 *dgm* § 1 anhängen:
Vgl. ⲧⲏϭⲙⲉⲥ: ϫⲓⲥⲙⲓⲥ Rizinuspflanze (Spiegelberg-Westendorf, Koptisches Handwörterbuch S. 263).

VI Seite 585 *ḏḏw* § 1 anhängen:
Siehe noch Dévaud, Kemi 1, 140–141, und Edel, Assuan, Seite 27 (*dwḏw* „Mehl“).

VI Seite 618 einfügen:
Edel, Assuan Edel die Felsengräber der Qubbet el Hawa bei Assuan, II. Abteilung, 1. Band, 2. Teil: Text (Fortsetzung), Wiesbaden 1970

VI Seite 622 Keimer:
Anc. Eg. 1949 *verbessere in:* Anc. Eg. 1929

VI Seite 625 Stichwort „Asphalt“:
gehört vor das Stichwort „Auge“

VI Seite 625 nach Bergland einfügen:
Bernstein 507 (Nachtrag)

VI Seite 626 nachtragen:
bei Dornbusch 498 (Nachtrag)
bei Erdmandel 134 (Nachtrag)

VI Seite 627 nachtragen:
bei Gerste 463 (Nachtrag)

VI Seite 627 nach [Hefe] einfügen:
Hennakraut 98 (Nachtrag)

VI Seite 628 nachtragen:
bei Mehl 585 (Nachtrag)

VI Seite 629 nach Nilbarsch einfügen:
Nilgans 441 (Nachtrag)

VI Seite 663 d) koptisch:
ⲟⲙⲉ 19 *verbessere in:* ⲟⲙⲉ 90
ⲭⲓⲉⲓⲣⲉ *verbessere in:* ϫⲓⲉⲓⲣⲉ
Nachzutragen sind die Stichwörter:
ⲗⲁⲙ 79 (Nachtrag)
ⲉⲙⲓⲙ 95 (Nachtrag)
ⲧⲏϭⲙⲉⲥ 584 (Nachtrag)
ⲟⲩⲱϩⲉ 441 (Nachtrag)
ϣⲛⲁ 498 (Nachtrag)

ϩⲣⲘⲖⲚ 43 (Nachtrag)
ϪⲒⲤⲘⲒⲤ 584 (Nachtrag)

VI Seite 633f) nachtragen:
ambre jaune 507 (Nachtrag)

H) Band VII,1 und 2: Wörterbuch der medizinischen Texte

VII, 1 Seite 7 Anm. 3 anhängen:
Nach Grapow, Grundriß I Seite 50, handelt es sich um „die beiden Ausläufer des Schulterblattes, das Rabenschnabelbein und das freie Ende der Spina scapulae“.

VII, 1 Seite 8 *ꜣmꜥ.t*:
ḫꜣḏ *verbessere* (*dreimal*) *in:* *ḥꜣd*

VII, 1 Seite 14 *ꜣtj.t*:
Zu diesem Wort (W.B. I 23,10 und 288,15) siehe Posener, Revue d'Égyptologie 15, 127.

VII, 1 Seite 19 *iꜣrr* § 1 anhängen:
Vgl. CT III 255a („Augentrübung“).

VII, 1 Seite 21 *iꜣṯ* § 1:
wenig Wahrscheinlichkeit *verbessere in:* eine gewisse Wahrscheinlichkeit
§ 1 anhängen: Ob an Wundstarrkrampf zu denken ist?

VII, 1 Seite 21 *iꜣd.t* 2:
Sm 18,17 (*kjj sꜣw* *verbessere in:* Sm 18,17 (*kjj sꜣ*

VII, 1 Seite 24 *iꜥj* A:
Schreibung: L; Sm 21,20 *verbessere in:* L 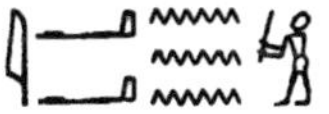 Sm 21,20 (imperf. *sḏm-f*)[0]
Anm. 0: Siehe dazu Med. Gramm. §§ 257–258.

IV: *sp.w* *verbessere in:* *sp*
VII, 1 Seite 26 nach A II b einschieben:
c) unpersönliches *iw* + Pseudopartizip?
Siehe B II c Seite 27 Anm. 12.

VII, 1 Seite 27 Anm. 12:
Eb 207d; *verbessere in:* Eb 207d; 854o;
Vgl. dazu *verbessere in:* Vgl. dazu Lefebvre, Grammaire § 663 Seite 330, und

VII, 1 Seite 29 *iwj* Schreibung:
nach Negation *verbessere in:* *sḏm-f* nach Negation
nach Konjunktion *verbessere* (*zweimal*) *in:* *sḏm-f* nach Konjunktion

VII, 1 Seite 35 *iwšš* § 1 anhängen:
Vgl. kopt. ⲟⲟⲩϣ „Brei“, „Grütze“ (Crum, Copt. Dict. 257a; Spiegelberg-Westendorf, Koptisches Handwörterbuch 142).

VII, 1 Seite 36 bei *mḥj* und *mḥ*:
mḥ verbessere (*dreimal*) *in: mḥj*

VII, 1 Seite 39 § 1 (Mitte):
abzulösen *verbessere in:* abzulösen[2]

Anm. 2: Siehe dazu Schott, Deutung der Geheimnisse, Abhandl. Akad. Wiss. Mainz 1954, Seite 231.

VII, 1 Seite 39 *ib* § 1 anhängen:
sowie Daumas, Revue de l'Histoire des Religions, 1958, 219ff.

VII, 1 Seite 40 *ib* § 4 anhängen:
Vgl. auch Eb 206 und 207 (*iw ib-f* ʿʿ*w-f* „sein Herz ist in Angst“).

VII, 1 Seite 48 *im(j)* Negation nach C einschieben:
D) Unklar: Sm 39 (13,8) (*imj mnḫjw*)[3]

Anm. 3: Breasted übersetzt: "that there may be no *mnḫy.w*" (zu *im* + Substantiv vgl. Med. Gramm. § 370 und Edel, Altäg. Gramm. § 1112). Abweichend fassen wir *im* als Adverb und 𓈖 als Präposition *n* auf (Bd. IV, 1 Seite 194).

VII, 1 Seite 52 *imš.t*:
Füge die Anmerkungsziffer 0 an [Alterserscheinung].

Anm. 0: Wahrscheinlich handelt es sich um Hautausschläge (Grind oder Schorf?).

VII, 1 Seite 67 F:
Sm 1 (1,2) *verbessere in:* Sm 1 (1,2) (verstärkend nach *isṯ*)[5a]

Anm. 5a: Vgl. *isṯ r-f* bei Gardiner, Grammar § 231 (Ende).

VII, 1 Seite 68 *ir.t* Schreibung:
Füge die Anmerkungsziffer 1a an „L 22 (7,1; 7,7)“.

Anm. 1a: Zu dem maskulinen Wort für Auge, das hier vorliegen kann, siehe Äg.W.B. I 108,1–2.

VII, 1 Seite 79 c:
anormale *verbessere in:* ungewöhnliche

VII, 1 Seite 82 II c:
sš.wj verbessere in: swš.wj:

VII, 1 Seite 89 Anm. 2 anhängen:
Zu *irj* im Sinne von „schaffen“, „bewältigen“ vgl. Edel, Altäg. Gramm. § 286 N auf Seite LXV.

VII, 1 Seite 96 *irw* § 1:
dem Magen? *verbessere in:* dem Magen? dem Krankheitsdämonen?

VII, 1 Seite 97 *irtjw* § 1 anhängen:
Wie *inm* scheint auch *irtjw* neben „Farbe" eine allgemeinere Bedeutung (etwa: „Außenseite", „Oberfläche") zu haben.

VII, 1 Seite 98 *ih* b:
šw verbessere in: šwj

VII, 1 Seite 103 *iḫ.t* IV 2:
'etwas tun' *verbessere in:* 'etwas tun' = 'den Kult vollziehen'

VII, 1 Seite 104 *is* Partikel II:
Füge die Anmerkungsziffern 1 an „(koordinierend) (?)" und 2 an „*rnp.t ḫr.t is*".
Anm. 1: Ob aus der enklitischen Partikel des Vergleichs entstanden (etwa: „wie" > „sowie" > „und")?
Anm. 2: Vgl. Amunsritual Berlin 9,3.

VII, 1 Seite 105 *is.t* Schreibung:
Füge an die letzte Schreibung die Anmerkungsziffer 2.
Anm. 2: Zu der wie ein „Ei" aussehenden Hieroglyphe vgl. Kaplony, Ägyptologische Abhandlungen 15, Seite 70. – Siehe auch bei *wsjr* Seite 217.

VII, 1 Seite 105 *isj* § 1 anhängen:
Das koptische ⲟⲥⲉ „Schaden" (Spiegelberg-Westendorf 141 nach Edel, ZÄS 86, 105) läßt auch die Bedeutung „Schaden nehmen" zu.

VII, 1 Seite 106 *isk*:
Überschrift: Füge die Anmerkungsziffer 1a an „(Partikel)".
A I c und d: Der Beleg Sm 39 (13,5) gehört wahrscheinlich zu d.
Neue Anm. 1a: Weitere Bedeutungen sind: „und zwar", „ferner", „außerdem".

VII, 1 Seite 106 *isṯ*:
Lesung: Nach dem Grundsatz, die jeweils älteste Schreibung für die Lesung zugrunde zu legen, hätte eigentlich *ist* umschrieben werden sollen.
Überschrift: Füge die Anmerkungsziffer 3a an „(Partikel)".
Neue Anm. 3a: Weitere Bedeutungen sind: „und zwar", „und doch", „ferner", „außerdem".

VII, 1 Seite 109 *itnw* (Eb 849 und Mutt u Kind) § 1 anhängen:
Fecht, Wortakzent § 159 Anm. 267, denkt in Verbindung mit *iwtn* „Staub" auch bei *itnw* (Eb 849) an „Staub". Für die Stellen aus Mutter und Kind wäre die Bedeutung „Staub des Ḥofes" als Zaubermittel einleuchtend. Siehe auch Harris, Lexicographical Studies in Ancient Egyptian Minerals, Seite 217.

VII, 1 Seite 111 *itj* III b:
itw verbessere in: itj.w

VII, 1 Seite 114 Anm. 5 anhängen:
Zur Ablösung von ˁ durch *ḏr.t* siehe auch Schott, Deutung der Geheimnisse, Abh. Akad. Wiss. Mainz 1954, Seite 235.

VII, 1 Seite 122 ꜥꜣ II:

als Adverb *verbessere in:* als Adverb: „viel“, „sehr“

VII, 1 Seite 131 ꜥꜣꜥ:

§ 4 anhängen: Daß hier die Tätigkeit eines „Incubus“ (Seth als Esel?) vorliegt, der den Menschen mit seinem „Giftsamen“ schwängert, wird ZÄS 92, 128ff. und 96, 145–149 ausgeführt.

§ 5 anhängen: Bezeichnend ist, daß die Abwehrmittel gegen den Incubus „vor dem Schlafengehen“ eingenommen werden: Der im Schlaf wehrlose Mensch wird nämlich auf seinem Ruhelager heimgesucht.

VII,1 Seite 132 ꜥꜣꜥ:

§ 7 (1. Absatz): Würmer erzeugt *verbessere in:* Würmer erzeugt (siehe bei *ḥfꜣ.t* Seite 596 § 3).

§ 7 (2. Absatz): ‘Salben der Fenster’ *verbessere in:* ‘Salben der Türen und Fenster’.

VII ,1 Seite 132 ꜥꜣꜥ § 8:

Füge die Anmerkungsziffer 1 an „l’hématurie parasitaire“ und die Anmerkungsziffer 2 an „Auftreten von Blut“.

Wildkatze *verbessere in:* Pantherkatze

Anm. 1: Siehe jetzt auch Ghalioungui, ZÄS 87, 108–114.

Anm. 2: Es handelt sich um das Menstruationsblut, das zur Vermeidung einer Fehlgeburt abgewehrt werden soll (siehe den Nachtrag zu § 4).

VII, 1 Seite 134 ꜥꜣ*m* anhängen:

3) in der Krankheitsbezeichnung *tꜣ-nt-ꜥꜣmw* siehe Seite 936.

VII, 1 Seite 134 ꜥꜣ*gj.t* (Stichwort):

Das anlautende Ajin von ꜥꜣ*gj.t* ist zu einem scheinbaren Komma mißraten.

VII, 1 Seite 140 ꜥ*m*ꜥ*mw*:

Füge die Anmerkungsziffer 1a an [Tier].

Anm. 1a: Vgl. de Wit, ZÄS 88, 74 „Ichneumon“; Drogen-W.B. 95 „Art Ratte oder Maus“; Emma Brunnert-Traut, Nachr. Akad. Wiss. Göttingen 1965, Nr. 7, Seite 145 „Spitzmaus“ („Vielfresser“), und altkoptisch ϭⲘⲒⲘ „Spitzmaus“ (Spiegelberg-Westendorf 35).

VII, 1 Seite 143 ꜥ*nw.t* § 1:

Altägyptische Krankheitsnamen *verbessere in:* Altägyptische Krankheiten

Exanthem o. ä.“ *verbessere in:* Exanthem o. ä.“; Altägyptische Chirurgie Seite 88: „Lepra maculo-anaesthetica“

VII, 1 Seite 144 ꜥ*nw.t* § 2 (Ende):

anethetica *verbessere in:* anaesthetica

VII, 1 Seite 144 ꜥ*nḫ* II:

Füge die Anmerkungsziffer 0 an „lebendig = frisch“.

Anm. 0: Vgl. Crum, Copt. Dict. 511b: ⲞⲨⲞϪ „frisch“ wird in der Glosse durch ⲞⲚϨ „lebendig“ erklärt.

VII, 1 Seite 148 *ꜥrw.t*:
in unklarem Zusammenhang ***verbessere in:*** von der „Öffnung“ der Vulva

VII, 1 Seite 150 *ꜥḥꜥ* Überschrift:
aufstellen ***verbessere in:*** aufstehen, hinstellen

VII, 1 Seite 151 *ꜥḫj* verdampfen:
Füge die Anmerkungsziffer 1 an „(vom Wasser)“.
Anm. 1: Wahrscheinlich übertragen von *ꜥḫj* „sich erheben“ (Äg.W.B. I 224,5).

VII, 1 Seite 156 *ꜥḳꜣ* (?):
ꜥḳꜣ (?) [. . . ? . . .] ***verbessere in:*** *ꜥḳꜣ* in Ordnung sein
in unklarem Zusammenhang ***verbessere in:*** vom Eingang (der Vulva), der durch ein Amulett („Isisblut“) geschützt ist, vgl. dazu ZÄS 92, 145.
NB! Der Artikel gehört also zum vorhergehenden.

VII, 1 Seite 159 *ꜥḏn.t* Überschrift:
Füge die Anmerkungsziffer 1 an [. . . ? . . .]
Anm. 1: Ob demotisch *ꜥḏn* „Narbe“ und bohairisch ⲁϫⲛⲓ „Fleck“, „Makel“ (Spiegel-Westendorf 19) zu vergleichen sind? Es würde sich dann um die unregelmäßige, gekräuselte Oberfläche handeln.

VII, 1 Seite 163 *wꜣšš* Überschrift:
Füge die Anmerkungsziffer 1a an *wꜣšš*.
Anm. 1a: Ob *wšš* < *wsš* zu lesen ist, d. h. eigentlich „Ausscheidung“ (Med. W.B. 218–222)? Zur Schreibung von *w* durch  vgl. Med. Gramm. § 21,2 (*wšb.t*).

VII, 1 Seite 166 *wjꜣ.t* § 1 (Neufassung):
Es handelt sich wahrscheinlich um einen Krankheitsstoff (nach dem Determinativ wohl flüssig), mit dem das Herz gefüllt ist (vgl. Eb 855g *mt.w nw ḥꜣ.tj ḫr ḥs* „die Gefäße des Herzens stehen unter Kot“).

VII, 1 Seite 167:
Anm. 1: o er ***verbessere in:*** oder
Anm. 5: t elen ***verbessere in:*** nen Stellen

VII, 1 Seite 171 *wꜥḥ* Schreibung:
Die Pluralstriche sollten in regelmäßigen Abständen stehen.

VII, 1 Seite 179 *wbd.t*:
Die Klammer vor dem Stichwort ist ausgefallen.

VII, 1 Seite 181 *wp.t* 1:
Füge die Anmerkungsziffer 4 an „Scheitel des Kopfes“.
Anm. 4: Zur Erklärung von *wp.t* durch *ḏꜣḏꜣ* „Kopf“ siehe Schott, Deutung der Geheimnisse, Abh. Akad. Wiss. Mainz, 1954, Seite 235.

VII, 1 Seite 182 *wpj* Schreibung anhängen:
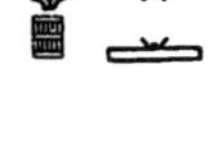 Pap. Beatty VII Rs. 6,7

VII, 1 Seite 182 Anm. 4 anhängen:

Nach einem freundlichen Hinweis von H. Altenmüller sei 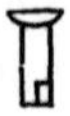 statt 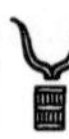 zu lesen, also Nephthys statt Upet.

VII, 1 Seite 183 *wpj* I anhängen:
— Pap. Beatty VII Rs. 6,7 (Skorpionsstich)

VII, 1 Seite 183 *wfꜣ* § 1 anhängen:
Zu kopt. ⲟⲩⲱϥ, ⲟⲩⲟϥ vgl. Crum, Copt. Dictionary 505a.

VII, 1 Seite 185 *wnw*:
Füge die Anmerkungsziffer 0 an „Embryo".
Anm. 0: Wahrscheinlich Ableitung von *wnn* „existieren"; vgl. L 45 *wn.tj* (Med.W.B. 191).

VII, 1 Seite 189 *wnm* § 2:
Anwesiung *verbessere in:* Anweisung

VII, 1 Seite 190 Anm. 4 anhängen:
sowie *wnw* „Embryo" Seite 185.

VII, 1 Seite 191 *wnn* Schreibung:
Füge die Anmerkungsziffer 0 an L 45 (Pseudopartizip? prosp. Partizip?).
Anm. 0: Siehe den Nachtrag zur folgenden Seite.

VII, 1 Seite 192 *wnn* I b 3:
Füge die Anmerkungsziffer 2a an „(*ḏr wn.t wn.tj*)".
Anm. 2a: Zur Übersetzung „seit bzw. bis existiert, was zu existieren bestimmt ist" siehe ZÄS 92, 146.

VII, 1 Seite 193 *wnn-nfr*:
wnn-nfr verbessere (*zweimal*) *in: wnn-nfrw*
Anm. 2 anhängen: und Fecht, Wortakzent § 85ff.

VII, 1 Seite 194 *wnḫ* § 1 (letzter Satz):
Ähnlich wird . . . (11,22).
verbessere in:
Die Glossen Fall 34 (11,22) und Fall 43 (15,4–5) erklären *wnḫ* durch *nft*[3].
Anm. 3: Siehe auch Schott, Deutung der Geheimnisse, Abh. Akad. Wiss. Mainz, 1954, Seite 231 (*wnḫ* durch *ntf* erklärt).

VII, 1 Seite 195 *wr*(*r*) zur Lesung:
Zum Ansatz *wrj* (neben *wrr*) siehe Edel, Altäg. Gramm. § 340bb.

VII, 1 Seite 202 *whj* § 1:
Füge die Anmerkungsziffer 2 an „bleibt zweifelhaft".
Anm. 2: Der unter Blutungen erfolgende Abgang von Lebensmitteln (= Diarrhoe) und der Leibesfrucht (= Fehlgeburt, kopt. ⲟⲩϩⲉ nach Spiegelberg, ZÄS 58, 56) scheint auf denselben Urheber zurückgeführt zu werden: den Seth-Incubus, der auch die ꜥꜣꜥ-Krankheit erzeugt; vgl. ZÄS 92, 148.

VII, 1 Seite 206 *wḥm* zur Lesung:

Zur Rückkehr zur alten Lesung *whm* siehe Lacau, BIFAO 63, 1965, 1ff.

VII, 1 Seite 217 *wsjr*:

Zur Lesung *ws.t-ir.t* siehe Fecht, Wortakzent Seite 223 zu § 108.

Zur Schreibung Eb 2 (1,18): Zur unbefriedigenden Deutung des wie ein „Ei“ aussehenden Zeichens als „Gehirn“ (*ȝjs*) siehe Kaplony, Ägyptologische Abhandlungen 15, Seite 70. Siehe auch bei *is.t* „Isis“ Seite 105.

VII, 1 Seite 226 *wt:*

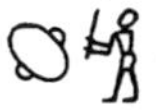 H *verbessere in:* 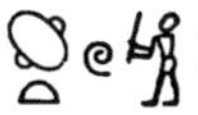 H

VII, 1 Seite 227 *wt*:

Zwischen der Schreibung und dem Abschnitt I ist einzuschieben:
Verbum der Applikation

VII, 1 Seite 230 Anm. 3 anhängen:

Ob hierher die Seite 1028 (Nachtrag) aufgenommene Stelle L 39 (13,8) gehört?

VII, 1 Seite 231 Anm. 1 anhängen:

und Med. Gramm. Seite 61 Anm. 4.

VII, 1 Seite 232 *wdj* Schreibung:

Bei Sm 7 (3,9) ist der Spieß neben dem Kreuz zu tilgen.

VII, 1 Seite 241 *bȝḥ* § 1:

die ja durch Beschneiden *verbessere in:* die ja in der Regel durch die Beschneidung

VII, 1 Seite 243 Anm. 1:

am Ende des Med.W.B. *verbessere in:* im Anhang VII, 2 Seite 1020–1021.

VII, 1 Seite 244 *bjbj* § 1 anhängen:

Zur Ableitung von ⲂⲀⲀⲂⲈ aus *ꜥbꜥb* > *bꜥbꜥ* siehe noch Recueil de trav. 23, 203, und Steindorff, Lehrbuch der kopt. Gramm. § 266.

VII, 1 Seite 244 *bjdj* Schreibung:

In der Schreibung Eb 368 ist \\ unter ausgefallen.

VII, 1 Seite 245 *bꜥbꜥ*:

Füge die Anmerkungsziffer 0 an „begießen“.

Anm. 0: *bꜥbꜥ* „begießen“ nicht im Äg.W.B.; vgl. aber kopt. ⲂⲈⲈⲂⲈ und semitisch בעבע (Spiegelberg-Westendorf 20).

VII, 1 Seite 245 *bꜥḫj* 2:

ḳȝ *verbessere in:* *ḳȝj*

VII, 1 Seite 252 *bsj.w* 1:

Der Hinweis auf kopt. ⲞⲨⲒⲤⲒ ist zu tilgen; das bei Spiegelberg, Handwörterbuch 171, aufgeführte Wort ist zweifelhaft.

VII, 1 Seite 252 *bsbs*:
[Gans/Ente] *verbessere in:* Weißkopfente[2]
Anm. 2: Siehe Edel, Inschriften der Weltkammer II 97.

VII, 1 Seite 256 *p* Sitz (Schreibung):
Die untere Kante von  ist im Druck ausgefallen.

VII, 1 Seite 259 *pꜣḳ.t* Schreibung:
In der Schreibung Eb 130 ist  zu drehen.

VII, 1 Seite 260 *pjw*:
Füge die Anmerkungsziffer 3 an „Floh".
Anm. 3: Eigentlich „Flieger" oder „Springer", siehe Spiegelberg-Westendorf 145 bei ПНІ.

VII, 1 Seite 260 *pꜥpꜥj.t* § 1:
.ä. *verbessere in:* u. ä.

VII, 1 Seite 264 *pwj*:
[Demonstrativpronomen] *verbessere in:* dieser
Nach der Schreibung ist einzuschieben: Demonstrativpronomen masc. sg.

VII, 1 Seite 265 *pn* Schreibung anhängen:
—  Ram III A 24 (nach Barns)

VII, 1 Seite 269 *pr.t*:
Früchte *verbessere in:* Früchte; Samen

VII, 1 Seite 272 *pḥ* Schreibung:
In der ersten Schreibung ist der Spieß unter den „laufenden Beinen" zu tilgen.

VII, 1 Seite 280 § 6 Zeile 5:
Füge die Anmerkungsziffer 1 an „inneren Organe allgemein".
Anm. 1: Zu *pḥwj.t* mit der Bedeutung „Unterleib" vgl. L 45 (ZÄS 92, 145–146), wo von den „Eingeweiden (?) des Afters und des Bauches" die Rede ist.

VII, 1 Seite 282 Anm. 2 anhängen:
Das Gegenteil scheint *snṯr sꜣḳ* (Bd. VII, 2 Seite 712) zu sein.

VII, 1 Seite 299 *psḏ/psd* Schreibung:
Füge die Anmerkungsziffer 0 an „KV 26".
Anm. 0: Zum Determinativ siehe Walker, JEA 50, 177.

VII, 1 Seite 306 *fḫ* § 1:
des Endes der Nase, das an der Oberseite der Nase aufhört
verbessere in:
der Seitenräume der Nase, die an der Oberseite der Nase aufhören

VII, 1 Seite 315 *m* 3cc:
Zu *ḫr* „fallen": Sm 33 (11,10 und 14) gehören zu D I d auf Seite 328, und zwar als 6a) „fallen als Kopfüberhängender".

VII, 1 Seite 315 *m* 4aa *gmj*:
Zu Sm 47 (16,19): Ob *ft m* „abwenden von"? Vgl. Med. Gramm. § 84,10.

VII, 1 Seite 328 D I d nach 6) einfügen:
6a) *ḫr m isḫdḫd* fallen als Kopfüberhängender Sm 33 (11,10 und 14)

VII, 1 Seite 332 *m* F II a 1 anhängen:
— Pharaob IV 1 (*irr n nꜣj-f pḫr.t*):

VII, 1 Seite 333 *m* L:
Füge die Anmerkungsziffer 1a an „Trennung".
Anm. 1a: Vgl. auch Sm 47 (16,19) *ft m* „abwenden von", nach Med. Gramm. § 84,10.

VII, 1 Seite 341 *m* § 12:
Zu dem Beispiel Sm 43 ist zuzufügen: Sm 31 (10,15) (*wnḥ* [*m*] *ṯs*).

VII, 1 Seite 342 *m* Fragewort:
Bei der Schreibung ist anzuhängen: Ram IV.
Bei den Belegen ist anzuhängen: 3) *mj-m* 'wie wer?': Ram IV D V 1.
§ 1 (Neufassung): In allen Fällen ist die Frage durch eine Partikel verstärkt: *ir-f* (Eb; Mutt u Kind) bzw. *tr* (Ram IV).

VII, 1 Seite 349 *mꜣfd.t* Schreibung:
Der Spieß hinter der *mꜣ*-Sichel ist zu tilgen.

VII, 1 Seite 350 *mꜣs.t* I b 1:
Schwellung *verbessere in:* Schwellungen

VII, 1 Seite 351 *mj* komme!:
mj verbessere in: mj/mj.w

VII, 1 Seite 358 *mjs.t* § 1 anhängen:
Siehe aber auch die Behandlung der „rechten Seite" (*gs wnmj*) durch *wt*-Umschläge (Bd. VII, 2 Seite 929 § 1).

VII, 1 Seite 363 *mw* § 3 (letzter Satz):
ein Mittel ... Eb 27 vor.
verbessere in:
Mittel für After und Blase gemeinsam liegen in Eb 27, 139 und Bt 11 vor. Ob *mwj.t* in einigen Fällen auch die Ausscheidungen des Afters bezeichnet, ist ungewiß, vgl. jedoch koptisch **ⲔⲞⲨⲒⲘⲎ** „Harn" und **ⲚⲞϬⲘⲘⲎ** „Kot" (eigentlich: kleine und große Ausscheidung).

VII, 1 Seite 364 *mw.t-rmṯ*:
I c: *mw.t-rmṯ verbessere in: mw.t-rmṯ-s*
§ 1: Siehe *verbessere in:* Siehe Lexa, Magie I Seite 73, und

VII, 1 Seite 364 nach *mw.t-rmṯ* ist einzuschieben:
mwt sterben siehe bei *mt* Seite 408

VII, 1 Seite 368 *mn* A II b 1 und 2:
Die Stellen Sm 34 (11,23) und 43 (15,4) gehören wahrscheinlich zu b 1; siehe die Nachträge für Bd. IV, 2 zu Sm 43 Note 4 und zu Sm 34 Note 8.

VII, 1 Seite 376 *mr* Schreibung:
Nach „Pap. Leid." ist anzuhängen: Pap. Beatty VII Rs. 6,7.

VII, 1 Seite 378 *mr* IV anhängen:
Pap. Beatty VII Rs. 6,7

VII, 1 Seite 388 *mḫr*:
[. . . ? . . .] *verbessere in:* [Verbum]

VII, 1 Seite 393 *msd.tj*:
Nasenmuscheln *verbessere in:* Nasenflügel, die beiden Nasenmuscheln

VII, 1 Seite 400 *mt*:
Zur Lesung: Die koptische Form ⲘⲞⲨⲦ weist auf die Lesung *mtw*.

VII, 1 Seite 407 § 1:
Im Koptischen hat sich zwar nur noch die Bedeutung 'Band, Muskel
verbessere in:
Im koptischen ⲘⲞⲨⲦ hat sich zwar nur noch die Bedeutung 'Band

VII, 1 Seite 408 *mt* sterben:
Zur Lesung: Nach kopt. ⲘⲞⲨ, ⲘⲞⲞⲨⲦ eigentlich *mwt* zu umschreiben.

VII, 1 Seite 409 *mt* B I:
Füge die Anmerkungsziffer 2a an das Beispiel Eb 191a = 194a.
Anm. 2a: Oder zu B. II gehörig?

VII, 1 Seite 409 *mt*/*mt.t* B. II:
Füge die Anmerkungsziffern 2b an „Toter/Tote" und 2c an die letzte Schreibung Eb 385.
Anm. 2b: Zur Bedeutung „Verdammter" siehe Hornung, Altägyptische Höllenvorstellungen Seite 35.
Anm. 2c: In der verkürzt geschrieben Gruppe *mt mt.t* (vgl. Med. Gramm. § 454dd).

VII, 1 Seite 420 F II a anhängen:
Pharaob IV 1 (*irr n nꜣj-f pẖr.t*)

VII, 1 Seite 421 nach § 3 einfügen:
§ 4: Auslassungen von *n* treten im Pap. Berlin auf, siehe Med. Gramm. § 340,3.

VII, 1 Seite 423 *n.t* Neith und Wasserflut:
Möglicherweise ist *n.t* in Sm 18,6 als „Urwasser" zu verstehen, vgl. Westendorf, Papyrus Edwin Smith Seite 92.

VII, 1 Seite 424 *nꜣj.t*
[Haus] *verbessere in:* Spinnstube[1a]
Anm. 1a: Vgl. Pianchi 113 (Urk III 44).

VII, 1 Seite 439 G II c einfügen:
dm.t nt ḏnr.t Pap. Beatty VII Rs. 6,7

VII, 1 Seite 446 zu *njw* (?) [Körperteil]:
Ob *rmn* „Arm“ zu lesen? Vgl. die Schreibung 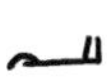 (D. 18) bei *rmnj* „tragen“, Äg.W.B. II 419.

VII, 1 Seite 446 *njw.t* Stadt:
Zur Umschrift *njw.t* vgl. Gardiner, Grammar Sign-list O 49. Edel; Altäg. Gramm. (z. B. § 66) umschreibt *nʾt*.

VII, 1 Seite 446 *njnj* § 1 anhängen:
Die sachliche Parallele Kah 24 (*wpj mn.tj-sj*) läßt schließen, daß die Beine „geöffnet“ bzw. „gespreizt“ sein sollen, damit der Rauch wirksam eindringen kann. Oder sollen die Beine „bewegt“ werden, vgl. ⲚⲞⲈⲒⲚ Spiegelberg-Westendorf 121?

VII, 1 Seite 455 Nephthys:
Füge Anmerkungsziffer 2 an „nur im Zauber belegt“.
Anm. 2: Siehe auch den Nachtrag (Mutt u Kind B 1,6) zu Seite 182 Anm. 4.

VII, 1 Seite 455 *nbꜣ* § 1 anhängen:
Vgl. kopt. ⲖⲒⲂⲈ „rasen“ (Spiegelberg-Westendorf 75)?

VII, 1 Seite 456 Anm. 4 anhängen:
Vielleicht ist *nbjbj* (als Verbum der Bewegung? vgl. Med. Gramm. § 462) besser durch „funkeln“ zu übersetzen? Vgl. den Gebrauch von „Karfunkel“ statt „Karbunkel“.

VII, 1 Seite 458 *nf*:
nf verbessere in: nfj

VII, 1 Seite 461 *nft* 1:
ẖꜣb.t verbessere (*zweimal*) *in: ẖꜣb*

VII, 1 Seite 461 *nmj* rufen (Schreibung):
Über der Gruppe *nm* ist 𓈖 z. T. ausgefallen.

VII, 1 Seite 465 *nnj* III:
Füge die Anmerkungsziffer 3 an „ergossen wird“.
Anm. 3: Wahrscheinlich ist das träge und ungeordnete Dahinfließen (des Urwassers *nnw*) durch *nnj* bezeichnet; vgl. Sethe, Amun § 145.

VII, 1 Seite 471 *nhd* § 1 anhängen:
Wahrscheinlich ist Osiris „der in seiner Schwäche ist“ gemeint, vgl. ZÄS 92, 129.

VII, 1 Seite 480 *nsw.t*:
Knochenverletzung *verbessere in:* Wirbelverletzung

VII, 1 Seite 481 *ns* § 1 anhängen:
und Alliot, Revue d'Égyptologie 10, 2–4, sowie Westendorf, ZÄS 96, 1970, 147.

VII, 1 Seite 483 Anm. 1 anhängen:
und kopt. ⲚⲞϢⲈ (Spiegelberg-Westendorf 131).

VII, 1 Seite 484 *nšw* § 1:
Der Hinweis auf kopt. ⲚⲈϢⲰ ist zu streichen (es liegt der Plural von ⲈϢⲰ „Hautschuppen" vor, vgl. Spiegelberg-Westendorf 43).

VII, 1 Seite 485 *nḳꜥw.t* § 1 anhängen:
Vgl. auch kopt. ⲚⲀⲀⲔⲈ „Wehen" (Spiegelberg-Westendorf 121).

VII, 1 Seite 490 *ntn.t* § 2 anhängen:
Es kann aber auch eine fälschliche Genus-Kongruenz vorliegen, vgl. Med. Gramm. § 123.

VII, 1 Seite 497 *nḏꜥw*:
Füge die Anmerkungsziffer 2 an [Alterserscheinungen].
Anm. 2: Wahrscheinlich handelt es sich um Hautausschläge (Grind oder Schorf?).

VII, 1 Seite 500 *nḏḥḏḥ*:
[schlechter Zustand oder Tätigkeit des Herzens]
verbessere in: [krankhafter Zustand des Herzens][2a]
Anm. 2a: Wahrscheinlich liegt eine Ableitung von *dḥ* „herabhängen" vor, vgl. *dḥdḥ* (Äg.W.B. V 483,14).

VII, 1 Seite 512 zu f 6 und Anm. 4:
Die Stelle Sm 9 (5,2) gehört zu *rꜣ* „Spruch" Seite 515.

VII, 1 Seite 515 *rꜣ* B V anhängen:
Sm 9 (5,2) (*rꜣ n ꜣḫ.t*)

VII, 1 Seite 518 *rꜣ-ỉb* § 5:
Näheres zur Lage des Magens
verbessere in: Erwähnung von Magenkrankheiten

VII, 1 Seite 519 *rꜣ-pw* Schreibung:
In der Schreibung Bln 163 h (16,8) ist der Strich unter ⊂⊃ verrutscht.

VII, 1 Seite 526 *rwtj* 2:
von außen *verbessere in:* von außen (d. h. aus der Jenseits-Welt)

VII, 1 Seite 527 *rmn*:
Wahrscheinlich gehört der Artikel *njw* (?) Körperteil von Seite 446 hierher.

VII, 1 Seite 529 nach *rn* einschieben:
rnw.t (?) Amme siehe Bd. VII, 2 Seite 1022.

VII, 1 Seite 529 *rnp.t*:
Schreibung nach L 44 anhängen: Pharaob IV B 3
II b anhängen: Pharaob IV B 3 (*kjj gs.w n sꜣ rnp.t*)

VII, 1 Seite 534 *rḳw.t* § 1 Ende:
Widersätzlichkeit *verbessere in:* Widersetzlichkeit

VII, 1 Seite 535 *rd* Schreibung:
Bln 163h (15,3) *verbessere in:* Bln 163a (15,3)

VII, 1 Seite 547 a 2:
Im Zitat Eb 190b ist *mrḥ.t bj.t* zu lesen.

VII, 1 Seite 553 D III b:
Geburt bzw. Abortus *verbessere in:* gebären bzw. abortieren

VII, 2 Seite 565 *hf*:
Füge die Anmerkungsziffer 1a an *hf*.
Anm. 1a: Vielleicht das Hiphil von פאה „abschneiden", vgl. Helck, Beziehungen Ägyptens zu Vorderasien Seite 565.

VII, 2 Seite 583 *ḥꜣrw* (*ḥl*) Schreibung:
Füge die Anmerkungsziffer 3a an „L 34" und „L 5".
Anm. 3a: Zu den Schreibungen mit doppeltem *r* vgl. kopt. ϩⲗⲟⲗ „Dunkelheit" (Caminos, Late-Egyptian Miscellanies 191–192).

VII, 2 Seite 583 Anm. 3 anhängen:
Siehe auch 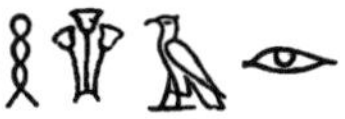 ZÄS 57, 96ff. Abschnitt 30 neben *ḥwꜥ-mꜣꜣ* „kurzsichtig".

VII, 2 Seite 587 § 1 anhängen:
Zur Ablösung von *ḥꜥw* durch *iwf* siehe auch Schott, Deutung der Geheimnisse, Abh. Akad. Wiss. Mainz 1954, Seite 226.

VII, 2 Seite 598 *ḥm.t* Schreibung:
In der Schreibung L 45 (14,5) sind zwei Zeichen ausgefallen, lies: 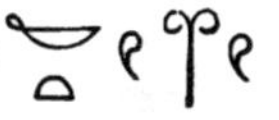

VII, 2 Seite 601 *ḥmw* § 1:
Füge die Anmerkungsziffer 3 an „Mastdarm".
Anm. 3: Oder ist der „Hals" gemeint, in dessen Inneres der Arzt greifen soll? Zur Verbindung zwischen den Wörtern für „Ruder" und „(Tier-)Hals" siehe Westendorf, Ursprung und Wesen der Maat, in: Festgabe für Dr. Walter Will, 1966, Seite 214–215.

VII, 2 Seite 608 *ḥnn* II b:
ḥnn m dp.t Phallus aus Kuchen (?)
verbessere in: *ḥnn-ꜥꜣ* (?) *m dp.t* Esels-Phallus aus Kuchen (?)
Anm. 1 anhängen: Zur Lesung *ḥnn-ꜥꜣ* (Haplographie des Phallus-Zeichens) siehe Med. Gramm. § 7 (Nachtrag) und Westendorf, ZÄS 96, 1970, 148.

VII, 2 Seite 638 *ḥtꜣ.w*:
Füge die Anmerkungsziffer 0 an „Flecken".
Anm. 0: Vgl. Caminos, Late-Egyptian Miscellanies 291: "wrinkles".

VII, 2 Seite 646 *ḥꜣj* III b 3:
Füge die Anmerkungsziffer 5a an Sm 41 (14,7) und Sm 45 (15,16).

Anm. 5a: Abgekürzt geschrieben, ob *srwḫ* zu lesen? Möglicherweise ist auch Sm 47 (17,6) eine fehlerhafte Komplementierung einer ideographischen Schreibung von *srwḫ* (vgl. Med. Gramm. § 9)?

VII, 2 Seite 646 *ḫꜣj.tj*:
Füge die Anmerkungsziffer 9 an [Krankheitsdämon].
Anm. 9: Zu diesem „Messerdämonen“ als Schützer des jungen Sonnengottes siehe Altenmüller, Apotropaia (Diss. München 1965) 131.

VII, 2 Seite 648 *ḫꜣꜥ.w*:
Füge die Anmerkungsziffer 0 an „Kah 10“.
Anm. 0: Die Lesung ist nicht gesichert.

VII, 2 Seite 653 *ḫpr* I b 3 und I e:
Die Stelle Eb 872b gehört zu I b 3, vgl. Bd. IV, 1 Seite 227 und Med. Gramm. § 395 cc 2.

VII, 2 Seite 655 *ḫft* IV:
Füge die Anmerkungsziffer 4 an ‘angesichts’.
Anm. 4: Hier wahrscheinlich besser durch „trotz“ zu übersetzen, d. h. trotz des Schwächeanfalls ist die Krankheit heilbar?

VII, 2 Seite 656 *ḫm* staubtrocken sein 2:
Füge die Anmerkungsziffer 1a an „(als kranker Zustand)“.
Anm. 1a: Vgl. demotisch „das Herz erzeugt Staub“ (Erichsen, Demotisches Glossar 487).

VII, 2 Seite 657 *ḫmꜣꜣ* § 1 anhängen:
Die Gleichung *ḫmꜣꜣ* > kopt. ϢΜΑ „zart, dünn, fein“ (Spiegelberg, Kopt. Handwörterbuch 194) ist nicht aufrechtzuhalten; vgl. Spiegelberg-Westendorf 313.

VII, 2 Seite 665 *ḫr* [Präposition/Konjunktion]:
Schreibung: „Kah“ nachtragen.
Die unter I b 4 stehende Stelle Kah 34 gehört zu b 2.

VII, 2 Seite 681 *ẖꜣb* A Überschrift und 2:
Sichelbein *verbessere in:* Schlüsselbein [1a]
Anm. 1a: Wörtlich: „Sichel(-Bein)“.

VII, 2 Seite 688 *ẖntjw* Schreibung:
Am Anfang der Schreibung Eb 873a ist 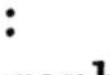 ausgefallen.

VII, 2 Seite 691 *ẖr.t*:
Füge die Anmerkungsziffer 4 an die Belegstelle.
Anm. 4: In der Verbindung *imj.w-ḫt rnp.t ẖr.t is* „die Gefolgsleute der Jahresseuche (und) dessen, was sie bringt“, vgl. dazu Amunsritual Berlin 9,3.

VII, 2 Seite 712 *sꜣḳ* III:
Füge die Anmerkungsziffer 4a an *snṯr sꜣḳ*.
Anm. 4a: Vgl. die Zustandsform *snṯr pḫꜣ* Bd. VII, 1 Seite 282.

VII, 2 Seite 724 *swꜣ*:

swꜣ verbessere in: swꜣj[0].

Anm. 0: Als Kausativ von *wꜣj* (Gardiner, Grammar Seite 559).

VII, 2 Seite 731 § 2 (vorletzte Zeile):

(Anhang I.I a 1 *verbessere in:* (Anhang II a 1)

VII, 2 Seite 734 nach *swt* einschieben:

swtj.t Pille, Perle siehe Seite 724 bei *swj.t*

VII, 2 Seite 734 Anm. 3 vor „Vgl." einfügen:

Wahrscheinlich das alte *sdwn* (Äg.W.B. IV 368,5), vgl. Steindorff, Lehrbuch § 274, und Edel, Altäg. Gramm. § 685f.

VII, 2 Seite 735 *sbꜣ* Tür:

Schreibung (anhängen): -- ★ 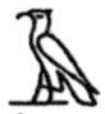 ⊙ ⊙ Bln 65

in der Verbindung *verbessere in:* 1) in der Verbindung: . . .

2) Fenster und Türen werden gesalbt (gegen Dämonen): Bln 65

VII, 2 Seite 737 II b und III:

Füge die Anmerkungsziffer 3a an *kjj sp.*

Anm. 3a: Im Pap. Jumilhac (ed. Vandier) bedeutet *kjj sp* „Variante" (wie *kjj ḏd*).

VII, 2 Seite 766 *snf*:

§ 2: spülen' *verbessere in:* spülen')

§ 6: Füge die Anmerkungsziffer 1 an „Blut-Krankheiten".

Anm. 1: Hierzu zählt offenbar auch das unreine Menstruationsblut.

VII, 2 Seite 778 *srwḫ* B nach IV einschieben:

V) *srwḫ-k* (oder: *ḫꜣj-k?*) *sw ḫft šsꜣ.w ỉpn* siehe bei *ḫꜣj* Seite 646

VII, 2 Seite 779 Anm. 1 anhängen:

Möglich ist auch die Lesung *srd* „wachsen" lassen, vgl. Bd. III Seite 11; ZÄS 92, 145; Junker-Winter, Philae II 69,17.

VII, 2 Seite 783 *srd* nach 2 einschieben:

3) *srd* (?) *swḥ.t* 'das Ei (im Mutterleib) wachsen lassen (?)'
siehe L 40 (Zaub) bei *srwḏ* Seite 779

VII, 2 Seite 787 *sḫrj* Schreibung:

pass. *sḏm-f*: *verbessere in:* pass. *sḏm-f* (?)[1a]:

Anm. 1a: Wahrscheinlich Infinitiv in der Nachschrift (ohne *pw*): „Ein Entfernen [ist das]".

VII, 2 Seite 788 *sḫḏ.w* § 2:

Füge die Anmerkungsziffer 1 an „Brandblase".

Anm. 1: Im Demotischen und Koptischen bezeichnen *sḥt* bzw. ⲥⲉϩⲧ den Aussatz (Erichsen, Demotisches Glossar 449; Crum, Coptic Dictionary 386b).

VII, 2 Seite 791 Anm. 1 anhängen:

Vgl. auch kopt. ⲉϣⲟ, ϣⲟ „Kleie" (Spiegelberg-Westendorf 43).

VII, 2 Seite 797 *sst* § 1
S. 39 *verbessere in:* S. 93

VII, 2 Seite 817 *stwt*:
stwt-f n hn verbessere in: stwt-f pw n hn

VII, 2 Seite 827 *sḏ/sd* A:
brechen [1] *verbessere in:* brechen [1], zersplittern

VII, 2 Seite 828 *sḏ/sd* B:
Bruch *verbessere in:* Bruch, Splitterbruch

VII, 2 Seite 834 Anm. 4 nach „Kommentar Seite 366" einfügen:
vgl. auch 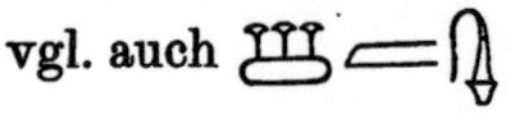 *šꜣm* „brennen" Pap. Jumilhac II 8

VII, 2 Seite 855 *šms*:
šms verbessere in: šmsj

VII, 2 Seite 863 *šnḏ.t* § 1:
Füge die Anmerkungsziffer 1 an „Akaziendorn".
Anm. 1: Auch in der koptischen Medizin kann ϣⲟⲛⲧⲉ den Dorn (im Fleisch) bezeichnen (Crum, Copt. Dictionary 573 a).

VII, 2 Seite 867 *šsꜣ.w* Anm. 1 anhängen:
Der in *šsꜣ.w* liegende doppelte Aspekt der „Erfahrung" und der „Kundgabe" ist im Falle der „Heilkunde" vielleicht durch die Übersetzung „Information" zu fassen, vgl. Westendorf, Papyrus Edwin Smith Seite 19.

VII, 2 Seite 868 *šsꜣ.w* I b:
srwḫ-k verbessere in: ḥꜣj-k (oder: *srwḫ-k*?)

VII, 2 Seite 870 *šš*:
Füge die Anmerkungsziffer 2a an „[Personenname]".
Anm. 2a: Siehe dazu Yoyotte, BIFAO 57, 1958, 94–98.

VII, 2 Seite 877 *ḳꜣb* Überschrift:
Füge die Anmerkungsziffer 1 an „Darm".
Anm. 1: Vgl. hebr. קרב „Eingeweide" und arab. قلب „Herz" (Hintze, Grapow-Festschrift 142).

VII, 2 Seite 878 *ḳꜣb.t* II a 5:
'oberster Knochen der Brust'
verbessere in: 'oberster Knochen der Brust' = Manubrium

VII, 2 Seite 879 *ḳꜣb.t* § 1:
Füge die Anmerkungsziffer 2a an „angedeutet zu sein".
Anm. 2a: Zur Etymologie von *ḳꜣb.t* als Ableitung von *ḳꜣb* „falten" (vgl. ⲕⲟⲗⲡⲟⲥ) siehe Vergote, BIFAO 61, 73.

VII, 2 Seite 882 *ḳꜥḥ* B VI:
im Zauber *verbessere in:* im Zauber: „Spitze" [0]
Anm. 0: Vgl. ZÄS 92, 145 Anm. 10, mit dem Hinweis auf kopt. ⲕⲟⲟϩ.

VII, 2 Seite 893–894 *ḳddw* § 1 anhängen:

Pap. Jumilhac XIV 14 gebraucht 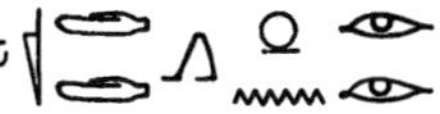 als „Umgebung (?) der Augen“ neben *ḏfd* „Pupille“.

VII, 2 Seite 899 *kjj/k.t(j)* Schreibung (Ende):

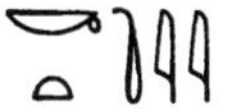 Bln 194 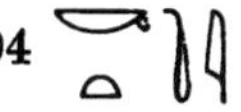 Bln 198 *verbessere in:* 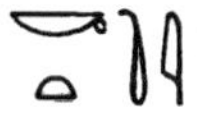 Bln 194; 198

VII, 2 Seite 907 *kns* § 1:

Füge die Anmerkungsziffer 5 an „bas-ventre“).

Anm. 5: Vergote, Phonétique Seite 137, vergleicht akkad. *karšu* = arab. كرش „Bauch, Magen, Uterus“.

VII, 2 Seite 909 *kk.t*:

Füge Anmerkungsziffer 0 an „[schädliche Tiere]“.

Anm. 0: Harris, Lexicographical Studies in Ancient Egyptian Minerals, Seite 217 Anm. 8, vermutet „Gecko“.

VII, 2 Seite 914 *gmꜣ* Überschrift:

Joch-Schäfenbein[1] *verbessere in:* Schläfenpartie, Joch-Schläfenbein[1]

VII, 2 Seite 925 *gs* A I b 5:

„Fenster“ *verbessere in:* „Tür und Fenster“

Bln 65: *dwꜣ verbessere in: sbꜣ*

VII, 2 Seite 927 *gs* Hälfte A I a:

Füge die Anmerkungsziffer 1 an „rechte Hälfte (des Bauches)“.

Anm. 1: Ob die Leber damit gemeint ist?

VII, 2 Seite 928 *gs* A I b:

Füge die Anmerkungsziffer 0 an „linke Hälfte (des Bauches)“.

Anm. 0: Ob der Magen gemeint ist?

VII, 2 Seite 945 *tp* § 2 (Zeile 4):

Füge die Anmerkungsziffer 0 an „Inneres des Kopfes“.

Anm. 0: Vgl. auch Sm 1 (1,2) [*ḳs n*] *tp* mit der Glosse (1,11), die *ḳs n ḏnn.t* verwendet.

VII, 2 Seite 948 *tpꜣ.w* § 1, Zeile 3:

Füge die Anmerkungsziffer 1 an „Nahtstelle“.

Anm. 1: Vgl. ⲧⲱⲡ „nähen“, „zusammenfügen“ < 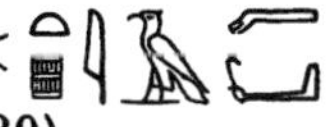 (Spiegelberg-Westendorf, Koptisches Handwörterbuch 239).

VII, 2 Seite 948 *tpꜣ.w* § 2 (Absatz 2):

Füge die Anmerkungsziffer 2 an „Schuppen (im Haar)?“.

Anm. 2: Vgl. jedoch die Varianten Eb 655 (*tpꜣw n wꜥn*) = H 124 (*ḫpꜣ n wꜥn*) sowie die im Drogen-W.B. 413 für *ḫpꜣ* vorgeschlagene Übersetzung „Schuppen“.

VII, 2 Seite 949 *tm* I (*iwf tm*):
Füge die Anmerkungsziffer 2 an „20,11 (Zaub)".
Anm. 2: Zu der Verbindung *tm n ꜥnḫ* vgl. Junker-Winter, Philae II 69,18.

VII, 2 Seite 949 Anm. 1:
Tilge das Semikolon vor § 249bb.

VII, 2 Seite 960 *tḫb* A. Aufschwemmung (anhängen):
Anschwellung

VII, 2 Seite 961 *tḫb* B. Feuchtigkeit absondern (anhängen):
anschwellen

VII, 2 Seite 966 *ṯb.t/tb.t* 5:
Füge die Anmerkungsziffer 1 an (Zaub).
Anm. 1: Wahrscheinlich neuägyptische Entstellung aus 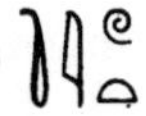 (= *tb.t*) statt 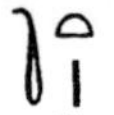 (= *tj.t*) als Schreibung für das sogenannte „Isisblut", siehe dazu ZÄS 92, 148.

VII, 2 Seite 969 *ṯs/ṯs.t* a 3:
Füge die Anmerkungsziffer 6a an „der mittlere Wirbel".
Anm. 6a: Vielleicht ist auch nur „ein Wirbel inmitten der Nackenpartie" gemeint, im Gegensatz zu einem Wirbel, der tiefer am Rückgrat sitzt.

VII, 2 Seite 973 *dwꜣ/dwꜣj.t* a 2 bb:
Der Beleg Bln 65 ist zu streichen, da es sich offensichtlich um eine Fehlschreibung für *sbꜣ* „Tür" handelt.

VII, 2 Seite 975 *dwn* II:
Füge die Anmerkungsziffer 1 an „ausgestreckt sein".
Anm. 1: D. h. „schlaff sein", so daß das Gesicht vornüber hängt.

VII, 2 Seite 975 *dwn* IV:
vom *ḥm.t*-Uterus *verbessere in:* von einem Binden-Amulett im Uterus[2]
Anm. 2: Siehe dazu ZÄS 92, 145.

VII, 2 Seite 975 nach *db* Nilpferd einfügen:

db Horn 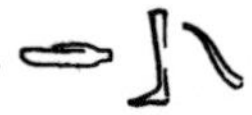 L 45 (14,6) (Zaub)

VII, 2 Seite 975 *dbb.w* § 1, Zeile 5:
Füge die Anmerkungsziffer 1 an „Betracht".
Anm. 1: Chassinat, Le manuscrit magique Copte (= Bibl. d'Études Coptes IV), Kairo 1955, Seite 78, vergleicht sah. ⲦⲂⲂⲞⲞⲨ masc. als Bezeichnung eines Körperteils.

VII, 2 Seite 978 *dm.t*:
Schreibung anhängen: 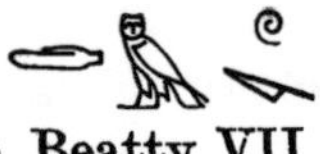 Pap. Beatty VII Rs.
Bei I a anhängen: Pap. Beatty VII Rs. 6,7 (*wpj dm.t nt ḏnr.t*)

VII, 2 Seite 979 *dmj* I a:
Füge die Anmerkungsziffer 0 an „Gelenkbeuge".
Anm. 1: Vgl. kopt. ⲣⲁ-ⲧⲱⲙⲓ (Spiegelberg, Kopt. Handwörterbuch 146).

VII, 2 Seite 993 *ḏꜣ* 2:
Füge die Anmerkungsziffer 2a an „[krankhafter Zustand der Augen]".
Anm. 2a: Wahrscheinlich „geschwollen" bzw. „gerötet" o. ä.

VII, 2 Seite 995 *ḏꜣḏꜣ*:
Füge die Anmerkungsziffer 5 an [Topf].
Anm. 5: Vielleicht gehören hierher auch die Stellen Eb 325 und 463 (geschrieben Ŏ |), die bei *ḥnw* Seite 606 aufgenommen sind.

VII, 2 Seite 1006 *ḏnr(.t)/ḏl(.t)*:
Schreibung anhängen: 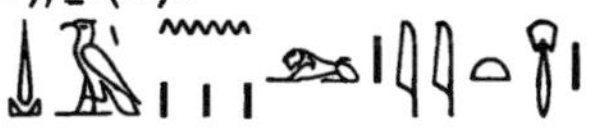 Pap. Beatty VII Rs. 6,7
Bei 1 anhängen: — Pap. Beatty VII Rs. 6,7 (*wpj dm.t nt ḏnr.t*)

VII, 2 Seite 1006 *ḏr* (Präposition):
Füge die Anmerkungsziffer 2a an *ḏr*.
5) unklar *verbessere in:* 5) als Konjunktion + *sḏm.t-f* 'bis daß' bzw. 'seit'
Anm. 2a: Siehe Anthes, Zur Übersetzung der Präpositionen und Konjunktionen *m* und *ḏr*, Studies Wilson, Chicago 1969, 1–13.

VII, 2 Seite 1006 Anm. 3:
Eigentlich *verbessere in:* Siehe Med. Gramm. § 225,1; wahrscheinlich

VII, 2 Seite 1009 *ḏrw(w)* Überschrift:
Seitenfläche *verbessere in:* Seite

VII, 2 Seite 1010 *ḏrw(w)* B:
Seitenflächen *verbessere in:* Seitenräume

VII, 2 Seite 1012 *ḏsfw*:
Füge die Anmerkungsziffer 0 an [. . . ? . . .].
Anm. 0: Es könnte sich um eine „Brühe" oder eine „heiße Suppe" handeln, vgl. Äg.W.B. V 609,8.

VII, 2 Seite 1013 *ḏd* II a 2:
. . ." *pw* (einleitend) *verbessere in:* . . . *pw*" (einleitend)

VII, 2 Seite 1022 Pfeil (?) § 1 anhängen:
Siehe jedoch ZÄS 92, 148f., wo Beziehungen zwischen diesem „Pfeil" und dem Schulterknoten *sṯ.t* angenommen werden. Vgl. auch 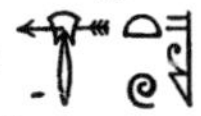 „Pfeil" bei Caminos, Literary Fragments Taf. II B 2,7 und p. 11.

VII, 2 Seite 1023, Zeile 1:
Nach 20, 1952, 638 füge ein: und Harris, Lexicographical Studies in Ancient Egyptian Minerals Seite 40.

VII, 2 Seite 1028 nach L 36 (12,13) einschieben:
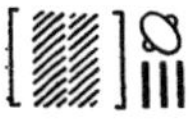 [Binden?]

L 39 (13,8) (Anubis: *ꜥ.wj-j* [*ẖr*] *wt.w* [?])[5a]
Anm. 5a: Siehe dazu ZÄS 92, 144.

VII, 2 Seite 1032:
Füge die Anmerkungsziffer 0 an die Überschrift.
Anm. 0: Siehe dazu Helck, Beziehungen Ägyptens zu Vorderasien Seite 580.

VII, 2 Seite 1033ff.:
Die Zitate für nachgetragene Stichwörter werden durch N nach der Seitenzahl gekennzeichnet.

VII, 2 Seite 1036 nachtragen:

anschwellen	*tẖb*	961 N
Anschwellung	*tẖb*	960 N
Arm	bei *njw* (?)	446 N

VII, 2 Seite 1037 Bogensignatur:
Mediziin *verbessere in:* Medizin

VII, 2 Seite 1038 nachtragen:

ausserdem	*ỉsk, ỉsṯ*	106 N

VII, 2 Seite 1042 nachtragen:

Binde (?)	*wt* (?)	1028 N

verbessern: blasen *nf* zu blasen *nfj*

VII, 2 Seite 1044 nachtragen:

Brühe (?)	*ḏsfw*	1012 N

VII, 2 Seite 1051 nachtragen:

ferner	*ỉsk, ỉsṯ*	106 N

VII, 2 Seite 1053:
folgen *šms* *verbessere in:* folgen *šmsj*
fortgehen *swꜣ* *verbessere in:* fortgehen *swꜣj*

VII, 2 Seite 1055:
geleiten *šms* *verbessere in:* geleiten *šmsj*

VII, 2 Seite 1058 nachtragen:

Hals (?)	*ḥm.w*	601 N

VII, 2 Seite 1059:
hauchen *nf* *verbessere in:* hauchen *nfj*

VII, 2 Seite 1062 bei Horn (nach *ꜥb*) nachtragen:
db 975 N

VII, 2 Seite 1063 nachtragen:

„Isisblut" (*tj:t*)	bei *ṯb.t/tb.t*	966 N
Jenseitswelt	*rwtj*	526 N

VII, 2 Seite 1065 nachtragen:

[Königsname]	*ttj*	962

VII, 2 Seite 1066 [krankhafter Zustand ...] des Herzens:
ḥtȝ *verbessere in:* *ḥṯȝ*

VII, 2 Seite 1070 bei Manubrium nachtragen:
bei *ḳs* 878 N

VII, 2 Seite 1073 nachtragen:
Nasenflügel *msd.tj* 393 N

VII, 2 Seite 1077 bei [Präposition] nachtragen:
ẖr 688

VII, 2 Seite 1079 bei Samen nachtragen:
pr.t 269 N

VII, 2 Seite 1080 nachtragen:
Schläfenpartie *gmȝ* 914 N

VII, 2 Seite 1081 bei Schlüsselbein nachtragen:
ẖȝb 681 N

VII, 2 Seite 1085 nachtragen:

Spinnstube	*nȝj.t*	424 N
Spitze	*ḳꜥḥ*	882 N
Spitzmaus	*ꜥmꜥmw*	140 N

VII, 2 Seite 1090 nachtragen:
trotz (?) *ḫft-ḥr* 655 N

VII, 2 Seite 1091 nachtragen:

und zwar	*isk, isṯ*	106 N
Unterleib	bei *pḥwj.t*	280 N

VII, 2 Seite 1093 nachtragen:
Verdammter *mt/mwt* 409 N

VII, 2 Seite 1095:
vorbeigehen *swȝ* *verbessere in:* vorbeigehen *swȝj*

VII, 2 Seite 1097 nachtragen:
Weißkopfente *bsbs* 252 N

VII, 2 Seite 1099 nachtragen:
zersplittern *sḏ/sd* 827 N

VII, 2 Seite 1104 (englisch) nachtragen:
wrinkles *ḥtȝ.w* 638 N

VII, 2 Seite 1105 (koptisch) nachtragen:

ⲁϫⲛⲓ	*ꜥḏn.t*	159 N
ⲃⲉⲉⲃⲉ	*bꜥbꜥ*	245 N
ⲉⲙⲓⲙ	*ꜥmꜥmw*	140 N
ⲉϣⲟ	*sẖr*	791 N
ⲕⲟⲟϩ	*ḳꜥḥw*	882 N
ⲗⲓⲃⲉ	*nbȝ*	455 N

ⲘⲎ	*mwj.t*	363 N
ⲘⲞⲨ, ⲘⲞⲞⲨⲦ	*m(w)t*	408 N
ⲘⲞⲨⲦ	*mtw*	400 N; 407 N
ⲚⲞⲈⲒⲚ	*njnj*	446 N
ⲚⲀⲀⲔⲈ	*nḳʿw.t*	485 N
ⲚⲞϢⲈ	*nš*	483 N
ⲞⲚϨ	*ʿnḫ*	144 N
ⲞⲤⲈ	*isj*	105 N
ⲞⲞⲨϢ	*iwšš*	35 N
ⲠⲎⲒ	*pjw*	260 N
ⲢⲀ-ⲦⲰⲘⲒ	bei *dmj*	979 N
ⲤⲈϨⲦ	*sḥḏ.w*	788 N
ⲦⲂⲂⲞⲞⲨ	*dbb.w*	975 N
ⲦⲰⲠ	*tpꜣ.w*	948 N
ⲞⲨⲰϤ, ⲞⲨⲞϤ	*wfꜣ*	183 N
ⲞⲨϨⲈ	*whj*	202 N
ⲞⲨⲞϪ	bei *ʿnḫ*	144 N
ϢⲞ	*sḫr*	791 N
ϢⲘⲀ	bei *ḫmꜣꜣ*	657 N
ϢⲞⲚⲦⲈ	*šnḏ.t*	863 N
ϨⲖⲞⲖ	bei *ḫꜣrw*	583 N

Zu streichen ist:

ⲚⲈϢⲰ	*nšw*	484

VII, 2 Seite 1105 (hebräisch) nachtragen:

בעבע	*bʿbʿ*	245 N
פאה	bei *hf*	565 N
קרב	*ḳꜣb*	877 N

Zu verbessern ist אבעבע in אבעבעת

VII, 2 Seite 1105 (arabisch) nachtragen:

قلب	*ḳꜣb*	877 N
كرش	*kns*	907 N

VII, 2 Seite 1105 (akkadisch) nachtragen:

karšu	*kns*	907 N

VII, 2 Seite 1105 (griechisch) nachtragen:

κολπος	bei *ḳꜣb.t*	879 N.

I) Band VIII: Grammatik der medizinischen Texte

VIII Seite IV (2. Absatz):
ließ sich nicht vermeiden und war auch nicht beabsichtigt
verbessere in:
ließ sich nicht vermeiden, und Bekanntes zu vermeiden war auch nicht beabsichtigt

VIII Seite 2 § 2,4 anhängen:
gg) Nisbe 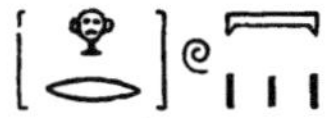 *ḫrw* 'oberster' L 24 (siehe Seite 106 Anm. 5)

VIII Seite 2 Anm. 2 anhängen:
Zur Verwendung der Pluralstriche zur Schreibung von *w* in kryptographischen Texten siehe Drioton, ZÄS 79, 10. Zur Schreibung von *u* in Fremdwörtern siehe die Gruppe *tu* bei Helck, Beziehungen Ägyptens zu Vorderasien Seite 88.

VIII Seite 3 Anm. 2 anhängen:
und Westendorf, ZÄS 94, 148–149.

VIII Seite 4 § 7 (1. Absatz) nach Sm 20,17 einfügen:
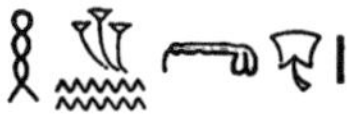 L 38 statt 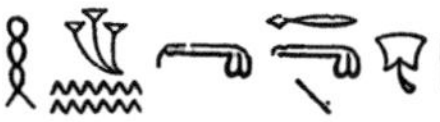 *ḥnn-ꜥꜣ*

VIII Seite 5 § 9 an Zeile 2 anhängen:
Möglicherweise ist *ḥꜣj-k* in Sm 47 (17,6) durch eine falsche Komplementierung des „schlagenden Armes" (als ideographischer Schreibung von *srwḫ* „behandeln") entstanden.

VIII Seite 5 III Überschrift:
Füge die Anmerkungsziffer 1 an „Determinative".
Anm. 1: Siehe jetzt Kaplony, CdE XLI, No 81, 1966, 60ff.

VIII Seite 5 § 11 nach Eb 855n einfügen:
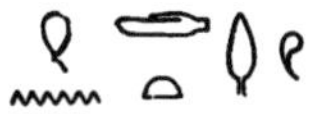 *šnḏ.t* 'Akaziendorn (im Fleisch)' Eb 732

VIII Seite 6 § 13, 1 bb nach Eb 855q einfügen:
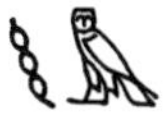 *nḏm* 'süß, angenehm' Ram III B 21

VIII Seite 8 § 18 nach Bln 64 einfügen:
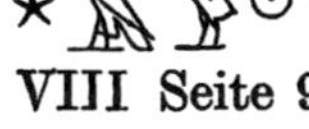 *dwꜣ* 'Morgen' Bln 65 statt *sbꜣ* 'Tür'

VIII Seite 9 § 20,3 anhängen:
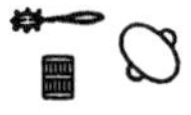 Eb 792 (*ḥpꜣ*)[2a]

Anm. 2a: Wohl defektive Schreibung des *l*-Lautes von ϩⲗⲡⲉ, vgl. § 22,5.

VIII Seite 10 Anm. 3:
Zwischen „statt" und „zu lesen" ist ausgefallen.

VIII Seite 11 § 22,1 aa Zeile 4:

Füge die Anmerkungsziffer 1 an *i3d.t.*

Anm. 1: *i3d.t* entspricht der semitischen Wurzel *wrd/jrd* (Calice, Grundlagen der ägyptisch-semitischen Wortvergleichung Nr. 478); wahrscheinlich liegt Ersatzdehnung **ja3det* > *jădet* vor.

VIII Seite 11 § 22,1 bb vor dem letzten Satz einfügen:

Ebenso zeigen 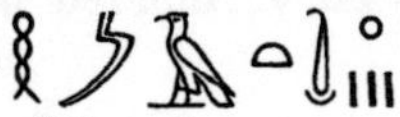 Eb 801 und 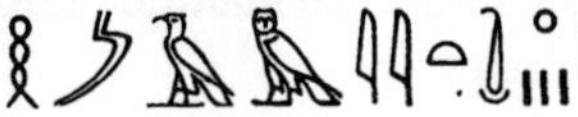 Eb 203 d sowie 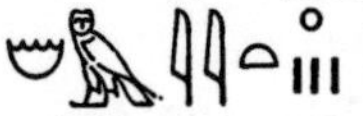 Eb 32 den Übergang von *ḥm3.t* zu *ḥmj.t* (Drogen-W. B. 344).

VIII Seite 12 Anm. 1 anhängen:

und Fecht, Wortakzent und Silbenstruktur Anm. 576.

VIII Seite 13 § 24,2 nach Eb 710 (Harz) einfügen:

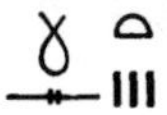 neben 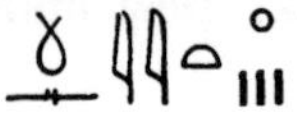 (Drogen-W. B. 126)

VIII Seite 15 § 26 (Mitte):

Füge die Anmerkungsziffer 0 an „Plural".

Anm. 0: Zum *j*-Präfix des Plurals siehe Otto, ZDMG 101, N. F. 26, 1951, 52 ff.; besonders Seite 60.

VIII Seite 15 § 26 anhängen:

Vgl. aber Fälle wie das im MR als 2-rad. Verbum auftretende *ṯs* 'knoten' (z. B. GG § 360), das EAG § 29 als *ṯ3s* nachgewiesen wird. – Zu Formen wie ⲚⲞⲈⲒⲦ 'Mehl' < *njḏw* vgl. Fecht, Wortakzent und Silbenstruktur § 212 und Anm. 343.

VIII Seite 15 Anm. 2 anhängen:

Siehe auch die ungewöhnliche Form *w-ḫ3j-k* Seite 16 Anm. 1.

VIII Seite 15 Anm. 4 anhängen:

Zum Fortfall des *j*-Augments nach der Negation *nj* bzw. nach der Präposition *mj* siehe Seite 258 § 357 mit dem Nachtrag.

VIII Seite 16 § 27 ee (1. Zeile):

EAG *verbessere in:* Brunner, Cheti Seite 32, und EAG

VIII Seite 17 § 28 aa (Zeile 5–6):

Füge die Anmerkungsziffer 0 an „silbisches *n*".

Anm. 0: Vgl. jedoch die altkoptischen Formen ⲚⲈⲚⲈⲂⲈ und ⲚⲈⲚⲈⲈⲂ sowie arab. لبنى und hebr. לְבֵנָה.

VIII Seite 18 § 30,1:

Füge die Anmerkungsziffer 1a an „nach *ḳ*".

Anm. 1a: Schwund von ᶜ nach *ḏ* bei Fecht, Wortakzent und Silbenstruktur Anm. 492; zum Wechsel von *ḳ* mit *ḏ* siehe Seite 20 Anm. 1.

VIII Seite 19 § 31,4:

Füge die Anmerkungsziffer 1a an „(nach *ḫ*)".

Anm. 1a: Vgl. ꜥḥꜥ > kopt. ⲁϩⲟⲣ (Spiegelberg-Westendorf 17; ZÄS 47, 163–164; ASAE 41, 335).

VIII Seite 20 § 31,8 nach „Med.W.B." einfügen:

Vgl. auch 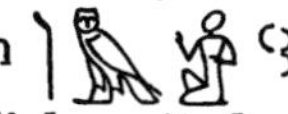 ꜥꜣm Asiat („Wurfholzmann"?), dessen „Wurfholz" wahrscheinlich mit ḳmꜣ „werfen" zusammenhängt (ZDMG 114, 1964, 414 Anm. 2).

VIII Seite 20 § 31,8 anhängen:

= 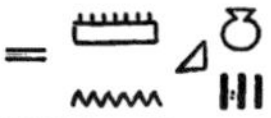 mnḳ „Milch" (W.B. II 90,12).

VIII Seite 20 § 32,1 nach L 25 b einfügen:

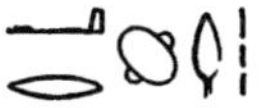 Bln 188 (wꜥn);

VIII Seite 20 Anm. 1 anhängen:

Zur Gleichung ḳnd : ḏnd siehe auch Fecht, Wortakzent und Silbenstruktur Anm. 40, sowie die Dialektvarianten ϭⲱⲛⲧ : ϫⲱⲛⲧ.

VIII Seite 21 § 33,2 nach Eb 362 (tbn) einfügen:

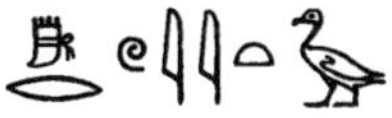 Eb 848 (ḏrj.t)[2a] 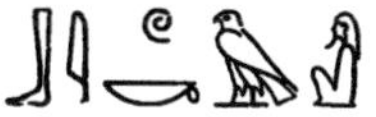 Bln 189 (bjk)[2a];

Anm. 2a: Ob der lange Vokal von ⲧⲣⲏ bzw. ⲃⲏϭ wiedergegeben werden soll? Vgl. ⲥⲏⲧ < swtj § 55,1.

VIII Seite 21 Anm. 6 anhängen:

Siehe auch *nhwhw* (= *nhmhm*) bei Massart, OMRO Suppl. N. R. XXXIV Seite 66, und demotisch *hmhm* neben *hwhw* (Erichsen, Demotisches Glossar Seite 275 und 271).

VIII Seite 23 § 36 (1. Absatz) anhängen:

Zum Ansatz *ibw* bzw. *nbw* siehe Fecht, Wortakzent und Silbenstruktur Anm. 205; zum Lautübergang *b* > *w* ebenda § 144.

VIII Seite 24 Anm. 2 anhängen:

und Fecht, Wortakzent und Silbenstruktur §§ 305–307.

VIII Seite 27 § 43,6 cc:

Füge die Anmerkungsziffer 1a an „angedeutet werden soll"?.

Anm. 1a: Vgl. Abbott 5,13 die oberägyptische Form *gmj.n-w* statt *gmj.w*?

VIII Seite 28 § 44,5 Überschrift:

Füge die Anmerkungsziffer 2a an die Überschrift.

Anm. 2a: Vgl. Steindorff, Lehrbuch § 259, und Polotsky, ZÄS 65, 1930, 130.

VIII Seite 31 § 47,4 Überschrift:

Füge die Anmerkungsziffer 1a an „Auslaut".

Anm. 1a: Bezeichnend ist das Nebeneinander von *iwj* = **jăwej* (Infinitiv) und *iwr*[-*s*] = **jewrăs* (prosp. *sḏm-f*) in Kah 26.

VIII Seite 31 § 47,4:

wie ϫⲱ lautende *verbessere in:* wie ϫⲱ bzw. ϫⲟⲟ⸗ lautende

VIII Seite 31 § 47,4 (4. Zeile von unten):

(Bln 198). *verbessere in:* (Bln 198) und Fecht, Wortakzent und Silbenstruktur § 52 mit Anm. 101.

VIII Seite 31 Anm. 2 anhängen:

Zur Verwendung der Gruppe *ḏd* für *ḏ* siehe Sethe, Ächtungstexte Seite 50, und Helck, Beziehungen Ägyptens zu Vorderasien Seite 601, sowie die Schreibung von *mḏḫ.t* (Äg.W.B. II 193) und *ḏfꜣ.t* (Äg.W.B. V 571,7).

VIII Seite 33 § 49ff:

Füge die Anmerkungsziffer 0 an „*(pjsn)*".

ZÄS 81, 1956, 62. *verbessere in:* ZÄS 81, 1956, 62 und Vergote, ZÄS 91, 1964, 135–137.

Anm. 0: Vgl. auch die Schreibung *pjs* (Äg.W.B. I 502,9 MR).

VIII Seite 33 § 49,6 anhängen:

Falls die Gleichung *bddw* (Drogen-W.B. 189) = griech. βουτυρον „Wassermelone" stimmt (so Ghalioungui, Magic and Medical Science Seite 127, nach Dawson, Magician and Leech Seite 143), würde *bddw* hier zu *bdr* dissimiliert worden sein.

VIII Seite 33 Anm. 2 anhängen:

rhn.t (Urk. IV 1976,16 und 1978,13) mit *dhn.t* (W.B. V 478); *ḫrr* (W.B. III 330) mit *ḫrd* (W.B. III 331); *ḫsr* mit *ḫsd* (W.B. III 338); sowie die Schreibung *nᶜd* statt *nᶜr* (Late-Egyptian Stories 17,3); siehe schließlich die Schreibungen mit *d* in *mᶜr* (W.B. II 48–49); *ḫrs.t* (W.B. III 150) und *sꜣr* (W.B. IV 19,14).

VIII Seite 34 § 51,4 anhängen:

Falls jedoch *ḥꜣrr* dem kopt. ϩⲗⲟⲗ „Dunkelheit" (Caminos, Late-Eg. Miscellanies 191–192) entspricht, müßten die beiden *r*-Zeichen als Schreibung der beiden *l*-Laute angesehen werden, falls nicht das erste *l* durch ꜣ ausgedrückt ist (siehe 6).

VIII Seite 36 § 54 Überschrift:

Füge die Anmerkungsziffer 0 an die Überschrift.

Anm. 0: Siehe dazu ASAE 43, 250, und Steindorff, Lehrbuch § 272, sowie den Plural ⲉϩⲉⲩ zu ⲉⲓⲱ „Esel"; vgl. auch 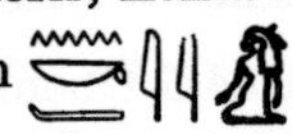 *nkḥj* > ⲛⲉⲕϩⲉ neben *nḳᶜ* > ⲛⲁ(ⲁ)ⲕⲉ „Wehen" (Spiegelberg-Westendorf 121).

VIII Seite 37 § 55,2 anhängen:

Zur Assimilation von *r* an *ḫ* vgl. Fecht, Wortakzent und Silbenstruktur § 52.

VIII Seite 37 § 56,2 Überschrift und 56,4 Überschrift:

Füge die Anmerkungsziffern 0 bzw. 0[a] an die Überschriften von 2 bzw. 4.

Anm. 0: Zum Wechsel von *ḫ* mit ᶜ vgl. Seite 19,6; S. 14 Anm. 1; Seite 16ee.

Anm. 0[a]: Der Übergang *ḫ* > *š* ist eigentlich erst vom Demotischen ab üblich, vgl. Otto, Handbuch der Orientalistik I, 1, 1959, 82.

VIII Seite 37 § 56,6 Zeile 2 anhängen:
sowie Knudsen, ZÄS 88, 1963, 33.

VIII Seite 38 § 57 (Mitte):
Füge die Anmerkungsziffer 1 an *ꜥẖnwtj*.

Anm. 1: Das Fehlen von ꜥ muß nicht lautliche Gründe haben: möglicherweise liegt eine Kurzform von *ꜥ-ẖnwtj* „inneres Haus" vor; vgl. Fecht, Wortakzent und Silbenstruktur Anm. 295.

VIII Seite 39 Anm. 1:
EAG § 116 *verbessere in:* EAG § 116 und Kaplony, Inschriften der Frühzeit I 394 § 57.

VIII Seite 40 § 59,2 (letzte Zeile):
(Äg.W.B. III 362,3). *verbessere in:* (Äg.W.B. III 362,3). Vgl. auch den Lautwert *wꜣb* für das *wꜣs*-Zepter (Gardiner, Grammar, Sign-list S 40).

VIII Seite 40 § 59,3 bb:
Bei *ḫntꜣ* Bln 27 könnte *verbessere in:* Bei *ḫntꜣ* Bln 27 könnte (falls nicht der Zeilenbruch nach ꜣ schuld an der Auslassung ist)

VIII Seite 43 § 66,2 nach Äg.W.B. II 159,8 und 9 einfügen:
Siehe auch *nkḫj* als Nebenform von *nkꜥ* Seite 36 Anm. 0 (Nachtrag).

VIII Seite 44 Anm. 1 anhängen:
Vgl. auch *fnḫ* mit *png* und *pḫꜣ* mit *pgꜣ* (jeweils in der Bedeutung „spalten", „öffnen").

VIII Seite 46 § 71,3 dd:
Bei *tw*: Füge die Anmerkungsziffer 1 an Sm 18,18.
Bei *tj* (?): EAG § 385 *verbessere in:* Steindorff, Lehrbuch § 119; ZÄS 85, 71; EAG § 385

Anm. 1: Oder liegt ein Plural auf *-jw* vor? Vgl. § 127 cc 3.

VIII Seite 48 § 78 c einfügen:
O) mit *n*: siehe § 46,8

VIII Seite 48 § 80,1 (Ende):
Füge die Anmerkungsziffer 2 an „erwägen".

Anm. 2: Möglicherweise gehört auch *ḏꜣm* (Äg.W.B. V 523,3) als Variante zu diesem Stamm.

VIII Seite 52 § 84,10 anhängen:
Ähnlich nimmt Sm 37 (12,20) *wbnw pf* durch *ẖnw wnbw-f* (statt: *ẖnw-f*) auf.

VIII Seite 54 § 87 bb anhängen:
Den neuägyptisch anmutenden Gebrauch von *sw* ohne Satzeinleitung im späten AR erwähnt Edel, EAG Seite 78 Anm. 1.

VIII Seite 56 § 90 (vorletzte Zeile):
Füge die Anmerkungsziffer 3a an „gedeutet".

Anm. 3a: So auch Fecht, Wortakzent und Silbenstruktur § 32, nach akkadischen Parallelen.

VIII Seite 56 Anm. 3 (Neufassung):

Die erst später belegte Form *inn* der 1. pl. ist mit akkadisch *anīnu* (< *niḫnu*) vielleicht nur äußerlich übereinstimmend.

VIII Seite 57 § 92,2:

Füge die Anmerkungsziffer 2a an „bemerkenswert“.

Anm. 2a: Vgl. Roccati, La scrittura del formante *tw* del passivo nel Medio Regno, Rivista degli Studi Orientali 39, 1964, 173–179.

VIII Seite 57 II Überschrift:

Füge die Anmerkungsziffer 2a an „Demonstrativ-Pronomen“.

Anm. 2a: Zur Geschichte des jüngeren Demonstrativpronomens *pꜣ* und seinem Verhältnis zu *pn* und *pw* siehe auch Fecht, Wortakzent und Silbenstruktur Anm. 378–379 und §§ 417–421.

VIII Seite 59 (Ende des 1. Absatzes):

beseitigen. *verbessere in:* beseitigen; siehe auch die entsprechenden Fälle mit dem indirekten Genetiv (GG § 113,13 *nꜣj-s n ẖrd.w*).

VIII Seite 72 § 109 zu Bln 100:

Siehe Schenkel, MDAIK 21, 1966, 126, der *pꜣ n gs.w* liest und übersetzt: „trefflicher Cherhebpriester, der die eigentümliche Beschaffenheit/Wirkungsweise/Anwendungsweise o. ä. der Salbe kennt“.

VIII Seite 75 § 113 aa (letzter Absatz) nach dem Beispiel Sm 19,3–4 einfügen:

Ob ein lautlicher Gleichklang des erwarteten *tn* mit der davorstehenden Gruppe *t-j n* zu der Auslassung geführt hat?

VIII Seite 76 Anm. 4 anhängen:

Zur Verwendung von  als *p* vgl. die Schreibung 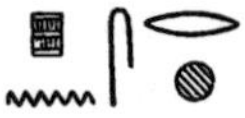 *psš* (Sinuhe B 2 nach C).

VIII Seite 78 Anm. 1 voransetzen:

Siehe die Zusammenstellungen bei Lexa, Mélanges Maspero I 401–411.

VIII Seite 80 Anm. 5 anhängen:

Möglicherweise steht die Schreibung *nb.t* hier für maskulines *nb*, vgl. Med. W.B. 452.

VIII Seite 81 § 123 (Ende des 1. Absatzes):

Füge die Anmerkungsziffer 2 an „Eb 146“.

Anm. 2: Ähnlich auch Sinuhe B 252 (*wmt nt ḏꜥm*).

VIII Seite 81 Anm. 1 anhängen:

Offensichtlich schwankt der Bezug zwischen dem maskulinen *smw* und dem femininen *sn-wt.t*, vgl. den Wechsel von *-f* und *-s* im weiteren Textverlauf.

VIII Seite 82 § 125 aa anhängen:

Der „Ideogrammstrich“ wird nur einmal gesetzt, z. B. 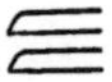 *gs.wj* H 46; Bln 48; 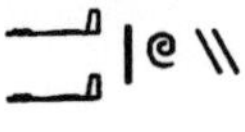 *ꜥ.wj* H 160; Sm 31 (10,13).

VIII Seite 82 Anm. 4 anhängen:

Vgl. auch ⲤⲠⲞⲦⲞⲨ, das aus *sp.wtj* > *spátwej* entstanden sein könnte. Der Dual *šb.tjw* (so Äg. W. B. IV 438,10) sollte entweder *šbt.wj* (masc.) oder *šb.wtj* (fem.) gelesen werden (zur Lesung *wt* bzw. *wtj* für den *tjw*-Vogel siehe Seite 46).

VIII Seite 83 § 126 Überschrift:

Füge die Anmerkungsziffer 3a an „Gebrauch".

Anm. 3a: Siehe Schenkel, Orientalia 35, 1966, 423.

VIII Seite 84 § 126 bb anhängen:

Zur Schreibung der sogenannten „Admirativpartikel" *wj* durch zweimalige Schreibung (doppeltes *nfr*-Zeichen für *nfr.wj*) siehe Kaplony, Inschriften der Frühzeit I 460. Zum Wechsel von *ḥtp.wj* mit *ḥtp sp 2* vgl. Hornung, Amduat II 57,19.

VIII Seite 84 § 127 cc 3 Überschrift:

Füge die Anmerkungsziffer 0 an „*jw*".

Anm. 0: Siehe dazu Edel, MIO 2, 1954, 36–37. – Siehe auch die Form *mwt.jw* (oder: *mwt.w*?) Sm 18,18 Seite 46 § 71.

VIII Seite 85 Anm. 4 anhängen:

Zur Determinierung durch *nb* 'jeder' siehe unten Seite 303.

VIII Seite 86 (neunte Zeile von unten):

Substativa *verbessere in:* Substantiva

VIII Seite 86 (vierte Zeile von unten):

gehälfeten *verbessere in:* gehälfteten

VIII Seite 88 § 132,1 cc Bln 163h:

irr.t *verbessere in:* *irr.t* [*r*-]*sn*

als Heilmittel *verbessere in:* [gegen] sie als Heilmittel

VIII Seite 90 Anm. 2 anhängen:

– Ob der Genuswechsel die Polarität unterstreichen soll, wie es üblicherweise bei der Aufspaltung von natürlichen Paaren in masc. und fem. geschieht?

VIII Seite 91 Anm. 2 anhängen:

Schenkel, JNES 26, 1967, 113–120, und MDAIK 22, 1967, 80.

VIII Seite 93 § 142 Überschrift:

Füge die Anmerkungsziffer 0 an „Genetiv".

Anm. 0: Siehe Schenkel, ZÄS 88, 1963, 58–66.

VIII Seite 93 Anm. 1 voransetzen:

Lefebvre, BIFAO 57, 1958, 180–181, stellt Fälle aus Ram V und Eb zusammen.

VIII Seite 101 VII Überschrift:

Füge die Anmerkungsziffer 1a an „Adverb".

Anm. 1a: Siehe auch die Fälle des substantivierten *sḏm-f*, z. B. § 364.

VIII Seite 101:
Anm. 4 ist zu tilgen.

VIII Seite 102 nach § 151 einfügen:
als modales Adverb
mj.t.t ebenso (siehe dazu Schenkel, JEA 52, 58)

VIII Seite 105 Anm. 1 anhängen:
und Fecht, Wortakzent und Silbenstruktur § 115.

VIII Seite 106 II Überschrift:
Füge die Anmerkungsziffer 2a an „Adjektiv)".
Anm. 2a: Siehe dazu Schenkel, CdE XLI, Nr. 81, 1966, 50ff.

VIII Seite 109 § 158 Überschrift:
Füge die Anmerkungsziffer 1a an „Adjektiva".
Anm. 1a: Siehe dazu Schenkel, Orientalia 35, 1966, 423–425.

VIII Seite 112 Anm. 5 anhängen:
Weitere Bildungen dieser Art sind vielleicht *sjs.n.t* (Äg.W.B. IV 153 unter *sn.wt*) „das (Fest) des sechsten (Tages)" oder die saitischen Heiligtümer *rs.n.t* und *mḥ.n.t* („das zum Süden bzw. Norden gehörige"?).

VIII Seite 117 Anm. 6 (an *iḫ.t špt.j*) anhängen:
Oder ist das auslautende *-t* des Stammes mit dem anlautenden *t* der Endung *tj* zusammengefallen?

VIII Seite 119 § 164 gg:
Eb 767; *verbessere in:* Eb 767; Sm 22,6 (?);

VIII Seite 131 § 183 anhängen:
Ähnlich folgt Eb 560 die Applikationsanweisung *wt ḥr-s* 'werde damit verbunden' auf die Drogenbereitung *irj m bj.t ꜣmj.tj ḥr mrḥt* 'werde zu einem Fladen gemacht, der mit Öl/Fett gemischt ist'.

VIII Seite 136 Anm. 1 anhängen:
Siehe jetzt Polotsky, Orientalia 38, 1969, 466ff.

VIII Seite 137ff. §§ 193–196 zur Form *dj*:
Wie beim imperfektischen *sḏm-f* (**r˘dădef* > **ꜣ˘dădef* > **dădef*) scheint Schwund des vortonigen *r* > *j* > *ꜣ* vorzuliegen: **r˘djáf* > **ꜣ˘djáf* > (**d˘ꜣ jáf*? >) **djáf*. Vgl. den analogen Vorgang beim Infinitiv: **rīdet* > **ꜣīdet* > **dīꜣet* > ϯ (Spiegelberg-Westendorf 219). – Dagegen geht Edel, EAG §§ 459–460, von zwei Verben *rḏj* und *ḏjj* aus, wobei *r-* als Präfix angesehen wird.

VIII Seite 140 Anm. 1 anhängen:
So auch Polotsky, Orientalia 38, 1969, 470, der *mꜣ-f* (nicht *mꜣꜣ-f*) als die über jeden Zweifel erhobene Form ansetzt. Wenn in § 200 die Formulierung beibehalten wird, daß die Verben der II-gem. Klasse im prospektiven *sḏm-f* „normalerweise" Gemination zeigen, so soll das besagen, daß die hypothetisch zu erschließende Form **m˘ꜣ˘ꜣwáf* > *m˘ꜣꜣáf* gewesen ist

(ZÄS 90, 1963, 127–131). Nicht im Zusatz eines zweiten ꜣ, sondern in dessen Verlust liegt die Unregelmäßigkeit (Passiv Seite 94–95). Wenn statt *mꜣꜣ-f* bzw. *wnn-f* (EAG § 481 und 489) nur *mꜣ-f* bzw. *wn-f* geschrieben wird, so scheint dies den Zusammenfall der Geminaten anzudeuten. Verhindert wird dieser Zusammenfall durch eine Dissimilation, d. h. wenn aus *m˘ꜣꜣáf* die als prospektives *sḏm-f* bekannte Form *mꜣn-f* wird. Ausgangspunkt bleibt in jedem Fall die Form *mꜣꜣ-f*.

VIII Seite 151 Anm. 6:

Stimmritzenverschluß *verbessere in:* Stimmritzenverschlußlaut

VIII Seite 152 Zeile 3 anhängen:

Zum möglichen Lautübergang *sḏmwáf* > *sḏmꜣáf* > *sḏmáf* siehe ZÄS 90, 1963, 127–131.

VIII Seite 159 Anm. 2 (Neufassung des ersten Satzes):

In allen Fällen (Fall 8 allerdings mit fälschlicher Wiederholung des Textes von Fall 6) handelt es sich um eine ungewöhnliche Einleitung der Behandlungsanweisung, die ein schon erwähntes Einzelsymptom noch einmal aufgreift (Anthes, Studies Wilson, Chicago 1969, S. 13 Anm. 57), weil offenbar nur dieses behandelbar ist (die vorliegenden Fälle haben das Verdikt „unsicher“ bzw. „unheilbar“). – Da in Fall 7 parallel zu *ỉr ḏr gmm-k* auch *ỉr swt gmj-k* auftritt, sollte man in beiden Fällen dasselbe *ỉr* „wenn“ erwarten. Das folgende *ḏr*, von dem *gmm-k* abhängt, könnte das Verbum sein (Äg.W.B. V 595,4 „schließlich sein“ o. ä.; vgl. auch Otto, Handbuch der Orientalistik I, 1, 1959, Seite 77), das hier den Fall „begrenzt“ bzw. „ausschließlich“ auf das Einzelsymptom beschränkt: „Wenn es begrenzt (oder: ausschließlich) der Fall ist, daß du findest . . .“.

Abweichende Auffassungen (Konjunktion *ḏr* „sobald“ bzw. „weil“ mit einleitendem, d. h. hier nichtssagendem *ỉr*) siehe Äg.W.B. V 593,10; LG § 721c; EAG § 510 und § 1032g; Anthes, a. a. O. Seite 12–13, Nr. 31–33.

VIII Seite 160 § 228,2 anhängen:

2a) *sḏm.ḫr-k* (optativisch)

kfj.ḫr-k sw ḫmt.nw hrw gmm-k ṯs-f pꜣḳ.t ‘dann sollst du sie (sc. die Wunde) freilegen am dritten Tag und (du wirst) feststellen, daß er (sc. der Puder) die Knochenscherbe zusammengefügt hat’ Sm 9 (5,1)

VIII Seite 162 § 229,5

‘weil’ *verbessere in:* ‘wenn’, ‘sobald’, ‘weil’

weil *verbessere in:* wenn (oder: weil?)

VIII Seite 164 § 232,1 Überschrift

Füge die Anmerkungsziffer 5a an „Allgemeines“.

Anm. 5a: Siehe dazu jedoch Polotsky, Tenses Seite 20 § 41.

VIII Seite 164 Anm. 3 anhängen:

und Fecht, Wortakzent und Silbenstruktur § 398.

VIII Seite 164 Anm. 4 anhängen:
Das Fehlen eines *j*-Augments deutet auf eine geschlossene Vortonsilbe.

VIII Seite 169 § 236 (unten)
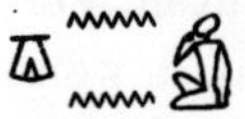 *verbessere in:* 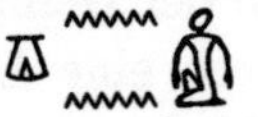

VIII Seite 169 Anm. 2 voransetzen:
Siehe auch Fecht, Wortakzent und Silbenstruktur S. 19.

VIII Seite 172 § 241,2 anhängen:
ähnl. Sm 4 (2,9)

VIII Seite 172 § 242,1
Füge die Anmerkungsziffer 7 an „irreale Bedingung".
Anm. 7: Zur Verwendung von Formen des Präteritums im Irrealis siehe Till, ZÄS 69,1933,112ff. — Nach der Wunschpartikel *ḥꜣ* ist *sḏm.n-f* beim unerfüllten Wunsch belegt (GG § 238).

VIII Seite 172—173 zu § 242,1
Die Amenemhet-Stelle entfällt, da sie nach Lopez, Revue d'Égyptologie 15,32, nicht die *sḏm.n*-Form, sondern *ỉr šsp-j* aufweist. — Zu Admonitions 12,6 siehe jetzt Fecht, Der Vorwurf an Gott in den Mahnworten des Ipu-wer, Abh. Akad. Heidelberg, 1972, 68—70.

VIII Seite 173 Anm. 2
aus *verbessere in:* auch
Anhängen: und Helck, Der Text der „Lehre Amenemhets I. für seinen Sohn", Kleine ägyptische Texte, 1969,52.

VIII Seite 173 Anm. 4 voransetzen:
Siehe auch *ỉr wnn sḏm.n-f* („fulfilled condition") bei James, Hekanakhte 104,5.

VIII Seite 176 § 243,4 Überschrift nach SV II § 364 anhängen:
und Gunn, Studies S. 59,7.

VIII Seite 177 Zeile 1
§ 472 aa *verbessere in:* § 473 aa

VIII Seite 178 Anm. 3 anhängen:
Vgl. auch *ḏr sjp.t.n-f* Pap. Jumilhac XIV,17?

VIII Seite 181 § 251 nach Sm 10 (5,6) einfügen:
wdj.ḫr-k n-f bḏꜣ.w n ḥbsw gwꜣ n-sn fnḏ-f 'dann sollst du ihm Polster aus Stoff anlegen und durch sie seine Nase zusammenhalten' Sm 11 (5,13)

VIII Seite 185 § 255a (Ende)
Füge die Anmerkungsziffer 1a an „(3,15)".
Anm. 1a: Das Pseudopartizip *sḫr* entspricht syntaktisch der Form *rdj* (pass. *sḏm*), vgl. Anm. 5.

VIII Seite 188 § 259 e (Zeile 1) nach Eb 123 = 251 d einfügen:
ähnl. Eb 131 (30,9) ('bis beseitigt sind' bzw. 'bis zur Beseitigung')

VIII Seite 189 § 260 c (unklar):
'er ist *verbessere in:* 'das bedeutet: er ist

VIII Seite 189 § 261:
gegessen worden ist *verbessere in:* gegessen worden sind

VIII Seite 192 Anm. 1 anhängen:
Die *sḏm.t*-Form von *irj* betrachtet Volten (Studies Polotsky 69ff.) als Basis des neuägyptisch-koptischen Konjunktivs.

VIII Seite 193 § 265 (Zeile 4):
Element *t*[1] *verbessere in:* Element *t*[1] (und bei *mꜣꜣ* in dem Element *n*[1a])
Anm. 1a: Zur Form *mꜣn-f* siehe §§ 193,5 und 194,1d sowie den Nachtrag zu Seite 140 Anm. 1; zu *mꜣn.t-f* siehe Brunner, ZÄS 87, 1962, 77–78.

VIII Seite 193 Anm. 2 anhängen:
Brunner, OLZ 1963 Sp. 245 (zu Mundöffnung 73 c und f) erwähnt *n sḏm.tj-fj* statt *n sḏm.t-f*.

VIII Seite 194 § 266 aa:
Füge die Anmerkungsziffer 1a an H 111.
Anm. 1a: Ebenso in der Verbindung *n ḫpr.t* geschrieben (Grapow, ZÄS 67, 36).

VIII Seite 194 § 267,2:
bevor *verbessere (zweimal) in:* bis (bzw. seit)
existierte *verbessere in:* existieren wird (bzw. existiert)
Anm. 4 (Neufassung): Siehe dazu ZÄS 92, 146. – Grundsätzliches zu *ḏr* bei Anthes, Studies Wilson, Chicago 1969, 1–13.

VIII Seite 201 Anm. 4 anhängen:
Siehe ferner Till, Koptische Grammatik § 304 und Seite 306 Anm. 6 (ϣⲁϥⲥⲱⲧⲙ als „futurische" Form); Brunner, Cheti Seite 32 zu 6,1; Seibert, Charakteristik Seite 146 c. – Eine zusammenfassende Behandlung der mit *ḥr* gebildeten Formen und eine Deutung ihrer Funktion als „gnomischer Aorist" (vgl. Polotsky, OLZ 1959, Sp. 460) sowie ihrer Verbindung zum koptischen ϣⲁϥⲥⲱⲧⲙ wird von Friedrich Junge, Studien zum mittelägyptischen Verbum, Seite 55–62 (Diss. Göttingen 1970) vorgelegt.

VIII Seite 207 Anm. 2 anhängen:
worin die Beobachtung mitgeteilt werden sollte, daß in den Diagnosen in der Regel nach *ḏd.in-k* bereits gemachte Aussagen wiederholt werden, während nach *ḏd.ḥr-k* neue Erkenntnisse „als Resultat" der vorher genannten Symptome ausgesprochen werden.

VIII Seite 214 § 290,1 Überschrift:
Füge die Anmerkungsziffer 2 an „Ziel)".

Anm. 2: *r* 'bis' möglicherweise Eb 131 (30,9)?

VIII Seite 215 § 290,4 anhängen:

mj wḥꜥ-ṯ mj sfḫ.t-ṯ 'wie deine Erlösung, wie deine Befreiung' Eb 2 (1,16)

VIII Seite 219 § 294 (mittlerer Absatz Ende):

Füge die Anmerkungsziffer 1a an „könnte".

Anm. 1a: Ein Beispiel für eine Akzentverschiebung beim Partizip siehe Fecht, Wortakzent und Silbenstruktur § 227 (in der Verbindung *rꜥ-msj-sw*).

VIII Seite 219 Anm. 1 anhängen:

und Fecht, Wortakzent und Silbenstruktur § 447 und Anm. 635.

VIII Seite 224:

04 *verbessere in:* § 304

Vor § 305 einfügen:

δ) *ntj* + Pseudopartizip siehe § 170 b

VIII Seite 227 § 308 c:

bevor existierte, was zu existieren bestimmt war

verbessere in:

bis existieren wird (bzw. seit existiert), was zu existieren bestimmt ist[3]

Anm. 3: Siehe dazu ZÄS 92, 1966, 145–146.

VIII Seite 227 Anm. 2:

Vgl. Bauer *verbessere in:* Vgl. GG § 371 und Bauer

VIII Seite 233 Anm. 5 anhängen:

Zur Verwendung von *r* als Zeilenfüller siehe ENG § 21 Anm.

VIII Seite 235 Anm. 1 anhängen:

Vgl. auch Neferti 9 (*ỉw ḫrj-ḥꜣb.t*) gegenüber Westcar 6,26 (*ỉw wn nḏs*).

VIII Seite 238 nachtragen:

5) *ḏr* 'schließlich sein' siehe § 225,1

VIII Seite 239 Anm. 2 anhängen:

Siehe noch Miriam Lichtheim, Notes on the Late-Egyptian Conjunctive, Studies Polotsky, 1964, Seite 1–8; Wente, The Late Egyptian Conjunctive as a Past Continuative, JNES 21, 1962, 304–311. – Eine neue Theorie über die Entstehung des Konjunktivs (aus der *sḏm.t*-Form von *ỉrj*) bietet Volten, Studies Polotsky 1964, Seite 69ff.

VIII Seite 241 Anm. 1 anhängen:

Oder liegt schon der „selbständige Konjunktiv" vor mit der Funktion des „Wollens" bzw. „Sollens" (Till, Koptische Grammatik § 325; Sander-Hansen, Modi § 56)?

VIII Seite 243 § 333,2 Ende:

bei 6 Ende. *verbessere in:* bei 6 Ende sowie Schenkel, JEA 52,58.

VIII Seite 249 H Überschrift:

Füge die Anmerkungsziffer 0 an „Negationen".

Anm. 0: Siehe Edel, EAG (2. Teil, 1964) §§ 1074ff., und Satzinger, Die negativen Konstruktionen im Alt- und Mittelägyptischen, Münchner Ägyptologische Studien 12, 1968.

VIII Seite 249 § 342 (2. Absatz):

Gunn, Studies Seite 90. *verbessere in:* Gunn, Studies Seite 90, und Sethe. Amun und die acht Urgötter von Hermopolis, 1929, Seite 67 Anm. 1.

VIII Seite 250 (Zeile 4):

Füge die Anmerkungsziffer 0 an „findet“.

Anm. 0: Nach Helck, Beziehungen Ägyptens zu Vorderasien Seite 45 (und Seite 48 Anm. 10) liegt ein amorritischer Name (Ammi-enschi) vor.

VIII Seite 250 Mitte:

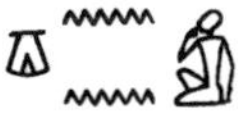 *verbessere in:* 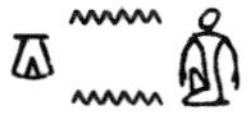

Füge die Anmerkungsziffer 2a an „superstitious reasons“.

Anm. 2a: Ähnlich ist beim Imperativ *imj* ‘gib!’ aus 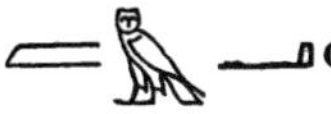 die Schreibung 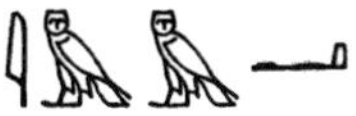 als scheinbares *imm* entstanden.

VIII Seite 250 Anm. 2 anhängen:

Siehe auch H. G. Fischer, ZÄS 86, 1961, 30.

VIII Seite 250 Anm. 5 anhängen:

Im zweiten Teil seiner Altägyptischen Grammatik (1964) kommt Edel § 1092 ebenfalls zu dem Ergebnis, daß 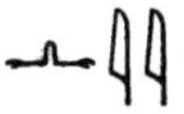 die vollere Schreibung einer einheitlichen Negation *nj* darstellt. Im ersten Teil war 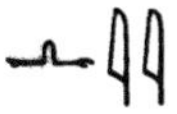 noch als eigene Negation aufgefaßt und im Register Seite 391 als ungelesen aufgeführt. In den Berichtigungen zum 1. Teil (Seite LIIIff.) hätten außer dem zitierten § 18 auch die §§ 474, 488, 534 und 585 verbessert werden sollen. Auch in der Anm. 2 Seite 568 wäre ein Hinweis auf die Abweichungen im 1. Teil angebracht gewesen. – Als weitere Stütze für die Lesung *nj* führt Edel (Nachtrag zu § 1076) die Schreibung 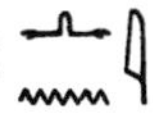 Pyr 664 c an.

VIII Seite 258 § 357 Ende:

Füge die Anmerkungsziffer 0 an „erklären“.

Anm. 0: Den Fortfall des *j*-Augments nach *mj* erwähnt Brunner, Cheti Seite 32 zu 6,1.

VIII Seite 258 § 360 (Ende des 1. Absatzes) anhängen:

Edel (EAG § 1112) übersetzt das prädikativ gebrauchte *im* durch „es ist nicht der Fall“. Zum Versuch mit der Grundbedeutung „negieren“ vgl. den Nachtrag zu Med. Gramm. Seite 265.

VIII Seite 260 § 364 Überschrift:

Füge die Anmerkungsziffer 0 an die Überschrift.

Anm. 0: Es liegt das substantivierte *sḏm-f* vor, als Adverb gebraucht wie die Substantive in den §§ 150ff.

VIII Seite 261 § 370 (letzte Zeile):
that there may *verbessere in:* that there may be

VIII Seite 261 Anm. 4 anhängen:
Zur Konstruktion vgl. Kees, ZÄS 60, 85, und EAG § 1106 bb.

VIII Seite 262 Anm. 1 anhängen:
Beispiele für prädikatives *im* bei Edel, EAG §§ 1111–1112.

VIII Seite 264 § 375 (1. Absatz):
Füge die Anmerkungsziffer 1 an "old perfective".

Anm. 1: Nur in Fällen wie *im nw̓ njnj.w* 'nicht soll dieses (= unser Bruder) matt sein' (CT I 307b = EAG § 744) ist theoretisch auch das Pseudopartizip denkbar, parallel der Konstruktion *imj rn-j nfr* 'lasse meinen Namen hoch sein' (Schiffbr. 159 = GG § 315).

VIII Seite 265 (letzter Absatz, Zeile 4):
Füge die Anmerkungsziffer 1a an „verhindern".

Anm. 1a: Die Übersetzung von *im* durch „verhindern" hält Edel (EAG § 1106 Seite 578) für einen „unhaltbaren Ausweg", „da sie nicht die Gesamtheit der syntaktischen Verwendungsmöglichkeiten zu erklären vermag". Geht man von einer Grundbedeutung „negieren" o. ä. aus (die von „verhindern" bzw. „nicht zulassen" kaum entfernt ist), so lassen sich alle Erscheinungen erklären:

1. als pass. *sḏm* (prädikativ) „negiert ist/sei" (im Aussage-, Wunsch- oder Umstandssatz)
   a) vor pronominalem prosp. *sḏm-f*
      im sḏm-f „negiert ist/sei, daß er hört"
   b) vor nominalem prosp. *sḏm-f*
      im iwj.u ws.t-ir.t „negiert sei, daß Osiris komme" (EAG § 1106 bb)
   c) vor Substantiv
      im ir.tj-kj „negiert (= nicht vorhanden) sind deine Augen" (EAG § 1112)
2. als prosp. *sḏm-f* „er möge negieren ..." (optativisch) bzw. „daß er negiere ..." (subjunktivisch)
   a) mit pronominalem Subjekt
      im-f sḏm.w „er negiere das Hören"
      im-k sfḫḫ.w im-f „daß du negierst das sich-von-ihm-Lösen" (EAG § 1109)
   b) mit nominalem Subjekt (?)
      im N. ḥsb.w ʿr-k „es negiere N. die Zerbrechung deines Griffels" (EAG § 1106 bb)
      siehe auch 1 b

3. als Imperativ (z. T. mit den Wunschsätzen von 1 überschneidend)
   a) vor Nomen actionis
      (i)m sḏm.w „negiere das Hören"
   b) vor prosp. *sḏm-f* (nominal oder pronominal)
      (i)m sbn dpw.t-k „negiere, daß dein Schiff strande" (EAG § 1106 Seite 578)
      (i)m snḏ-k „negiere, daß du dich fürchtest" (EAG § 1104 aa)

VIII Seite 272 § 381 cc 2:
Füge die Anmerkungsziffer 1 a an „und zwar".
Anm. 1 a: Zu *is* „und zwar" vgl. Pianchi 17 (Urk III 11,7).

VIII Seite 280 § 400,1 aa (Ende):
Füge die Anmerkungsziffer 1 a an „(13,19)".
Anm. 1 a: In der Glosse A wird das Ausströmen der Hitze durch die Pseudoverbalkonstruktion *šmm.t ḳꜣj.t ḥr prj.t im-f* beschrieben: „hochgradige Hitze kommt ständig aus ihr heraus". – Die Einleitung der Glosse E durch *isṯ* erweist, daß im Text der Untersuchung (13,19) von einem gemeinsamen *isṯ* zwei Pseudoverbalsätze abhängen: *wbnw pf nsrj* und *swš n srf nš-f*, d. h. also, daß das nachgestellte *sḏm-f* hier dem Pseudopartizip entspricht.

VIII Seite 280 § 400,1 aa anhängen:
— als Objekt von *gmj* 'finden': *gmm-k srf nš-f m rꜣ n wbnw-f* 'du findest, daß Hitze ständig aus der Öffnung seiner Wunde strömt' Sm 47 (17,9) [1b]
Anm. 1 b: Die Konstruktion Nomen + *sḏm-f* korrespondiert in diesem Fall (nach *gmj*) deutlich mit der Pseudoverbalkonstruktion (vgl. oben § 166,1 und GG § 315).

VIII Seite 280 § 401 aa:
Füge die Anmerkungsziffer 2 a an *ḳmꜣ.t-sn*.
Anm. 2 a: Statt ⌓ (so Breasted) ist möglicherweise  zu lesen (so Grundriß Bd. V 338 Nachtrag und Med.W.B. 884).

VIII Seite 280 Anm. 1 anhängen:
Siehe dagegen Schenkel, ZÄS 92,68 ff., und dazu Assmann, Liturgische Lieder an den Sonnengott (= Münchner Ägyptologische Studien 19), Seite 108–109 Anm. 91.

VIII Seite 280 Anm. 3 (letzte Zeile):
ist. *verbessere in:* ist; vgl. auch De Buck, Egyptisch Leesboek I, 1941, Seite 73, 10 Anm. c.

VIII Seite 281 Anm. 2 anhängen:
Vgl. auch Sm 9 (5,2) *gs-dp.t rꜣ n ꜣḫ.t* 'ein Schutz ist der Spruch der „Wirksamen" (= Isis)', im Sinne von: der Spruch der Isis dient als Schutz; aber zu aa gehörig, wenn die Bedeutung „der Schutz besteht in einem Zauberspruch der Isis" vorliegen sollte.

VIII Seite 281 § 403 Überschrift und Anm. 6:

Identität *verbessere jeweils in:* Prädikation („Identität")

VIII Seite 282 § 404,1 (Mitte):

Füge die Anmerkungsziffer 1a an „Sm 7 (3,16)".

Anm. 1a: Zählt man die Nisbenverbindung zum Genetiv, so gehört dieser Fall zu 3.

VIII Seite 284 § 405 (Ende):

Füge die Anmerkungsziffer 1a an „Eb 188 c".

Anm. 1a: Formal gehört ein solcher Fall zu den Adverbialsätzen mit eingeschaltetem *pw*, z. B. *mw.t-f pw r gs-f* „seine Mutter ist neben ihm" (Schott, Denkstein Sethos I, Zeile 16).

VIII Seite 285 § 406 bb 2:

Füge die Anmerkungsziffer 3a an „Sm 19 (7,16)".

Anm. 3a: Vgl. aber Sm 48 (17,17) *n ḳsn ỉrj.t-f* (?), wo Breasted 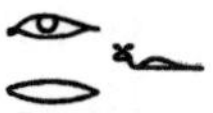 umschreibt. Vielleicht ist also auch hier zu übersetzen: „es ist schwierig, daß er [es] ausführt", d. h. das Beispiel gehörte dann zu 3.

VIII Seite 288 Anm. 3 anhängen:

Instruktiv ist Amunsrit. 5,6 mit vorgesetztem *ỉw* in der (später verfaßten) Überschrift.

VIII Seite 289 Anm. 3 (Neufassung):

Vgl. dazu GG § 118,2 und LG § 648; von den dort aufgezählten Gebrauchsweisen (Futurum, Wunsch, Abhängigkeit) trifft keine auf die Fälle der medizinischen Texte zu. Ob eine Hervorhebung der adverbialen Bestimmung beabsichtigt ist? Vgl. § 169 b.

VIII Seite 290 § 417 Überschrift:

Füge die Anmerkungsziffer 4 an die Überschrift.

Anm. 4: Ähnlich auch beim *sḏm.n-f*, z. B. Schiffbr. 132 (*ỉr ḳnj.n-k* oder *ỉr ḳnj n-k*), siehe Vergote, MDAIK 15, 1957, 286.

VIII Seite 292 § 420 anhängen:

dd) negiert: siehe § 364

VIII Seite 298 § 431,3:

'sobald' *verbessere in:* 'sobald' bzw. 'weil'

Sm 6 (2,21) = 8 (4,11) *verbessere in:* vgl. auch Sm 6 (2,21) = 8 (4,11) § 229,5?

VIII Seite 299 Anm. 1 anhängen:

Siehe dazu auch Daumas, La proposition relative égyptienne étudiée à la lumière de la syntaxe structurale, Orbis 11, 1962, 21–32 (= Janssen-Bibliographie 62124).

VIII Seite 302 Anm. 1 anhängen:

Vgl. auch Brunner, Abriß der mittelägyptischen Grammatik[2], Seite 47: „Adjektive, Partizipien und Relativformen treten sowohl an determinierte wie an indeterminierte Bezugswörter".

VIII Seite 302 Anm. 2 anhängen:

Ähnlich folgen Urk. IV 1231,3 auf das Beziehungswort *nj-sw.t* „König" das Partizip *itj.w* „der raubt" und der „unechte Relativsatz" *n itj.tw m-ʿ-f* „von dem man nicht rauben kann" (oder: „ohne daß man von ihm rauben kann"?).

VIII Seite 303 Anm. 3 anhängen:

Zur Determinierung durch *nb* siehe Frida Behnk, Grammatik der Texte aus El Amarna § 102 a. Zur Determinierung durch NIM im Koptischen siehe Till, Koptische Grammatik § 231.

VIII Seite 304 § 436 c 2 vor Sm 9 (5,1) einfügen:

Sm 4 (2,8) (*s nb gmm-k pšn dnn.t-f*);

VIII Seite 305 Anm. 5 (zweite Hälfte):

denn *pw* und *m* . . . 198,5.

verbessere in:

denn *pw* und prädikatives *m* sind nebeneinander sonst nicht üblich. Siehe jedoch Urk. I 25,2 (= Mrsich, Münchner Ägyptologische Studien 13,77), Urk. I 197,13 und 198,5 sowie vielleicht auch Totb. Nav. 183 (Ag), Zeile 36 (*nṯr-s pw m nb mꜣʿ.t*).

VIII Seite 307 Anm. 2 (letzte Zeile):

prosp. *verbessere in:* „Pseudopartizip des Resultats" bzw. prosp.

VIII Seite 310 § 453 nach 2 einfügen:

2a) gemeinsames *isṯ* vor zwei Pseudoverbalsätzen

Siehe § 381 aa, 3 a und die nachgetragene Anm. 1a zu Seite 280.

VIII Seite 312 § 454 bb Überschrift:

Füge die Anmerkungsziffer 0 an die Überschrift.

Anm. 0: Vgl. auch Ptahhotep 88 (*wr mꜣʿ.t wꜣḥ spd.tj*), wo *wꜣḥ* statt *wꜣḥ.tj* steht; von Spiegel, Hochkultur Seite 673 Anm. 15, als „Hendiadyoin" aufgefaßt; Fecht, Der Habgierige und die Maat, Seite 13–14, ergänzt *wꜣḥ*[*-s*].

VIII Seite 312 § 454 dd Überschrift anhängen:

d. h. ein Substantiv mit zwei Genusendungen (?)

VIII Seite 313 § 455 Ende anhängen:

f) Auslassung von Demonstrativpronomina: siehe § 113

VIII Seite 316 zu § 457:

Das Beispiel Bln 65 ist zu tilgen, da das vermeintliche Adverb *dwꜣ* wahrscheinlich *sbꜣ* 'Tür' zu lesen ist (§ 18 Nachtrag).

Einzufügen sind die Fälle: *gwꜣ n-sn fnḏ-f* 'zusammengehalten werde durch sie seine Nase' Sm 11 (5,13); *ḫꜣj mj.t.t ḫpr.t nb.t* 'ebenso werde alles gemessen, was entstanden ist' Sm 21,13–14

VIII Seite 316 § 459 Überschrift:

Füge die Anmerkungsziffer 2a an die Überschrift.

Anm. 2a: Zur Einschaltung größerer Komplexe zwischen Verbform und Objekt siehe Golénischeff, Intercalations dans les formes verbales (nach Janssen-Bibliographie 62230).

VIII Seite 317 § 461 (Mitte):

Füge die Anmerkungsziffer 1 an *nhdhd*.

VIII Seite 317 Anm. 1 anhängen:

Da diese Bildung bei Verben der Bewegung bevorzugt ist, sollte vielleicht auch *nbjbj* „glühen“ (Med.W.B. 456) bei der Beschreibung der Oberfläche einer Geschwulst besser durch „funkeln“ übersetzt werden.

VIII Seite 318 § 463 c Überschrift:

Füge die Anmerkungsziffer 1a an „Pflanzennamen)“.

Anm. 1a: Vgl. Daumas, BIFAO 48, 1948, 88 Anm. 2 („ce qui est précieux“).

VIII Seite 319 Anm. 1 anhängen:

Vgl. auch *smꜣꜥ* neben *rdj mꜣꜥ* auf den Grenzstelen von Amarna (Urk. IV 1967,5 und 1983,1); zur Ablösung von *s*-Kausativen durch Umschreibungen mit *rdj* siehe Schott, Deutung der Geheimnisse, Abh. Akad. Wiss. Mainz 1954, Seite 231.

VIII Seite 320 § 469 Überschrift:

Füge die Anmerkungsziffer 5a an *ntj*.

Anm. 5a: *ntj* verhält sich zu *nj* wie *tp.tj* zu *tpj* (Fecht, Wortakzent und Silbenstruktur § 172).

VIII Seite 325 § 480 b 1 Überschrift:

Verdoppelung *verbessere in:* Verdoppelung (siehe auch § 126 bb)

VIII Seite 328 § 486 f anhängen:

Eb 194 c (*n wḥm*[*-j*] *sp*); vgl. die Variante Eb 191 c (*n wḥm-j*)

VIII Seite 328 § 486 nach f anhängen:

g) Schreibung 𓈖 statt 𓈗 als Determinativ bei *ḳb* „Kühle“; siehe Med.W.B. 883 Anm. 7 zu KV 62

VIII Seite 330 § 489 a 2 Überschrift:

Füge die Anmerkungsziffer 1 an *sḏm*.

Anm. 1: Vgl. auch Sin R 25 mit B 2.

VIII zu Seite 331–392:

Zitate, die sich auf Nachträge beziehen, sind durch N gekennzeichnet.

VIII Seite 331 nachtragen:

Admirativpartikel (*wj*) § 126 bb (N)

VIII Seite 332 bei Assimilation nachtragen:

n an *d* (?) § 46,8

VIII Seite 333 bei Betonung nachtragen:

Seite 289 Anm. 3 (N)

VIII Seite 336 bei Hervorhebung nachtragen:

Seite 289 Anm. 3 (N)

VIII Seite 337 bei Lautwechsel nachtragen:
b > *w* § 36 (N)

VIII Seite 340 nachtragen:
Prädikat (Nominalsatz) § 401 ff.
prädikatives *m* § 403 (N); Seite 305 Anm. 5 (N)

VIII Seite 345 bei Vokalandeutung nachtragen:
Seite 21 Anm. 2a (N)

VIII Seite 347 linke Kolumne unten:
Das *i* von *iꜣk.t* ist unter den Satzspiegel geraten.

VIII Seite 347 rechte Kolumne bei *iw* nachtragen:
iw + Subjekt + *r* + Infinitiv § 353; 399,2; 424 d

VIII Seite 348 bei *imj* gib nachtragen:
Seite 250 Anm. 2a (N)

VIII Seite 349 bei *isk* nachtragen:
§ 453,2 a (N)

VIII Seite 349 rechte Kolumne nachtragen:
ꜥꜣm Asiat § 31,8 (N)

VIII Seite 350 bei *wꜥr* Wacholder nachtragen:
§ 32,1 (N)

VIII Seite 351 linke Kolumne nachtragen:
bjk Falke § 33,2 (N)
bddw (Droge) § 49,6 (N)

VIII Seite 351 bei *pw* als Kopula:
Identität *verbessere in:* Prädikation („Identität")

VIII Seite 352 linke Kolumne nachtragen:
png spalten Seite 44 Anm. 1 (N)
pgꜣ spalten Seite 44 Anm. 1 (N)
Bei *pḫꜣ* öffnen: Seite 44 Anm. 1 (N)

VIII Seite 352 rechte Kolumne nachtragen:
fnḫ spalten Seite 44 Anm. 1 (N)

VIII Seite 352 bei *m*:
Identität *verbessere in:* Prädikation („Identität")

VIII Seite 353 bei *mj.t.t* nachtragen:
§ 151 (N)

VIII Seite 353 rechte Kolumne nachtragen:
mnḳ Milch § 31,8 (N)

VIII Seite 353 rechte Kolumne:
mnhjw *verbessere in:* *mnḫjw*
nachtragen: *mḥ.n.t* (Heiligtum) Seite 112 Anm. 5 (N)

VIII Seite 355 bei *nbjbj* nachtragen:
Seite 317 Anm. 1 (N)

VIII Seite 356 nachtragen:
bei *nḏ* zerreiben: § 26 (N)
rechte Kolumne: *rs.n.t* (Heiligtum) Seite 112 Anm. 5 (N)

VIII Seite 357 bei *ḥmꜣ.t* Salz nachtragen:
§ 22,1 bb (N)

VIII Seite 358 bei *ḫr* (Präposition und Partikel) nachtragen:
– vor *sḏm-f* § 276ff.

VIII Seite 358 rechte Kolumne nachtragen:
ḫpꜣ Nabel § 20,3

VIII Seite 359 linke Kolumne nachtragen:
sjs.n.t (Fest) Seite 112 Anm. 5 (N)

VIII Seite 361 nachtragen:
bei *šsj.t*: § 24,2 (N)
bei *gmj* mit abh. *sḏm-f*: Pseudoverbalsatz § 400,1 aa (N)

VIII Seite 362 rechte Kolumne nachtragen:
ṯs knoten § 26 (N)
ḏꜣm beugen Seite 48 Anm. 2 (N)

VIII Seite 363 bei *ḏr* (Präposition):
sobald *verbessere in:* wenn, sobald (oder: weil?); seit
bevor *verbessere in:* bis (bzw. seit)
weil *verbessere in:* wenn (bzw. weil?)

VIII Seite 363 rechte Kolumne nachtragen:
ḏrj.t Weihe § 33,2 (N)
bei *ḏd* sagen: § 47,4

VIII Seite 363 Koptisch nachtragen:
ⲁϩⲟⲣ Schatz Seite 19 Anm. 1a (N)
ⲃⲏϭ Falke Seite 21 Anm. 2a (N)
ⲉϩⲉⲩ Pl. von ⲉⲓⲱ Esel Seite 36 Anm. 0 (N)
ⲛⲉⲛⲉⲉⲃ (Droge) Seite 17 Anm. 0 (N)
ⲛⲟⲉⲓⲧ Mehl § 26 (N)
ⲛⲁ(ⲁ)ⲕⲉ Wehen Seite 36 Anm. 0 (N)
ⲛⲓⲙ jeder Seite 303 Anm. 3 (N)

VIII Seite 364 Koptisch nachtragen:
bei ⲥⲡⲟⲧⲟⲩ: Seite 82 Anm. 4 (N)
bei ⲥⲏⲧ: Seite 21 Anm. 2a (N)
ⲧⲣⲏ Weihe Seite 21 Anm. 2a (N)
ϩⲗⲟⲗ Dunkelheit § 51,4 (N)
ϩⲗⲡⲉ Nabel Seite 9 Anm. 2a (N)

ϫⲱⲛⲧ zürnen Seite 20 Anm. 1 (N)
ϭⲱⲛⲧ zürnen Seite 20 Anm. 1 (N)
VIII Seite 364 Arabisch nachtragen:
لبنى (Droge) Seite 17 Anm. 0 (N)
وَرْد Seite 11 Anm. 1 (N)
VIII Seite 365 Hebräisch bzw. Griechisch nachtragen:
ירד Seite 11 Anm. 1 (N)
לְבֹנָה (Droge) Seite 17 Anm. 0 (N)
βουτυρον (Droge) § 49,6 (N)
VIII Seite 366 nachtragen:
bei Bln 48: 125 aa (N)
bei Bln 65: 18 (N) (statt dessen 457 tilgen)
VIII Seite 368 nachtragen:
bei Bln 188: 32, 1 (N)
bei Bln 189: 33,2 (N)
VIII Seite 370 nachtragen:
bei Eb 2 (1,16): 290,4 (N)
VIII Seite 371 nachtragen:
bei Eb 131 (30,9): 259 e (N); Seite 214 Anm. 2 (N)
bei Eb 194 c: 486 f (N)
VIII Seite 372 nachtragen:
bei Eb 203 d: 22,1 bb (N)
VIII Seite 375 nachtragen:
bei Eb 560: 183 (N)
VIII Seite 376 nachtragen:
bei Eb 732: 11 (N)
VIII Seite 377 nachtragen:
Eb 792 20,3 (N)
Eb 801 22,1 bb (N)
bei Eb 848: 33,2 (N)
VIII Seite 380 nachtragen:
bei H 46: 125 aa (N)
VIII Seite 381 nachtragen:
bei H 160: 125 aa (N)
VIII Seite 383 nachtragen:
bei L 24: 2,4 (N)
bei L 38: 7 (N)
VIII Seite 386 nachtragen:
bei Sm 4 (2,8): 436 c 2 (N)
bei Sm 4: (2,9) 241,2 (N)

VIII Seite 387 nachtragen:
bei Sm 9 (5,1): 228,2a (N)
bei Sm 9 (5,2): Seite 281 Anm. 2 (N)
bei Sm 11: (5,13) 251 (N); 457 (N)

VIII Seite 388 nachtragen:
bei Sm 31 (10,13): 125 aa (N)

VIII Seite 389 nachtragen:
bei Sm 37: (12,20) 84,10 (N)

VIII Seite 390 nachtragen:
bei Sm 47 (17,6): 9 (N)
bei Sm 47: (17,9) 400,1 aa (N)
bei Sm 48 (17,17): Seite 285 Anm. 3a (N)
bei Sm 18,18: Seite 84 Anm. 0 (N)
bei Sm 21,13–14: 457 (N)

VIII Seite 391 nachtragen:
bei Sm 22,6: 164 gg (N)
bei Nicht-medizinische Texte:
Abbot 5,13 Seite 27 Anm. 1a (N)
Amunsritual 5,6 Seite 288 Anm. 3 (N)
bei Coffin Texts: I 307 b Seite 264 Anm. 1 (N)
Mundöffnungsritual 73 c und f Seite 193 Anm. 2 (N)
Neferti 9 Seite 235 Anm. 1 (N)
bei Ptahhotep: 88 Seite 312 Anm. 0 (N)

VIII Seite 392 nachtragen:
bei Pyramidentexte: 664 c Seite 250 Anm. 5 (N)
bei Schiffbrüchiger:
132 Seite 290 Anm. 4 (N)
159 Seite 264 Anm. 1 (N)
bei Sinuhe:
B 2 Seite 76 Anm. 4 (N)
B 2 = R 25 Seite 330 Anm. 1 (N)
B 252 Seite 81 Anm. 2 (N)
bei Totenbuch: Nav 183,36 Seite 305 Anm. 5 (N)
bei Urkunden:
I 25,2 Seite 305 Anm. 5 (N)
III 11,7 Seite 272 Anm. 1 a (N)
IV 1231,3 Seite 302 Anm. 2 (N)
IV 1967,5 Seite 319 Anm. 1 (N)
IV 1983,1 Seite 319 Anm. 1 (N)
bei Westcar: 6,26 Seite 235 Anm. 1 (N)

4. Teil: Bibliographie

A) Vorbemerkungen

Bei der Erfassung der Literatur über die altägyptische Medizin wurde größtmögliche Vollständigkeit angestrebt. Für die ältere Literatur wurden die Bibliographien von M. Goldstein und J. A. Pratt sowie die sehr ausführlichen Literaturangaben in H. Sigerist, A History of Medicine Vol. I, ausgewertet. Von 1947 bis zum jüngst erschienenen Band 1964 diente die Annual Egyptological Bibliography von J. M. A. Janssen und M. Heerma van Voss als Hauptquelle[1]. Die heutzutage bis in die Journale der Industrie verstreuten Artikel sind somit hoffentlich annähernd erfaßt. Um dem Benutzer die Möglichkeit zu geben, sich rasch eine Übersicht über den Inhalt der in jüngerer Zeit erschienenen Literatur zu verschaffen, ist die laufende Nummer der „Annual Egyptological Bibliography" nach dem Sigel *AEB* jedem Titel beigegeben. Außerdem weisen die in eckigen Klammern stehenden Zahlen am Ende des Titels in groben Zügen darauf hin, welchen der 20 (unter B aufgeführten) Sachgruppen der Titel zuzurechen ist. Bei den einzelnen Sachgruppen (unter B) sind die einschlägigen Titel zusammengefaßt, und zwar unter den Nummern des (unter C) alphabetisch nach den Verfassern geordneten Literaturverzeichnisses.

B) Sachgruppenverzeichnis

1	Texte und Textbearbeitung	11	Ärzte
2	Allgemeines	12	Heilgötter
3	Anatomie und Physiologie	13	Pharmakologie
4	Krankheiten	14	ärztliche Geräte
5	Chirurgie	15	Maße
6	Augen und Ohren	16	Mumienuntersuchungen
7	Zähne und Mund	17	Zauber
8	Gynäkologie	18	Sprachliches
9	Kinderheilkunde	19	Demotisches
10	Veterinärmedizin	20	Koptisches

[1]) Die seit der Drucklegung erschienenen Bände 1965 bis 1967 sowie zahlreiche neue Titel sind als Korrekturzusätze aufgenommen.

[1] Texte und Textbearbeitungen

8.1; 13.1; 15a.1; 18.1; 23.1; 28.1; 35.1; 38.1; 38.2; 38.3; 38.4; 41.1; 41.2; 44.1; 45.2; 45.8; 55.1; 72.1; 72.2; 72.3; 72.4; 72.5; 80.4; 94.5; 94.6; 94.9; 95.3; 95.4; 97.1; 101.1; 107.1; 129.2; 129.4; 138.7; 142.1; 146.3; 146.4; 146.6; 151.1; 151.2; 177.1; 186.3; 187.26; 187.29; 187.34; 190.1; 194.1; 208.2; 219.8; 222.2; 223.1; 224.4; 226.4; 236.1; 241.2; 247.4; 247.6; 251.1; 259.2; 259.3; 264.1; 272.1; 273.15; 273.32; 274.1; 285.1; 291.1; 306.1; 307.1; 316.1; 335.2; 335.5; 335.7; 336.1; 336.2; 336.3; 336.5; 337.1; 358.2; 362.3; 364.1; 368.4; 368.5; 368.6; 383.1; 393.3; 397.1; 402.1; 404.1; 404.2; 404.3; 408.3

[2] Allgemeines

14.1; 16.1; 21.1; 25.1; 27.1; 31a.1; 33.1; 45.7; 45.10; 45.11; 45.13; 45.15; 45.18; 46.1; 46.2; 50.1; 51.1; 53.1; 54.6; 55.2; 57.3; 59.1; 59.2; 59.3; 65.1; 66.3; 70.1; 73.1; 75.1; 75.3; 75.4; 77.2; 77.3; 77.6; 77.7; 77.8; 77.9; 77.10; 77.11; 77.12; 80.7; 85.1; 95.6; 98.1; 99.1; 114.1; 115.1; 116.1; 120.1; 122.1; 123.1; 124.1; 125.1; 130.1; 137.1; 138.1; 138.2; 138.3; 138.4; 138.5; 138.6; 138.12; 138.15; 138.17; 139.1; 143.1; 144.1; 146.1; 146.5; 146.7; 146.9; 146.10; 146.11; 146.13; 151.4; 153.1; 154.1; 157.2; 160.1; 162.1; 163.1; 168.1; 170.1; 172.1; 177.5; 179.1; 187.6; 187.14; 187.16; 187.19; 187.20; 187.25; 187.28; 187.32; 187.36; 191.1; 191.2; 195.1; 196.1; 198.1; 199.1; 202.1; 204.1; 207.1; 211.1; 213.3; 214.1; 215.1; 217.1; 219.1; 219.2; 219.5; 219.6; 223.2; 224.1; 224.7; 229.1; 231.1; 233.1; 234.1; 237.1; 238.3; 239.2; 239.3; 240.1; 245.3; 245.4; 245.6; 246.1; 248.1; 254.1; 257.1; 265.1; 273.6; 273.7; 273.13; 273.28; 273.30; 277.1; 280.1; 290.1; 299.1; 308.1; 308.2; 309.1; 310.1; 311.1; 312.1; 320.1; 322.1; 323.2; 325.1; 327.2; 328.1; 330a.2; 334.1; 337.1; 339.1; 341.1; 341.2; 343.1; 344.1; 345.2; 345.5; 349.1; 357.1; 359.1; 361.1; 362.2; 363.1; 364.3; 368.4; 374.1; 377.1; 378.1; 379.1; 380.1; 382.1; 383.1; 386.1; 388.5; 388.9; 388.15 393.10; 394.1; 396.1; 404.4; 404.5; 407.1; 408.1; 408.2

[3] Anatomie und Physiologie

16.1; 20.1; 20.2; 20.3; 29.1; 42.1; 49.1; 57.2; 57.3; 58.1; 58.2; 77.26; 80.2; 82.1; 94.1; 94.8; 95.1; 96.1; 110.2; 117.1;

[4] Krankheiten

[5] Chirurgie

[6] Augen und Ohren

[7] Zähne und Mund

[8] Gynäkologie

[9] Kinderheilkunde

[10] Veterinärmedizin

[11] Ärzte

[12] Heilgötter

[13] Pharmakologie

[14] ärztliche Geräte

[15] Maße

[16] Mumienuntersuchungen

[17] Zauber

[18] Sprachliches

45.14; 64.1; 80.1; 80.5; 80.6; 96.1; 96.3; 161.1; 166.1; 206.1; 219.10; 291.3; 364.2; 382.1; 385.1; 388.11; 393.1; 393.4; 393.6; 406.1

[19] Demotisches

106.1; 151.5; 237.1; 371.1

[20] Koptisches

36.1; 60.1; 62.1; 62.4; 79.1; 106.2; 193.8; 262.1; 331.1; 356.1; 365.1; 373.1; 373.2; 373.3; 373.4; 373.5; 403.1

C) Literaturverzeichnis

1.1 Abadir, F.
Skeleton found in Shaft No. 42 of the uninscribed Mastaba "B".
– in: Abu-Bakr, A. M., Excavations at Giza 1949–1950, The University of Alexandria, Government Press, Cairo, 1953, 85.
– *AEB* 3155 (1954) [*16*]

2.1 Adams, C. V. A.
An X-Ray Examination after 2,700 Years.
The Songstress of Amen-Re.
– Medical News, London, No. 77 (Friday, March 27, 1964) 20–21 und 29.
– *AEB* 64002 [*16*]

3.1 Aldred, C.
Cranial Deformation in Ancient Egypt?
– Man. A Monthly Record of Anthropological Science, London 53, December, 1953, 194–195.
– *AEB* 2684 (1953) [*4/16*]

3.2 Aldred, C.
A Possible Case of Amputation.
– Man, London 64, 1964, 56.
– *AEB* 64008 [*5*]

4.1 Ameline, M. et Quercy, P.
Le pharaon Amenophis IV, sa mentalité. Fut-il atteint de lipodystrophie progressive?
– Revue neurologique, Paris 27, 1920, 448–462.
– [*4*]

5.1 Amin, Rida
La paralysie infantile aux temps des pharaons.
– Cahiers d'Alexandrie, 2e série, fasc. 4 (octobre 1964), 69–77.
– *AEB* 65018 [*4/9*]

6.1 Anawati, G. C.
Introduction à l'histoire des drogues dans l'antiquité et le moyen âge.
– Mélanges Institut Dominicain d'études orientales du Caire, Le Caire 5, 1958, 345–366.
– *AEB* 61015 [*13*]

7.1 Anonymus
Imhotep – The first Physician of the World.
– Hamdard Medical Digest, Karachi, Vol. III, April–May 1959, 6–10.
– *AEB* 59151 [*11*]

8.1 Anonymus
– Hieratische Papyrus aus den Königl. Museen zu Berlin, herausgegeben von der Generalverwaltung. Band III Taf. 17–25 Pap Berl 3027 und Taf. 27 Ostr. Berl P. 5570.
– J. C. Hinrichs'sche Buchhandlung, Leipzig 1911.
– [*1*]

9.1 Armelagos, G. J.
Disease in Ancient Nubia.
– Science, Washington, D. C., 163 No. 3864, January 17, 1969, 255–259.
– [*4*] (Zitat aus Wilbour Library of Egyptology, Acquisitions List No. 12)

10.1 Artelt, W.
Geschichte der Anatomie der Kiefer und der Zähne bis zum Ausgang der Antike.
– Janus, Haarlem 33, 1929, 199–212 und 310–336.
– [*7*]

11.1 Asbell, M. B.
The Dental Art of Ancient Egypt (c. 3000 B.C–c. 500 B.C.).
– Outlook and Bulletin of the Southern

Dental Society of New Jersey, Vol. 17, No. 4, April 1948, 124–126.
– *AEB* 1187 (1950) [*7*]

12.1 Aterman, K.
Why did Hephaestus limp?
– American Journal of Diseases of Children 109, May 1965, 381–392.
– [*9*]

13.1 Atkinson, D. T.
The Oldest Medical Document.
– Hamdard Medical Digest, Karachi, Vol. III, April–May 1959, 65–68.
– *AEB* 59151 [*1*]

14.1 Aussant, P. E.
Shény-ta. Médecine égyptienne en Crète minoenne à l'époque paléopalatiale.
– Paris 1969.
– [*2*]

15.1 Avalon, J.
Imhotep, l'Esculape des Égyptiens.
– Aesculape, Paris, n. s. 17, 1927, 36–39.
– [*11*]

15.2 Avalon, J.
Les sources à utiliser pour une histoire de la chirurgie égyptienne.
– Bulletin de la Société française d'histoire de la médecine, Paris 16, 1922, 216–222.
– [*5*]

15a.1 Banu, I.
Le papyrus médical Edwin Smith, considéré au point de vue philosiphique.
– Studia et Acta Orientalia, Bucarest 5–6, 1967, 117–141.
– *AEB* 67 051 [*1*]

16.1 Barb, A. A.
Diva Matrix.
– Journal of the Warburg and Courtauld Institutes, London 16, 1953, 193–238.
– *AEB* 4393 (1956) [*2/3*]

17.1 Bardis, P.
Circumcision in ancient Egypt.
– Indian Journ. Hist. of Med. 12, 1967 No 1, 22–23.
– [*5*] (Zitat aus Leca **214.1**)

17.2 Bardis, P.
Contraception in ancient Egypt.
– Indian Journ. Hist. of Med. 12, 1967, No 2, 1–3.
– Centaurus 12, 1968, 305–307.
– [*8*] (Zitat aus Leca **214.1**)

18.1 Barns, J. W. B.
Five Ramesseum Papyri (Papyrus No III; No IV; No V).
– Oxford, Printed for the Griffith Institute at the University Press by Charles Batey 1956.
– *AEB* 4397 (1956) [*1*]

19.1 Baslez, L.
Les poisons dans l'antiquité égyptienne.
– Thèse méd., Paris 1932, Librairie Le François
– [*13*]

20.1 Batrawi, A.
The Pyramid Studies. Anatomical Reports.
– *ASAE* 47 (1947), 97–111.
– *AEB* 16 (1947) [*3/16*]

20.2 Batrawi, A.
The Pyramid Studies. Anatomical Reports 1948. A small Mummy from the Pyramid of Dahshur.
– *ASAE* 48 (1948), 585–600.
– *AEB* 363 (1948) [*3/16*]

20.3 Batrawi, A.
Report on the anatomical Remains recovered from the Tombs of Akhet–Hetep and Ptah–Irou–Ka, and a Comment on the Statues of Akhet–Hetep.
– *ASAE* 48 (1948), 487–497.
– *AEB* 362 (1948) [*3/16*]

21.1 Beaugé, C.
La médecine et les médecins chez les anciens Égyptiens.
– Archives méd. chirurg. de Province, Tours 12, 1922, 422–428.
– [*2/11*]

22.1 Becker, P. E.
s. Pöch, H.

23.1 Beekman, F.
The Edwin Smith Papyrus.
– The Academy Bookman, publ. by the friends of the Rare Book Room in the Interests of the Library of the New York Academy of Medicine, Volume 2, Number 1, Winter 1949, 3–5.
– *AEB* 1207 (1950) [*1*]

24.1 Berendes, J.
Die Pharmacie bei den alten Culturvölkern. Bd 1, 55–81: Die Pharmacie bei den Aegyptern. Historisch-Kritische Studien.
– Tausch & Grosse, Halle a. d. S. 1891.
– [*13*]

25.1 Berger, E.
Das Basler Arztrelief; Studien zum griechischen Grab- und Votivrelief um 500 v. Chr. und zur vorhippokratischen Medizin.
– Veröffentlichungen des Antikenmuseums Basel 1, Basel, Archäologischer Verlag 1970
– [*2*] (Zitat aus Wilbour Library of Egyptology, Acquisitions List No. 16)

25 a.1 Berry, A. C., Berry, R. J., and Ucko, P. J.
Genetical change in ancient Egypt.
– Man. The Journal of the Royal Anthropological Institute, London, New Series 2, 1967, 551–568.
– *AEB* 67 070 [*16*]

26.1 Bertolotti, M.
Une vertèbre lombaire surnuméraire complète chez une momie égyptienne de la XIe Dynastie. Trouvaille radiographique.
– Nouvelle Iconographie de la Salpêtrière, Paris 26, 1913, 63–65.
– [*4/16*]

27.1 Beugnies-Corbeau
Archéologie médicale de l'Égypte et de la Judée.
– Babé, Liège 1892.
– [*2*]

28.1 Birch, S.
Medical Papyrus (Brit. Mus. 10059) with the name of Cheops.
– *ZÄS* 9, 1871, 61–64.
– [*1*]

29.1 Bissing, F. W. von
Die älteste Darstellung eines Skelettes.
– *ZÄS* 50, 1912, 63–65.
– [*3*]

30.1 Bitschai, J. and Brodny, M. L.
A History of Urology in Egypt.
– Privately printed at the Riverside Press, Cambridge, Mass. 1956.
– *AEB* 57048 [*4*]

31.1 Blankoff, B.
Un peu d'histoire de la tuberculose ostéoarticulaire. Mal de Pott.
– Le Scalpel. Journal belge des sciences médicales, Bruxelles IIIme Année – No 31. 2 Aôut 1958, 731–741.
– *AEB* 59075 [*4*]

31 a.1 Blersch, H. G.
Das aspektivische Denken in der altäyptischen Medizin
– Sudhoffs Archiv für Geschichte der Medizin und der Naturwissenschaften, Wiesbaden 56, 1972, 1–21.
– [*2*]

32.1 Bloch, E.
Die medizinischen Gottheiten der alten Ägypter.
– Archiv für Geschichte der Medizin, Leipzig 4, 1911, 315–322.
– [*12*]

33.1 Bocznowski, E.
Afričti Pygmejové podle storověkých zpráv („African Pygmies as reported in ancient sources").
– Novy Orient, Prag 20, 1965, 309–311.
– *AEB* 65068 [*2*]

34.1 Böttcher, H. M.
Wunderdrogen.
– Köln 1959
– [*13*] (Zitat aus Thorwald **372.1**)

35.1 Bolton, H. C.
Papyrus Ebers, the earliest medical work extant.
– Weekly Drug News Press, New York 1884.
– [*1*]

36.1 Bouriant, U.
Fragment d'un livre de médecine en copte thébain.
– Acad. Insc. Belles Lettres, Comptes rendus des Séances, 1888, ser. 4, t. 15, 374–379.
– [*20*]

36 a.1 Bourke, J. B.
Trauma and degenerative diseases in ancient Egypt and Nubia.

– Journ. Human Evolution 1, No. 2, March 1972, 225–232.
– [*4*]

37.1 Boyd, Lyle G., and Boyd, William C.
Les groupes sanguins chez les anciens Égyptiens.
– *CdE* 12, No. 23/24, 1937, 41–44.
– [*16*]

38.1 Breasted, J. H.
The Edwin Smith Surgical Papyrus, in Facsimile and Hieroglyphic Transliteration with Translation and Commentary 2 Vols.
– The University of Chicago. Oriental Institute Publications, Vol. III and IV, Chicago, Illinois 1930.
– [*1*/*5*]

38.2 Breasted, J. H.
The Edwin Smith Medical Papyrus.
– University Chicago, Oriental Institute communications, no 1, 1922, 90–93.
– [*1*]

38.3 Breasted, J. H.
The Edwin Smith Papyrus. Some preliminary observations.
– Recueil d'études égyptologiques dédiées à la mémoire de J.-F. Champollion, Paris 1922, 385–429.
– [*1*]

38.4 Breasted, J. H.
The Edwin Smith Papyrus. An Egyptian medical treatise of the seventeenth century before Christ.
– The New York Historical Society. Quarterly Bulletin, New York 6, 1922, 1–31.
– [*1*]

39.1 Brodny, M. L.
s. Bitschai, J.

40.1 Brothwell, D. R.
s. Morse, D.

40.2 Brothwell, D. R., and Sandison, A. T.
Diseases in Antiquity. A Survey of Diseases, Injuries and Surgery of Early Populations.
– Thomas ed., Springfield (Illinois), 1967.
– *AEB* 67100 [*4*]

40.3 Brothwell, D. R., and Møller-Christensen, V.
A possible case of amputation, dated to c. 2000 B.C.
– Man 63, 1963, 192–193.
– [*5*] (Zitat aus Leca **214.1**)

41.1 Brugsch, H.
Notice raisonnée d'un traité médical datant du XIV. siècle avant notre ère et contenu dans un papyrus hiératique du Musée Royal (Département des antiquités égyptiennes) de Berlin.
– J. C. Hinrichs, Leipzig 1863.
– [*1*]

41.2 Brugsch, H.
Ueber die medicinischen Kenntnisse der alten Aegypter und über ein alt-ägyptisches medicinisches Manuscript im Königl. Museum zu Berlin.
– Allgemeine Monatsschrift für Wissenschaft und Literatur, Braunschweig 1853, 44–56.
– [*1*]

42.1 Brunner, H.
Das Herz im ägyptischen Glauben.
– Das Herz im Umkreis des Glaubens, Dr. Karl Thomae GmbH, Biberach an der Riss 1965, 81–106.
– *AEB* 65093 [*3*]

43.1 Brunner-Traut, E.
Die Krankheit der Fürstin von Punt.
– Die Welt des Orients, Göttingen, 10, 1957, 307–311.
– *AEB* 57082 [*4*]

43.2 Brunner-Traut, E.
Die Wochenlaube.
– *MIO* 3, 1955, 11–30.
– *AEB* 3740 (1955) [*8*]

43.3 Brunner-Traut, E.
Das Muttermilchkrüglein. Ammen mit Stillumhang und Mondamulett.
– Die Welt des Orients, Göttingen, 5, 1969–1970, 145–217.
– [*8*]

43.4 Brunner-Traut, E.
Gravidenflasche. Das Salben des Mutterleibes.
– Archäologie und Altes Testament.

Festschrift für Kurt Galling, 35–48, J. C. B. Mohr, Tübingen 1970.
– [*8/14*]

43.5 Brunner-Traut, E.
Nachlese zu zwei Arzneigefäßen.
– Die Welt des Orients, Göttingen, 6, 1971, 4–6.
– [*8/14*]

44.1 Bryan, C. Ph.
The Papyrus Ebers. Translated from the German version. With an introduction by Prof. G. E. Smith.
– Geoffrey Bles, London 1930.
– [*1*]

45.1 Buchheim, L.
Die Arteriosklerose der alten Ägypter.
– Therapeutische Berichte, Bayer Leverkusen 28, 1956, 108.
– *AEB* 59102 [*4*]

45.2 Buchheim, L.
Das „Buch von den Augen" und die Geburtsprognosen. Zwanzig Jahre Papyrus Carlsberg VIII.
– Die medizinische Welt, Stuttgart Nr. 15, 9. April 1960, 787–788.
– *AEB* 60121 [*1*]

45.3 Buchheim, L.
Betrachtungen zur Arteriosklerose der alten Ägypter.
– Wissenschaftliche Zeitschrift der Karl-Marx-Universität, Leipzig, Math.-nat. Reihe 4, 1954/55, 207–214.
– *AEB* 58099 [*4*]

45.4 Buchheim, L.
Der „Fleischverband" im alten Ägypten.
– Sudhoffs Archiv für Geschichte der Medizin und der Naturwissenschaften 42, 1958, 97–116.
– *AEB* 58100 [*13*]

45.5 Buchheim, L.
Die Verordnung von „lebendem" Fleisch in altägyptischen Papyri.
– Sudhoffs Archiv für Geschichte der Medizin und der Naturwissenschaften, Wiesbaden 44, 1960, 97–116.
– *AEB* 60122 [*13*]

45.6 Buchheim, L.
Imhotep.
– Neue Zeitschrift für ärztliche Fortbildung, Stuttgart 47. Jahrgang, N.F. I. Jahrg., Heft 8, November 1958, 612–613.
– *AEB* 59103 [*11*]

45.7 Buchheim, L.
100 Jahre altägyptische Medizingeschichte.
– Sudhoffs Archiv für Geschichte der Medizin und der Naturwissenschaften, Wiesbaden 47 (1963), 174–176.
– *AEB* 63082 [*2*]

45.8 Buchheim, L.
Der Papyrus Ebers.
– Neue Zeitschrift für ärztliche Fortbildung, Stuttgart 48. Jahrgang, N. F. 2. Jahrg., Heft 9, September 1959, 788.
– *AEB* 59104 [*1*]

45.9 Buchheim, L.
Die Seuchenbeschwörungen im chirurgischen Papyrus Edwin Smith (verso).
– Sudhoffs Archiv für Geschichte der Medizin und der Naturwissenschaften, Wiesbaden 47 (1963), 199–208.
– *AEB* 63083 [*4/17*]

45.10 Buchheim, L.
Steht die medizinhistorische Erforschung der altägyptischen Heilkunde an einem Anfang oder an ihrem Ende?
– Münchener Medizinische Wochenschrift, München 103, Nr. 6, 1961, 318–321.
– *AEB* 61096 [*2*]

45.11 Buchheim, L.
Ein altägyptisches Verjüngungsrezept.
– Pharmaberichte Bayer, Heft 6, 1964, 20–22.
– [*2*]

45.12 Buchheim, L.
Abortus, Konzeptionsverhütung und Menschwerdung im alten Ägypten.
– Deutsches Ärzteblatt. Ärztliche Mitteilungen, Köln 1964, 61. Jahrg., Heft 45, 2371–2375.
– *AEB* 64070 [*8*]

45.13 Buchheim, L.
James Henry Breasted. Zu seinem 100. Geburtstag.

– Sudhoffs Archiv für Geschichte der Medizin und der Naturwissenschaften, Wiesbaden 49, 1965, 314–316.
– *AEB* 65 101 [*2*]

45.14 Buchheim, L.
Das Verdikt der „nicht behandelbaren Krankheit" in der altägyptischen Medizin.
– Sudhoffs Archiv für Geschichte der Medizin und der Naturwissenschaften, Wiesbaden 49, 1965, 170–184.
– *AEB* 65102 [*4/18*]

45.15 Buchheim, L.
Unfallmedizin vor 4000 Jahren.
– Naturwissenschaft und Medizin, Boehringer, Mannheim 14, 1966, 54–63.
– [*2*]

45.16 Buchheim, L.
Die altägyptische Ohrenheilkunde und ihre Bedeutung für unsere Kenntnis der altägyptischen Medizin.
– Sudhoffs Archiv für Geschichte der Medizin und der Naturwissenschaften, Wiesbaden Beiheft 7, 1966, 30–39.
– *AEB* 66101 [*6*]

45.17 Buchheim, L.
Zahnheilkundliches in altägyptischen Papyri.
– Zahnärztliche Mitteilungen Nr. 1/62, 18–20.
– [*7*]

45.18 Buchheim, L.
Geschichte der Rezepteinleitung. Horusauge – Jupiterzeichen – Recipe.
– Sudhoffs Archiv für Geschichte der Medizin und der Naturwissenschaften, Wiesbaden 51, 1967, 318–325.
– *AEB* 67106 [*2*]

46.1 Buess, H.
Sozialmedizinisches aus dem alten Ägypten.
– Praxis. Schweizerische Rundschau für Medizin. Revue suisse de Médecine, Bern 46, 1957, 1009–1011.
– *AEB* 58104 [*2*]

46.2 Buess, H.
Arzt und Kranker im alten Ägypten.
– Medizinische Monatsschrift 17, 1963, 591–596.
– [*2*]

47.1 Busacchi, V.
La trapanazione del cranio.
– Atti Mem. Accademia Storia Arte Sanitaria 34, 1935.
– [*5*] (Zitat aus Curto **78.1**)

48.1 Bushnell, F.
Toth, an exalted surgeon and physician.
– Bristol medico-chirurgical journal, Bristol 16, 1898, 123–126.
– [*12*]

49.1 Cameron, J.
The anatomy and psychology of the ancient Egyptians.
– Proceedings and transactions of the Nova Scotian Institute of science, Halifax 15, 1915–1916, 24–34.
– [*3*]

50.1 Capart, J.
Hippocrate et la médecine égyptienne.
– Bull. de la classe des Lettres et des Sc. Morales et politiques, 1939, 5e série, 25, 170–175.
– [*2*] (Zitat aus Leca **214.1**)

51.1 Capovilla, G.
Aegyptiaca. Contributo all' espansione culturale dell' Egitto antico II.
– Aegyptus 38, 1958, 69–108.
– *AEB* 58117 [*2*]

52.1 Carbonnelli, G.
Come curavano le fratture gli antichi egiziani.
– Bolletino dell' Istituto storico italiano dell' arte sanitaria 7, 1928, 11–12.
– [*5/16*]

53.1 Carriere, R.
Zur altägyptischen Medizin.
– Münchner medizinische Wochenschrift, München 72, 1925, 1303.
– [*2*]

54.1 Casotti, L.
Chirurgia e protesi dentaria nell'antico Egitto.
– Clinica Odontoiatrica, Roma, via Sistina, 14, Vol. 6 (1951), 140, 142, 148, 152.
– *AEB* 3240 (1954) [*7*]

54.2 Casotti, L.
Instrumental odontológico procedente de las excavaciones del antiguo Egipto.

– Revista Española de Estomatología, Barcelona, Mallorca, Tomo III – No 3, Mayo–Junio 1955, 237–248.
– *AEB* 3750 (1955) [*7/14*]

54.3 Casotti, L.
L'odontologia nelle mummie predinastiche del Museo Egizio di Torino.
– Rivista Italiana di stomatologia, Parma-Venezia Anno IX, N. 1 (Gennaio 1954), 72–81.
– *AEB* 3241 (1954) [*7/16*]

54.4 Casotti, L.
Osservazioni stomatologiche su mummie del Museo Egizio di Torino.
– Rivista Italiana di stomatologia, Parma, Anno IV – N. 12 (Dicembre 1949), 1300–1304.
– *AEB* 1234 (1950) [*7/16*]

54.5 Casotti, L.
La Stomatologia nei Papiri (Comunicazione fatta il 9 sett. 1948 al Congresso Naz. di Storia dell'Arte Sanitaria, presse il Centro di studi egittologici – Museo Egizio di Torino).
– Rivista Italiana di stomatologia, Parma, Anno V – N. 3 (Marzo 1950), 332–342.
– *AEB* 1235 (1950) [*7*]

54.6 Casotti, L.
L'alimentazione nell'antico Egitto.
– Castalia. Rivista di Storia della Medicina, Milano, 35, 1951, N. 4.
– *AEB* 3239 (1954) [*2*]

55.1 Castiglioni, A.
Il papiro egiziano de Edwin Smith, un trattato di chirurgia del decimosettimo secolo av. Christo.
– Rivista di storia ciritica delle scienze mediche et naturali, 16, 1925, 224.
– [*1*]

55.2 Castiglioni, A.
A history of medicine, Band I.
– Springfield 1954.
– [*2*] (Zitat aus Thorwald **372.1**)

56.1 Castillo y Quartiellers, R. del
La medicacion oleoso en tiempo de los Faraones. El alceite de Ricino.
– Revista da medicina y cirurgía práticas, Madrid 1908, 289–303.
– [*13*]

57.1 Caton, R.
The gods of healing of the Egyptians and Greeks.
– Nature, London 75, 1906–1907, 499.
– [*12*]

57.2 Caton, R.
The Harveian oration on I. I-em-hotep the Egyptian god of medicine. Egyptian views as to the circulation. II. Rest in incipient valvular disease.
– British medical journal, London 1904, Vol. 1, 1473–1477.
– auch als Monographie erschienen: I-em-hotep and Ancient Egyptian Medicine, London, C. J. Clay and Sons, 1904 (Zitat aus Wilbour Library of Egyptology, Acquisitions List No. 14).
–[*3/4/12*]

57.3 Caton, R.
1. On the medicine and the medicine god of the Egyptians; contemporary views of the circulation. 2. Prevention in valvular disease.
– Lancet, London 1904, I, 1769–1771.
– [*2/3/4/12*]

58.1 Cave, A. J. E.
Ancient Egypt and the Origin of Anatomical Science.
– Proceedings of the Royal Society of Medicine, London 43 (Number 7, July 1950), 568–571.
– *AEB* 1237 (1950) [*3*]

58.2 Cave, A. J. E.
Ancient Egypt and the Origin of Anatomical Science.
– Sidelights on the History of Medicine Edited by Sir Zachary Cope, London, Butterworth and Co. 1957, 7–12.
– *AEB* 61118 [*3*]

59.1 Chabas, F.
Lettre ... sur quelques singularités de la médecine égyptienne.
– in: Œuvres diverses, Paris 1902, t. 2, 173–179.
– [*2*]

59.2 Chabas, F.
La médecine des anciens Égyptiens. – Antiquité des clystères. – Signes de la grossesse.

– in: Chabas, Mélanges égyptologiques. Chalon-sur-Saône et Paris, Dejussieu 1862, 55–79.
– [*2/8/14*]

59.3 Chabas, F.
Notice du papyrus médical Ebers suivie d'un aperçu sur les publications récentes des Égyptologues français et étrangers.
– J. Dejussieu, Chalon-sur-Saône 1876.
– [*2*]

59.4 Chabas, F.
De la circoncision chez les Égyptiens.
– Revue archéologique, Paris 1861, nouv. série, année 2, Vol. 3, 298–300.
– [*5*]

60.1 Champollion, J. F.
Recettes médicales pour les maladies cutanées, traduites d'un fragment égyptien, en dialecte thébain par J. F. Champollion le jeune, et publiées par Ephrèm Poitevin.
– Revue archéologique. Paris 1854, année 11, 333–342.
– [*20*]

61.1 Chapelain-Jaurès, R.
La pathologie dans l'Égypte ancienne, d'après les momies et les manifestations réalistes de l'art égyptien.
– Coulommiers (Thèse) 1920.
– [*4/16*]

62.1 Chassinat, É.
Deux formules pharmaceutiques coptes.
– *BIFAO* 49, 1950, 9–22.
– *AEB* 1240 (1950) [*20*]

62.2 Chassinat, É.
Le mot *mrḥ.t* dans les Textes Médicaux.
– Recueil d'études égyptologiques dédiées à la Mémoire de J.-F. Champollion, Paris 1922, 447–465.
– [*13*]

62.3 Chassinat, É.
Note sur le titre „*sỉnw wꜥb*".
– *BIFAO* 4, 1905, 223–228.
– [*11*]

62.4 Chassinat, É.
Un papyrus médical copte.
– *Mém. IFAO* 32, 1921.
– [*20*]

63.1 Chiarelli, B., und Rabino Massa, E.
La conservazione dei tissuti nelle mummie egiziane.
– Riv. di Antropologia **54**, 1967, 167 bis 170.
– [*16*] (Zitat aus Leca **214.1**)

63.2 Chiarelli, B., Masali, M., und Davide, D.
Ricerche sulle collezione antropologiche egiziane dell'Istituto di Antropologia di Torino.
– Riv. di Antropologia 53, 1966, 61–99.
– [*16*] (Zitat aus Leca **214.1**)

63.3 Chiarelli, B.
s. Masali, M.

63.4 Chiarelli, B.
s. Rabino-Massa, E.

64.1 Clère, J. J.
Le nom égyptien des «pincettes».
– *Rev. d'égyptol.* 11, 1957, 157–158.
– *AEB* 57110 [*14/18*]

65.1 Collari, S.
Medicine and hygiene in ancient Egypt.
– Medicina pratica, Napoli 12, 1927, 271–275.
– [*2*]

66.1 Comrie, J. D.
Die ältesten chirurgischen Instrumente.
– Archiv für Geschichte der Medizin, Leipzig 3, 1909, 269–272.
– [*14*]

66.2 Comrie, J. D.
Ancient medicine; the doctors of Assyria and Egypt.
– Medical magazine, London 18, 1909, 121–123.
– [*11*]

66.3 Comrie, J. D.
Medicine among the Assyrians and Egyptians in 1500 B.C.; introductory lecture upon the history of medicine.
– Edinburgh medical Journal, Edinburgh, n. s. 2, 1909, I 101–129.
– [*2*]

67.1 Connolly, R. C., et al.
Kinship of Smenkhkare and Tutankhamen affirmed by serological Micromethod.
– Nature 224, Oct. 25, 1969, 325–326.
– [*16*]

68.1 Coremans
Notes de laboratoire: analyse d'une gomme-résine égyptienne.
– *CdE* 16, No. 31, 1941, 101–103.
– [*13*]

69.1 Coriat, I. H.
An ancient egyptian medical prescription for Hysteria.
– Annals of medical history, New York 3, 1921, 12–16.
– [*4*]

70.1 Corwin, R. W.
Medicine in ancient Egypt.
– Indian Lancet, Calcutta 19, 1902, 470 bis 472.
– [*2*]

70 a.1 Cowper, S. G.
A synopsis of African bilharziasis.
– London, H. K. Lewis, 1971.
– [*4*]

71.1 Croner, P.
Die älteste Facialislähmung der Weltliteratur.
– Deutsche medizinische Wochenschrift, Leipzig 36, 1910, 996.
– [*4*]

72.1 Cunha, F.
I. The Ebers Papyrus.
– The American Journal of Surgery, New York 77, Number I, January 1949, 134–136.
– *AEB* 785 (1949) [*1*]

72.2 Cunha, F.
II. More of the „Ebers Papyrus".
– The American Journal of Surgery, New York 77, Number 4, April 1949, 540–542.
– *AEB* 786 (1949) [*1*]

72.3 Cunha, F.
III. The Edwin Smith Surgical Papyrus.
– The American Journal of Surgery, New York 77, Number 6, June 1949, 793–794.
– *AEB* 787 (1949) [*1*]

72.4 Cunha, F.
IV. The Edwin Smith Surgical Papyrus.
– The American Journal of Surgery, New York 78, Number 1, August 1949, 277–278.
– *AEB* 1259 (1950) [*1*]

72.5 Cunha, F.
VI. The Kaehn (Kahun) Papyrus.
– The American Journal of Surgery, New York 79, Number 3, March 1950, 486.
– *AEB* 1261 (1950) [*1*]

73.1 Curto, S.
Medicina e medici nell'antico Egitto.
– Museo Egizio di Torino, Quaderno 5, Turin 1970.
– [*2*]

74.1 Danforth, M. S.
Report on X Ray films of egyptian mummy.
– Bull. of the Museum of Art, Rhode Isl. Sch. of Design., 27, 1939, 36–37.
– [*16*] (Zitat aus Leca **214.1**)

75.1 Daumas, F.
Une histoire de la Médecine égyptienne antique.
– Journal des Savants, Paris 1956, 165–175.
– *AEB* 4485 (1956) [*2*]

75.2 Daumas, F.
Note sur la plante *matjet*.
– *BIFAO* 56, 1957, 59–64.
– *AEB* 57128 [*13*]

75.3 Daumas, F.
Le sanatorium de Dendera.
– *BIFAO* 56, 1957, 35–57.
– *AEB* 57129 [*2*]

75.4 Daumas, F.
Le Sanatorium de Dendera.
– Akten des VIII. Internationalen Kongresses für Papyrologie, Wien 1955, Wien 1956, 49.
– *AEB* 4487 (1956) [*2*]

75.5 Daumas, F.
Quelques notes sur l'Ambre jaune dans l'ancienne Égypte.
– *CdE* 46, No. 91, 1971, 50–58.
– [*13*]

76.1 Davide, D.
siehe Chiarelli, B.

77.1 Dawson, W. R.
Bats as Materia medica.
– Annals and magazine of natural history, London 16, 1925, 221–227.
– [*13*]

77.2 Dawson, W. R.
The Beginnings – Egypt and Assyria.
– (Clio Medica, v. 1) Paul Hoeber, New York 1930.
– [*2*]

77.3 Dawson, W. R.
The beginnings of medicine: medicine and surgery in ancient Egypt.
– Science Progress, London 22, 1927–1928, 275–284.
– [*2/5*]

77.4 Dawson, W. R.
Early Ideas concerning conception and contraconception.
– Medical Help on Birth Control, London 1928, 189–200.
– [*8*]

77.5 Dawson, W. R.
Early ideas relating to conception, contraconception and sex-determination.
– The Caledonian Medical Journal, Glasgow 13, No. 8, Oct. 1927, 296–302.
– [*8*]

77.6 Dawson, W. R.
Egyptian medicine.
– Nature, London 124, 1929, 776–777.
– [*2*]

77.7 Dawson, W. R.
The Egyptian Medicine.
– Hamdard Medical Digest, Karachi, Vol. III, April–May 1959, No 1–2, 48–63.
– *AEB* 59151 [*2*]

77.8 Dawson, W. R.
Egypt's Place in Medical History.
– Science Medicine and History. Evolution of Scientific Thought and Medical Practice, written in honour of Charles Singer. Collected and Edited by E. Ashworth Underwood, Vol. I, Oxford University Press, London–New York–Toronto, 1953, 47–60.
– *AEB* 2785 (1953) [*2*]

77.9 Dawson, W. R.
Magician and Leech. A study in the beginnings of medicine, with special reference to ancient Egypt.
– London, Methuen 1929.
– [*2/17*]

77.10 Dawson, W. R.
Medicine.
– in: The Legacy of Egypt ed. Glanville, S. R. K., Oxford 1942, 179–197.
– [*2*]

77.11 Dawson, W. R.
Medicine and surgery in ancient Egypt.
– Medical Times, New York 53, 1925, 29–31 and 53–55.
– [*2/5*]

77.12 Dawson, W. R.
Medicine and surgery in ancient Egypt.
– Asiatic Review, London, n. s. 22, 1926, 165–176.
– [*2/5*]

77.13 Dawson, W. R.
The mouse in egyptian and later medicine.
– *JEA* 10, 1924, 83–86.
– [*13*]

77.14 Dawson, W. R.
Mummy As A Drug.
– American Druggist, November 1925.
– *AEB* 3498 (1954) [*13*]

77.15 Dawson, W. R.
The plant called „hairs of the earth".
– *JEA* 12, 1926, 240–241.
– [*13*]

77.16 Dawson W. R.
Pygmies, dwarfs and hunchbacks in ancient Egypt.
– Annals of medical History, New York 9, 1927, 315–326.
– [*4*]

77.17 Dawson, W. R.
[über den Scolopendra].
– Folklore XLVII, 1936, 250.
– [*13*]

77.18 Dawson, W. R.
Studies in ancient materia medica.
– American Druggist, New York 73, 1925 and 74, 1926.
– [*13*]

77.19 Dawson, W. R.
Studies in the Egyptian Medical Texts I.
– *JEA* 18, 1932, 150–154.
– [*13*]

77.20 Dawson, W. R.
Studies in the Egyptian Medical Texts. II.
– *JEA* 19, 1933, 133–137.
– [*13*]

77.21 Dawson, W. R.
Studies in the Egyptian Medical Texts III.
– *JEA* 20, 1934, 41–46.
– [*13*]

77.22 Dawson, W. R.
Studies in the Egyptian Medical Texts IV.
– *JEA* 20, 1934, 185–188.
– [*4/13*]

77.23 Dawson, W. R.
Studies in the Egyptian Medical Texts V.
– *JEA* 21, 1935, 37–40.
– [*4/13*]

77.24 Dawson, W. R.
Studies in medical history:
(a) The origin of the herbal.
(b) Castor-oil in Antiquity.
– *Aegyptus* 10, N. 1, 1929, 47–72.
– [*13*]

77.25 Dawson, W. R.
The Substance called Didi by the ancient Egyptians.
– Journal of the Royal Asiatic Society of Great Britain and Ireland, London 1927, 497–503.
– [*13*]

77.26 Dawson, W. R.
Three Anatomical Terms.
– *ZÄS* 62, 1927, 20–23.
– [*3*]

77.27 Dawson, W. R.
s. Smith, G. E.

77.28 Dawson, W. R., and Gray, P. H. K.
Catalogue of Egyptian Antiquities in the British Museum I. Mummies and Human Remains.
– Trustees of the British Museum, London 1968.
– [*16*]

77.29 Dawson, W. R.
A strange drug.
– *Aegyptus* 12, 1932, 12–15.
– [*13*]

78.1 Debono, F.
Une utilisation médicinale de l'escargot au Sinai.
– *CHE* Série IX – Fasc. 1/2 Août 1957, 44–53.
– *AEB* 58162 [*13*]

79.1 Deiber, Fr. A.
Le papyrus médical copte de Meschaich.
– Rev. égyptologique 14, 1914, 117–121.
– [*20*]

80.1 Deines, H. von
Die Demonstrativa im Wundenbuch des Pap. E. Smith.
– *MIO* 2, 1954, 1–29.
– *AEB* 3266 (1954) [*18*]

80.2 Deines, H. von
mw.t rmṯ „Mutter der Menschen".
– *MIO* 4, 1956, 27–39.
– *AEB* 4491 (1956) [*3/8*]

80.3 Deines, H. von – Grapow, H.
Wörterbuch der ägyptischen Drogennamen.
– Grundriß der Medizin der Alten Ägypter VI, Akademie-Verlag, Berlin, 1959.
– *AEB* 59152 [*13*]

80.4 Deines, H. von – Grapow, H. – Westendorf, W.
Übersetzung der medizinischen Texte und Erläuterungen.
– Grundriß der Medizin der Alten Ägypter IV 1 und IV 2, Akademie-Verlag, Berlin 1958.
– *AEB* 58164/58165 [*1*]

80.5 Deines H. von, und Westendorf, W.
Zur ägyptischen Wortforschung V: Proben aus den Wörterbüchern zu den medizinischen Texten.
– Abhandlungen der Deutsch. Ak. d. Wiss., Klasse für Sprachen, Literatur und Kunst, Jahrg. 1956, Nr. 6.
– *AEB* 57133 [*18*]

80.6 Deines, H. von, und Westendorf, W.
Wörterbuch der medizinischen Texte. 2 Bde.
– Grundriß der Medizin der Alten Ägypter VII 1 und VII 2, Akademie-Verlag, Berlin 1961 und 1962.
– *AEB* 61168 und 62132 [*18*]

80.7 Deines, H. von – Grapow, H. – Westendorf, W.
Ergänzungen: Drogenquanten, Sachgruppen, Nachträge, Bibliographie, Generalregister.
– Grundriß der Medizin der Alten Ägypter IX, Akademie-Verlag, Berlin 1972.
– *[2/15]*

81.1 Derobert, L., et Reichlen, H.
Les Momies.
– Paris, Editions Prisma (vers 1947) = Collection Orion.
– *AEB* 67 (1947) *[16]*

82.1 Derry, D. E.
Notes on predynastic Egyptian tibiae.
– Journal of anatomy and physiology, London 41, 1907, 123–130.
– *[3/16]*

82.2 Derry, D. E.
Appendix I of A. Batrawi, The Pyramid Studies. Anatomical Report.
– *ASAE* 47, 1947, 107.
– *AEB* 68 (1947) *[16]*

82.3 Derry, D. E.
The Bones of Prince Ptah-Shepses.
– *ASAE* 47, 1947, 139–140.
– *AEB* 69 (1947) *[16]*

82.4 Derry, D. E.
A case of hydrocephalus in an Egyptian of the Roman Period.
– Journ. Anat. (G.B.) 48, 1913, 436.
– *[4]* (Zitat aus Leca **214.1**)

82.5 Derry, D. E.
Incidence of Dental Diseases in Ancient Egypt.
– British Medical Journal 1, 1933, 112.
– *[7]*

83.1 Desroches Noblecourt, Chr.
Pots anthropomorphes et recettes magico-médicales dans l'Égypte ancienne.
– *Rev. d'égyptol.* 9, 1952, 49–67.
– *AEB* 2280 (1952) *[14/17]*

84.1 Diáz Gonzáles, J.
El papiro quirurgico de Edwin Smith.
– Roma 1946. Bardi.
– *[5]*

85.1 Diepgen, P.
Geschichte der Medizin, Band I.
– Berlin 1949.
– *[2]*

85.2 Diepgen, P.
Die Frauenheilkunde der Alten Welt.
– München 1937.
– *[8]*

86.1 Dinkler
La Science pharmaceutique chez les anciens égyptiens.
– Bulletin de l'Institut Égyptien, Série 3, No. 9, année 1898, Le Caire 1899, 77–90.
– *[13]*

87.1 Dobson, J.
The Nubian Collection.
– Annual of the Royal College of Surgeons of England, London 33 (1963), 249–252.
– *AEB* 63133 *[16]*

88.1 Dollfus, M. A.
L'ophtalmologie dans l'ancienne Égypte.
– Arch. ophtalm. N. S., t. 1, 1937, 985 bis 1001. (Zitat aus Leca **214.1**)
– Bull. Soc. Franç. Égypt. 49, 1967, 12 bis 23.
– *AEB* 67165 *[6]*

89.1 Donovan, M.
Were the priests of ancient Egypt the first physicians?
– Medical Press and Circular, London 10, 1870, 20–24.
– *[11]*

90.1 Drar, M.
s. Täckholm, V.

91.1 Dressel
Besaßen die alten Aegypter zahntechnische Kenntnisse?
– Zahnärztliche Rundschau, Berlin 12, 1903, 10851.
– *[7]*

92.1 Drioton, É.
La magie de l'Égypte ancienne.
– La Tour Saint-Jacques Paris, H. Roudil N°s 11–12 juillet–décembre 1957, 41–47.
– *AEB* 58195 *[17]*

92.2 Drioton, É.
La Médecine au service des Dieux Égyptiens.
– Æsculape, Paris, 36e année, Octobre 1955, 171–180.
– *AEB* 3829 (1955) *[12]*

93.1 Dümichen, J.
Über altägyptische Hohlmaße.
– *ZÄS* 13, 1875, 91–98.
– [15]

94.1 Ebbell, B.
Ägyptische anatomische Namen.
– *Acta Orientalia* 15, 1937, 293–310.
– [3]

94.2 Ebbell, B.
Die ägyptischen Drogennamen.
– *ZÄS* 64, 1929, 48–54.
– [13]

94.3 Ebbell, B.
Die ägyptischen aromatischen Harze der Tempelinschrift von Edfu.
– *Acta Orientalia* 17, 1939, 89–111.
– [13]

94.4 Ebbell, B.
Die ägyptischen Krankheitsnamen.
– *ZÄS* 59, 1924, 55–59; 59, 1924, 144–149; 62, 1927, 13–20; 63, 1928, 71–75; 63, 1928, 115–121; 64, 1929, 117–122.
– [4]

94.5 Ebbell, B.
Die Alt-ägyptische Chirurgie. Die chirurgischen Abschnitte der Papyrus E. Smith und Papyrus Ebers.
– Skrifter utgitt av Det Norske Videnskaps-Akademi i Oslo II. Hist.-Filos. Klasse 1939, No. 2, Oslo 1939.
– [1/5]

94.6 Ebbell, B.
Der chirurgische Teil des Papyrus Ebers.
– *Acta Orientalia* 7, 1929, 1–47.
– [1/5]

94.7 Ebbell, B.
A Contribution to the earliest History of Leprosy.
– International Journal of Leprosy 3 No. 3, 1935, 257–263.
– [4]

94.8 Ebbell, B.
Ein mißverstandenes ägyptisches Wort. ẖpꜣ = Genitalia, Pudenda.
– *ZÄS* 65, 1930, 61–63.
– [3]

94.9 Ebbell, B.
The Papyrus Ebers, the greatest Egyptian Medical Document.
– Levin & Munksgaard. Ejnar Munksgaard, Copenhagen 1937.
– [1]

94.10 Ebbell, B.
Traumatisk Emfysem omstalt i en gammelegyptisk medisinsk papyrus.
– Norsk Mag. f. Laegev. 93, 1932, 860 bis 864.
– [4]

94.11 Ebbell, B.
La variole dans l'Ancien Testament et dans le papyrus Ebers. Contribution à l'étude de l'histoire de la variole dans l'antiquité.
– Nordiskt medicinskt arkiv, 36, 1906, Stockholm, Afd. II (Inre medicin), Nr. 11.
– [4]

94.12 Ebbell, B.
Alt-ägyptische Bezeichnungen für Krankheiten und Symptome.
– Skrifter utgitt av det Norske Videnskaps-Akademi i Oslo, Hist.-filos. Klasse, Oslo 1938, No. 3.
– [4]

94.13 Ebbell, B.
Beiträge zur ältesten Geschichte einiger Infektionskrankheiten.
– Skrifter utgitt av Det Norske Videnskaps-Akademi i Oslo. II. Hist.-Filos. Klasse. Ny Serie, No. 6, 1967.
– *AEB* 67 176 [4]

95.1 Ebers, G.
Die Körperteile, ihre Bedeutung und Namen im Altägyptischen.
– Abhandlungen der Kgl. Bayer. Akademie der Wissenschaften, München, Phil. Kl. 1901.
– [3]

95.2 Ebers, G.
Ein Kyphirecept aus dem Papyros Ebers.
– *ZÄS* 12, 1874, 106–111.
– [13]

95.3 Ebers, G.
Papyros Ebers. Das hermetische Buch über die Arzneimittel der Alten Ägypter in hieratischer Schrift (Glossar von L. Stern). 2 Bände.
– W. Engelmann Verlag, Leipzig 1875.
– [1]

95.4 Ebers, G.
Papyrus Ebers.
– *ZÄS* 11, 1873, 41–46.
– [*1*]

95.5 Ebers, G.
Papyrus Ebers. Die Maasse und das Kapitel über die Augenkrankheiten.
– Abhandlungen der Kgl. Sächs. Gesellschaft der Wissenschaften 11, Leipzig 1889, Phil.-Hist. Kl., 133–336.
– [*6/15*]

95.6 Ebers, G.
Wie Altägyptisches in die europäische Volksmedicin gelangte.
– *ZÄS* 33, 1895, 1–18.
– [*2*]

96.1 Edel, E.
Beiträge zum ägyptischen Lexikon, Nr. 4: *ms3dt* = „Nasenloch"
– *ZÄS* 79, 1954, 88–89.
– *AEB* 3841 (1955) [*3/18*]

96.2 Edel, E.
Die Früchtenamen.
– Kap. C in: Die Felsengräber der Qubbet el Hawa bei Assuan, II. Abteilung, 1. Band, 2. Teil, Text (Fortsetzung), 15–30, Harrassowitz, Wiesbaden 1970.
– [*13*]

96.3 Edel, E.
Beiträge zum ägyptischen Lexikon V (Gleichsetzung von *s3hrt*, *s3hwt* und *shjjt*).
– *ZÄS* 96, 1970, 7–8.
– [*13/18*]

97.1 Edwards, I. E. S.
Hieratic Papyri in the British Museum, Fourth Series, Vol. I, London 1960.
– *AEB* 60219 [*1*]

98.1 Ehgartner, W.
Die Bedeutung menschlicher Skelette aus urgeschichtlicher Zeit. Mit Beispielen aus den österreichischen Ausgrabungen in Ägyptisch-Nubien.
– Bustan, Wien 2, 1965, 26–32.
– *AEB* 65159 [*2*]

99.1 Eid, A.
L'histoire de la médecine en Égypte depuis les temps les plus reculés jusqu'à nos jours.
– XIV Congrès international de Médecine (Madrid, Avril 1903), Comptes rendus, Section d'hygiène, epidemiologie et science sanitaire technique, Madrid 1904, 218–257.
– [*2*]

100.1 Eisenlohr, A.
Über altägyptische Maße.
– *ZÄS* 13, 1875, 40–50.
– [*15*]

101.1 Elsberg, Ch. A.
The Edwin Smith surgical Papyrus and the diagnosis and treatment of injuries to the skull and spine 5000 years ago.
– Annals of Medical History III, 1931, Nr. 3, 271–279.
– [*1/5*]

102.1 Engelbach, R.
Some Remarks on Ka-Statues of Abnormal Men in the Old Kingdom.
– *ASAE* 38, 1938, 285–296.
– [*4*]

103.1 Enselme, J.
Observation médicale d'une momie.
– Rev. Lyon Méd. 15, 1966, 921–926.
– [*16*] (Zitat aus Leca **214.1**)

104.1 Epstein, W.
Bemerkungen über den angeblichen Ursprung der Variola im Niltal.
– Janus, Haarlem, 12, 1907, 680–685.
– [*4*]

105.1 Epstein, H.
Gott Bes. Ein Beitrag zur Deutung seines Wesens.
– Archiv für Geschichte der Medizin, Leipzig 11, 1919, 233–255.
– [*12*]

106.1 Erichsen, W.
Aus einem demotischen Papyrus über Frauenkrankheiten.
– *MIO* 2, 1954, 363–377.
– *AEB* 3855 (1955) [*8/19*]

106.2 Erichsen, W.
Aus einem Koptischen Arzneibuch.
– *Acta Orientalia* 27 (1963), 23–45.
– *AEB* 63154 [*20*]

107.1 Erman, Ad.
Zaubersprüche für Mutter und Kind. Aus dem Papyrus 3027 des Berliner Museums.

– Abhandlungen der Königl. Preuß. Akademie der Wissenschaften zu Berlin 1901.
– [1]

108.1 Esser, A.
Älteste Sehprüfungen.
– Klinische Monatsblätter für Augenheilkunde und für augenärztliche Fortbildung, Stuttgart 127, 1955, 100–104.
– *AEB* 59202 [6]

108.2 Esser, A.
Wie alt ist die Kenntnis der Nyktalopie?
– Klinische Monatsblätter für Augenheilkunde und für augenärztliche Fortbildung, Stuttgart 127, 1955, 602–603.
– *AEB* 59203 [6]

109.1 Falkenburger, Fr.
La composition raciale de l'ancienne Égypte.
– L'Anthropologie 51, Paris 1947, 239–250.
– *AEB* 100 (1947) [16]

110.1 Faulkner, R. O.
ȝpd = „duck".
– *JEA* 38, 1952, 128.
– *AEB* 2314 (1952) [13]

110.2 Faulkner, R. O.
mȝśt „knee".
– *JEA* 45, 1959, 104.
– *AEB* 59212 [3]

111.1 Febres-Cordero, F.
Origenes de la Odontologia.
– Caracas, 1966.
– *AEB* 66201 [7]

112.1 Federn, W.
The Oldest Description of Orthopnea.
– Journal of the History of Medicine and Allied Sciences, New Haven, Connecticut, Volume XIV, Number I, January 1959, 88.
– *AEB* 59214 [4]

113.1 Feigenbaum, A.
Archeological Evidence of the Occurrence of Regular Seasonal Ophthalmias in Ancient Egypt.
– Janus, Revue internationale de l'histoire des sciences, de la médecine, de la pharmacie et de la technique, Leiden, Brill, XLVI 3, 1957, 165–171.
– *AEB* 57176 [6]

113.2 Feigenbaum, A.
History of Ophtalmia (including Trachoma) in Egypt.
– Acta Medica Orientalia 17, 1958, No. 5–6, 130–141.
– [6]

114.1 Feilchenfeld, W.
Wie alt wurden die alten Aegypter?
– Deutsche medizinische Wochenschrift, Leipzig 29, 1903, 652.
– [2]

115.1 Fiedler, U., und Watermann, R.
Über die Zwerge im alten Ägypten.
– Zeitschrift für menschliche Vererbungs- und Konstitutionslehre, Berlin-Göttingen-Heidelberg 33, 1955/56, 505 bis 513.
– *AEB* 58230 [2]

116.1 Finlayson, J.
Ancient Egyptian medicine. A bibliographical demonstration.
– Glasgow, Macdougall 1893.
– [2]

117.1 Fischer, H. G.
Anatomy in Egyptian Art.
– Apollo. The Magazine of the Arts, London Vol. LXXXII No. 43 (new series), September 1965, 169–175.
– *AEB* 65175 [3]

118.1 Fischer, I.
Geschichte dei Gynäkologie.
– in: Halban-Seitz, Biologie und Pathologie des Weibes, Berlin 1924.
– [8] (Zitat aus Thorwald **372.1**)

119.1 Fonahn, A.
Der altägyptische Arzt *Iwti*.
– Archiv für Geschichte der Medizin, Leipzig, 2, 1909, 375–378.
– [11]

120.1 Forbes, R. J.
Studies in Ancient Technology.
– E. J. Brill, Leiden, Vol. I–IX, 1955/66.
– *AEB* 4536 (1956); 64 154–157; 66 209–210 [2]

121.1 Forbes, Th. R.
The Midwife and the Witch.
– New Haven and London, Yale University Press, 1966.
– *AEB* 66211 [8]

122.1 Fouquet
Recherches sur les crânes de l'époque de la pierre taillée en Égypte.
– de Morgan, Recherches sur les origines de l'Égypte II, Paris 1897, Appendice, 269–380.
– [*2*]

123.1 Fournier, R.
La Médecine égyptienne des origines à l'école d'Alexandrie.
– Bordeaux 1933.
– [*2*]

124.1 Friis
Bidrag til bedömmelsen af de medicinske forhold hos de gamle Ägyptere.
– Nordiskt medicinskt Arkiv, Stockholm 13, 1881, Nr. 19, 1–30 und Nr. 23, 1–40.
– [*2*]

125.1 Fröschels, E.
Ein Versuch von der Medizin aus die Entstehung und Bedeutung einer Hieroglyphe zu erklären.
– Festschrift zum 80. Geburtstag Max Neuburgers, Wien, Verlag W. Maudrich, 1948, 165–169.
– *AEB* 1310 (1950) [*2*]

126.1 Fuchs, J.
Physical Alterations which occur in the Blind and are illustrated on Ancient Egyptian Works of Art.
– Annals of the New York Academy of Sciences, New York 117, 1964, 618–623.
– *AEB* 64161 [*6*]

126.2 Fuchs, J.
Der blinde Harfner. Eine medizinische Betrachtung über ägyptische Kunstwerke.
– Therapeutische Berichte, Leverkusen 37, 1965, 40–46.
– *AEB* 65186 [*6*]

126.3 Fuchs, J.
Blinde Sänger und Harfner im Alten Ägypten.
– Abbottempo. Buch I, 1966, 26–31.
– *AEB* 66215 [*6*]

127.1 Fumagalli, S.
Il cranio della necropoli neolitica di Gebelên (Alto Egitto).
– Nota I, Atti della Accademia delle Scienze di Torino 86, 1951–1952, Torino 1952.
– *AEB* 2329 (1952) [*3/16*]

127.2 Fumagalli, S.
Il cranio nella necropoli neolitica di Gebelên (Alto Egitto).
– Nota II, Atti della Società Italiana di Scienze Naturali e del Museo Civico di Storia Naturale in Milano, Volume 91. Anno 1952, Milano, 1952, 55–94.
– *AEB* 2330 (1952) [*3/16*]

127.3 Fumagalli, S.
Struttura dei tessuti dentari nei neolitici egiziani di Gebelên (Alto Egitto).
– Atti della Accademia delle Scienze di Torino 86, 1951–1952, Torino 1952.
– *AEB* 2331 (1952) [*7/16*]

128.1 Gabra, S.
Drugs of Ancient Egypt.
– Cahiers d'Histoire Égyptienne, Héliopolis, Série VIII, Fasc. 4/5, Juillet 1956, 241–248.
– *AEB* 4541 (1956) [*13*]

128.2 Gabra, S.
Papaver Species and Opium through the Ages.
– *BIE* 37, 1956, 39–56.
– *AEB* 4542 (1956) [*13*]

129.1 Gardiner, Sir A. H.
Ancient Egyptian Onomastica t. 2.
– Oxford University Press London 1947.
– *AEB* 107 (1947) [*13*]

129.2 Gardiner, Sir A. H.
Hieratic Papyri in the British Museum.
– Third Series: Chester Beatty Gift. (Pap. No V; VI; VII; XV) 2 Vols, London 1935.
– [*1*]

129.3 Gardiner, Sir A. H.
ẖpꜣ = „umbilical cord".
– *ZÄS* 66, 1931, 71.
– [*3*]

129.4 Gardiner, Sir A. H.
The Ramesseum Papyri (plates) (Pap No III; IV; V)
– Oxford, Printed for the Griffith Institute at the University Press by Charles Batey 1955.
– *AEB* 3881 (1955) [*1*]

130.1 Garetto, E.
L'acconciatura e la cosmesi della donna egizia nel Nuovo Impero.
– *Aegyptus* 35, 1955, 63–85.
– *AEB* 3887 (1955) [*2*]

131.1 Garland, L. H.
Lure of medical history; Imhotep patron physician and deity of medicine in ancient Egypt.
– California and Western Medicine San Francicso 26, 1928, 96–99.
– [*11/12*]

132.1 Garnault, M. F.
Les Théories palaeo-égyptiennes de la circulation, de la respiration, de la phonation et de l'audition, dans leurs rapports avec la théorie du pneuma.
– Bulletins et mémoires de la Société d'anthropologie de Paris, Paris 5. sér. 2, 1901, 43–54.
– [*3*]

133.1 Garnot, J. St.-F.
s. Picard, Ch.

134.1 Garry, T. K.
Imhotep; reputed first physician and egyptian god of medicine.
– Medical Times, New York 57, 1929, 279–282.
– [*11/12*]

135.1 Gemmil, Chalmers L.
Silphium.
– Bulletin of the History of Medicine, Baltimore 40 (1966), 295–313.
– *AEB* 66224 [*13*]

136.1 Georgiadès, N.
Contribution à l'étude de l'opium égyptien.
– Bulletin de l'Institut Égyptien, 5e série No. 11, 1917, 361–400.
– [*13*]

136.2 Georgiadès, N.
La pharmacie en Égypte.
– F. Diemer, Le Caire 1906.
– [*13*]

137.1 Gerhardt, K.
Waren die Köpfchen der Echnaton-Töchter künstlich deformiert?
– *ZÄS* 94, 1967, 50–62.
– *AEB* 67 212 [*2*]

138.1 Ghalioungui, P.
De geneeskunde ten tijde van de farao's.
– Ciba-Symposium, Bazel, Deel no. 5, 1961, 206–220.
– *AEB* 61 276 [*2/5*]

138.2 Ghalioungui, P.
Magic and Medical Science in Ancient Egypt.
– Hodder and Stoughton, London, St. Paul's House, Warwick Lane, 1963.
– *AEB* 63178 [*2/17*]

138.3 Ghalioungui, P.
The Medical Objects in the Cairo Museum.
– Egypt Travel Magazine, Cairo No. 103 (March 1963), 6–15.
– *AEB* 63179 [*2/14*]

138.4 Ghalioungui, P.
A medical Study of Akhenaten.
– *ASAE* 47, 1947, 29–46.
– *AEB* 111 (1947) [*2*]

138.5 Ghalioungui, P.
Medicine under the Ancient Egyptians.
– Egypt Travel Magazine, Cairo No. 77 (January 1961), 16–20.
– *AEB* 61277 [*2*]

138.6 Ghalioungui, P.
Medicine under the Pharaohs.
– Egypt Travel Magazine, Cairo No. 76 (December 1960), 6–12.
– *AEB* 60277 [*2*]

138.7 Ghalioungui, P.
Des papyrus égyptiens à la médecine grecque.
– XVIIe Congrès International d'Histoire de la Médecine, Athènes-Cos, 4–14 septembre 1960, Tome I. Communications, Athènes 1960, 296–305.
– *AEB* 60276 [*1*]

138.8 Ghalioungui, P.
Pharaoh's Doctors.
– Egypt Travel Magazine, Cairo No. 108 (August 1963), 22–28.
– *AEB* 63180 [*11*]

138.9 Ghalioungui, P.
Pharaoh's Doctors and their Titles.
– Egypt Travel Magazine, Cairo No. 109 (September 1963), 10–17.
– *AEB* 63181 [*11*]

138.10 Ghalioungui, P.
Some body swellings illustrated in two tombs of the ancient Empire and their possible Relation to *âaâ*.
– *ZÄS* 87, 1962, 108–114.
– *AEB* 62206 [*4*]

138.11 Ghalioungui, P.
Sur deux formes d'obésité représentées dans l'Égypte ancienne.
– *ASAE* 49, 1949, 303–316.
– *AEB* 869 (1949) [*4*]

138.12 Ghalioungui, P.
Les vestiges médicaux du musée du Caire.
– Egypt Travel Magazine, Le Caire No. 104 (avril 1963), 20–29.
– *AEB* 63182 [*2/14*]

138.13 Ghalioungui, P.
Sur l'exophthalmie de quelques statuettes de l'Ancien Empire.
– *BIFAO* 62, 1964, 63–65.
– *AEB* 64168 [*6*]

138.14 Ghalioungui, P.
La notion de maladie, dans les textes égyptiens et ses rapports avec la théorie humorale.
– *BIFAO* 66, 1968, 37–48.
– [*3/4*]

138.15 Ghalioungui, P.
Early specialization in Ancient Egyptian medicine and its possible relation to an archetypal image of the human organism.
– Medical History 13, 1969, 383–386.
– [*2*]

138.16 Ghalioungui, P.
The „*smr*"-animal of the Ebers Papyrus.
– *BIFAO* 68, 1969, 39–40.
– [*13*]

138.17 Ghalioungui, P.
Ancient Egyptian remedies and mediaeval Arabic writers.
– *BIFAO* 68, 1969, 41–46.
– [*2*]

138.18 Ghalioungui, P.
Surgical Procedures in Ancien Egypt.
– Medicinhistorisk årsbok, 1967, Nyköping, 25–39.
– *AEB* 67 213 [*5*]

139.1 Gispen, J. G. W.
Measuring the patient in ancient Egyptian medical texts.
– Janus 54, 1967, 224–227.
– [*2*] (Zitat aus Leca **214.1**)

140.1 Gödel, E.
Die ägyptische Terminologie um Herz und Magen in medizinischer Sicht.
– Wiss. Zeitschrift der Karl-Marx-Universität Leipzig, Sprachwiss. Reihe 7, 1957–1958, 643–650.
– *AEB* 58255 [*3*]

141.1 Goldbarth, R.
Untersuchungen an 94 egyptischen Mumien aus El Hesa.
– Zeitschrift für Morphologie und Anthropologie, Band 17, Heft 3, Stuttgart 1914, 551–584.
– [*16*]

142.1 Goodspeed, E. J.
A medical papyrus fragment.
– American Journal of philology, Baltimore 24, 1903, 327–329.
– [*1*]

143.1 Gordon, B. L.
Medicine throughout Antiquity.
– Philadelphia 1949.
– [*2*] (Zitat aus Thorwald **372.1**)

144.1 Gorter, R. A.
De oudste middelen tot het opwekken der levensgeesten.
– Het Reddingswezen, 's-Gravenhage 37, 1948, 234–236.
– *AEB* 489 (1948) [*2*]

145.1 Graf, W.
Preserved histological Structures in Egyptian Mummy Tissues and ancient Swedish Skeletons.
– Acta Anatomica, Basel 8, 1949, 236–247.
– *AEB* 881 (1949) [*16*]

146.1 Grapow, H.
Die ägyptischen medizinischen Papyrus und was sie enthalten.
– Münchener medizinische Wochenschrift Jahrg. 87, 1935, Nr. 24, 958–962 und Nr. 25, 1002–1005.
– [*2*]

146.2 Grapow, H.
Anatomie und Physiologie.
– Grundriß der Medizin der Alten Ägypter I, Akademie-Verlag, Berlin 1954.
– *AEB* 3338 (1954) [*3*]

146.3 Grapow, H.
Bemerkungen zum Papyrus Ebers als Handschrift.
– *ZÄS* 71, 1935, 160–164.
– [*1*]

146.4 Grapow, H.
Beschreibung und Kollation des Papyrus Ebers.
– *ZÄS* 84, 1959, 38–54.
– *AEB* 59263 [*1*]

146.5 Grapow, H.
Kranker, Krankheiten und Arzt.
– Grundriß der Medizin der Alten Ägypter III, Akademie-Verlag, Berlin 1956.
– *AEB* 4567 (1956) [*2/4/11*]

146.6 Grapow, H.
Die medizinischen Texte in hieroglyphischer Umschreibung autographiert.
– Grundriß der Medizin der Alten Ägypter V, Akademie-Verlag, Berlin 1958.
– *AEB* 58261 [*1*]

146.7 Grapow, H.
Neues von der Medizin der Alten Ägypter.
– Wiss. Zeitschrift der Karl-Marx-Universität Leipzig. Math.-Naturwiss. Reihe 5, 1955/56, 55–59.
– *AEB* 61295 [*2*]

146.8 Grapow, H.
Über die anatomischen Kenntnisse der altägyptischen Ärzte.
– Morgenland Heft 26, Leipzig, J. C. Hinrichs'sche Buchhandlung 1935.
– [*3*]

146.9 Grapow, H.
Untersuchungen über die altägyptischen medizinischen Papyri I. und II. Teil.
– Mitteilungen der vorderasiatisch-aegyptischen Gesellschaft 40, 1935, 1. Heft und 41, 1936, 2. Heft.
– [*2*]

146.10 Grapow, H.
Von den medizinischen Texten.
– Grundriß der Medizin der Alten Ägypter II, Akademie-Verlag, Berlin 1955.
– *AEB* 3915 (1955) [*2*]

146.11 Grapow H.
Zur Erforschung der Medizin der Alten Ägypter.
– Das Altertum. Herausgegeben von der Sektion für Altertumswissenschaft bei der Deutschen Akademie der Wissenschaften zu Berlin, Berlin, Akademie-Verlag, Band I Heft 1, 1955, 5–14.
– *AEB* 3914 (1955) [*2*]

146.12 Grapow, H.
s. Deines, H. von (**80.3**; **80.4**; **80.7**)

146.13 Grapow, H.
Medizinische Literatur
– Handbuch der Orientalistik I, 2 S. 181–187, Leiden 1952.
– Neuauflage 1970, S. 212–219 (Grapow, H., und Westendorf, W.)
– *AEB* 2583 (1952) [*2*]

146.14 Grapow, H.
Über den Schluß des Buches von den Augen im Pap. Ebers.
– *Mél. Maspero*, 1934–1938, 309–312.
– [*6*]

147.1 Grawinkel, C. J.
Zähne und Zahnbehandlung der alten Aegypter, Hebräer, Inder, Babylonier, Assyrer, Griechen und Römer.
– Dissertation Erlangen 1906.
– [*7*]

148.1 Gray, P. H. K.
Radiography of Ancient Egyptian Mummies.
– Medical Radiography and Photography 43, No. 2, 1967, 33–44.
– *AEB* 67230 [*16*]

148.2 Gray, P. H. K.
s. Dawson, W. R. 77.28

148.3 Gray, P. H. K.
Embalmers' „Restorations".
– *JEA* 52, 1966, 138–140.
– *AEB* 66239 [*16*]

148.4 Gray, P. H. K.
A Radiographic Skeletal Survey of Ancient Egyptian Mummies.

– Fourth European Symposium of Calcified Tissues, March 28th–April 1st 1966, Leiden/Noordwijk aan Zee, The Netherlands, Abridged Proceedings (= International Congress Series no. 120), 35–38.
– *AEB* 66240 [*16*]

148.5 Gray, P. H. K.
Radiological aspects of the mummies of Ancient Egyptians in the Rijksmuseum van Oudheden, Leiden.
– *OMRO* 47, 1966, 1–29.
– *AEB* 66241 [*16*]

148.6 Gray, P. H. K.
Two mummies of Ancient Egyptians in the Hancock Museum, Newcastle.
– *JEA* 53, 1967, 75–78.
– *AEB* 67 231 [*16*]

148.7 Gray, P. H. K.
An Account of a Mummy in the County Museum and Art Gallery, Truro.
– *JEA* 56, 1970, 132–134.
– [*16*]

148.8 Gray, P. H. K.
Artificial Eyes in Mummies.
– *JEA* 57, 1971, 125–126.
– [*16*]

149.1 Greene, David L.
Dentition and the Biological Relationship of some Meroitic, X-Group, and Christian Populations from Wadi Halfa, Sudan.
– Kush 14 (1966), 284–288.
– *AEB* 66242 [*7*/*16*]

149.2 Greene, David L.
Dentition and the Taxonomy of Meroitic, X-group and Christian Populations from Wadi Halfa, Republic of the Sudan.
– Dissertation Abstracts, Ann Arbor, Michigan 26, No. 11 (1966), 6299.
– *AEB* 66243 [*7*/*16*]

149.3 Greene, D. L.
Dental anthropology of early Egypt and Nubia.
– Journ. Human Evolution 1, No. 3, May 1972, 315–324.
– [*7*]

150.1 Greiss, Elhamy, A. M.
Identification anatomique de plantes provenant de trois fouilles archéologiques.
– *BIE* 42–43, 1966, 17–29.
– *AEB* 66245 [*13*]

151.1 Griffith, F. Ll.
Hieratic Papyri from Kahun and Gurob (Plates V– VII) 2 Vols.
– Bernard Quaritch, London 1898.
– [*1*]

151.2 Griffith, F. Ll.
A medical papyrus from Egypt.
– British medical Journal, London I, 1893, 1172–1174.
– [*1*]

151.3 Griffith, F. Ll.
Notes on Egyptian Weights and Measures.
– *PSBA* 14, 1892, 403–450; 15, 1893, 301–314.
– [*15*]

151.4 Griffith, F. Ll.
Some notes on the Ebers Papyrus.
– British Medical Journal, London II, 1893, 477–478.
– [*2*]

151.5 Griffith, F. Ll., and Thompson, H.
The Demotic Magical Papyrus of London and Leiden. 3 Vol.
– H. Grevel and Co., London 1904–1909.
– [*19*]

152.1 Guerini, V.
A History of Dentistry.
– Philadelphia and New York 1909.
– [*7*]

153.1 Guiart, J.
La médecine au temps des Pharaons.
– Biologie Médicale, Paris 12, 1922, 301–348.
– [*2*]

153.2 Guiart, J.
L'obstétrique dans l'ancienne Égypte.
– Comptes rendus du deuxième Congrès international d'histoire de la médecine (Paris, juillet 1921), 1922, 54–63.
– [*8*]

153.3 Guiart, J.
L' accouchement au temps des pharaons.
– Aesculape, Paris, 23, nouv. série, No. 3, Mars, 1933, 89–92.
– [*8*]

154.1 Hagemann, E.
Zur Hygiene der alten Aegypter.
– Janus, Haarlem 9, 1904, 214–229.
– [*2*]

155.1 Hamburger, O.
Un cas de paralysie infantile dans l'antiquité.
– Bulletin de la Société française d'histoire de la médecine, Paris 10, 1911, 407–412.
– [*4*]

155.2 Hamburger, O.
Zwei Darstellungen von Krankheiten aus dem alten Ägypten.
– Janus, Haarlem 19, 1914, 241–245.
– [*4*]

156.1 Harms, J. W.
Die Ohrmuschel der Pharaonen.
– Homo, Internationale Zeitschrift für die vergleichende Biologie der Menschen, Göttingen 4, 1953, 14–18.
– *AEB* 3939 (1955) [*3*]

157.1 Harris, J. R.
Lexicographical Studies in Ancient Egyptian Minerals.
– Deutsche Akademie der Wissenschaften zu Berlin, Institut für Orientforschung, Veröffentlichung Nr. 54. Akademie-Verlag, Berlin 1961.
– *AEB* 61316 [*13*]

157.2 Harris, J. R.
Medicine.
– in: The Legacy of Egypt, Second Edition, Oxford, Clarendon Press 1971, 112–137.
– [*2*]

157.3 Harris, J. R.
siehe Lucas, A. (**228.1**)

158.1 Harrison, R. K.
Disease, Bible and Spade.
– The Biblical Archaeologist, New Haven, Conn., Vol. XVI, No. 4, December 1953, 88–92.
– *AEB* 2856 (1953) [*4*]

159.1 Harrison, R. G.
An Anatomical Examination of Pharaonic Remains purported to be Akhenaten.
– *JEA* 52, 1966, 95–119.
– *AEB* 66267 [*3/16*]

160.1 Hassan–Pacha–Machmoud
La médecine et les médecins chez les anciens Égyptiens.
– Égypte médicale, Alexandrie, 2, 1902/03, 86–93.
– [*2/11*]

161.1 Helck, W.
Bemerkung zu den Bezeichnungen für einige Körperteile.
– *ZÄS* 80, 1955, 144–145.
– *AEB* 3945 (1955) [*3/18*]

162.1 Hemneter, E.
Medizinisches aus dem Alten Ägypten.
– Ciba-Zeitschrift 3, Nr. 33, Mai 1936, Basel, 1113–1139.
– [*2*]

163.1 Henschen, F.
Hälsa och sjukdom i gamla Egypten.
– Svenska Läkartidningen, Stockholm 55, 1958, 2165–2178.
– *AEB* 60329 [*2*]

164.1 Hilmy, A.
s. Salama, N.

165.1 Himes, N. E.
Medical History of Contraception.
– Baltimore 1936
– [*8*]

166.1 Hintze, F.
Zu den Wörtern für „Herz" und „Magen" im Ägyptischen.
– *Grapow-Festschrift* 1955, 140–142.
– *AEB* 3985 (1955) [*3/18*]

167.1 Hirschberg, J.
Aegypten, Geschichtliche Studien eines Augenarztes.
– G. Thieme, Leipzig 1890.
– [*6*]

167.2 Hirschberg, J.
Über die Augenheilkunde der alten Aegypter.
– Deutsche medizinische Wochenschrift, Leipzig 15, 1889, 790–792; 807–809; 825–826; 845–847; 871–872; 887–889.
– [*6*]

168.1 Holmes, B. T., and Kittermann, P. G.
Medicine in ancient Egypt; the hieratic material.
– Cincinnati, Lancet-Clinic 1914.
– [*2*]

169.1 Hommel, E.
Zur Geschichte der Anatomie im alten Orient.
– Archiv für Geschichte der Medizin, Leipzig, 11, 1919, 177–182.
– [*3*]

170.1 Honigsberg, P.
Sanitary Installations in Ancient Egypt.
– The Journal of the Egyptian Medical Association 23, 1940, 199–246.
– [2]

171.1 Hooton, E. A.
Oral surgery in Egypt during the Old Empire.
– Havard African Studies I, Cambridge 1917, 29–32.
– [*5/7*]

172.1 Horgan, E. S.
Medicine and Surgery in the Most Ancient East-Babylonia and Egypt.
– Sudan Notes and Records 30, 1949, (Supplement), 29–46.
– *AEB* 1839 (1951) [*2/5*]

173.1 Hurry, J. B.
Imhotep, the vizier and physician of King Zoser and afterwards the Egyptian god of medicine.
– Oxford, Milford 1926; 2nd ed. 1928.
– [*11/12*]

174.1 Hussein, M. K.
An Ancient Egyptian Treatise on Traumatology 2800 B. C.
– The Journal of Bone and Joint Surgery, London, British Volume 31-B No. 2, May 1949, 309–312.
– *AEB* 908 (1949) [*5*]

175.1 Ilberg, J.
s. Nicole, J.

176.1 Iskander, Z.
s. Lauer J. Ph.

177.1 Iversen, E.
Papyrus Carlsberg No. VIII with some remarks on the Egyptian origin of some popular birth prognoses.
– Det Kgl. Danske Videnskabernes Selskab, Historisk-filologiske Meddelelser XXVI 5, 1939, Copenhagen, Ejnar Munksgaard.
– [*1/8/17*]

177.2 Iversen, E.
Some Ancient Egyptian Paints and Pigments. A Lexicographical Study.
– Det Kgl. Danske Videnskabernes Selskab, Historisk-filologiske Meddelelser XXXIV 4, 1955, Copenhagen, Ejnar Munksgaard.
– *AEB* 3998 (1955) [*13*]

177.3 Iversen, E.
Some Remarks on the Terms *ʿmm* and *ꜣjs*.
– *JEA* 33, 1947, 47–51.
– *AEB* 145 (1947) [*3/13*]

177.4 Iversen, E.
Wounds in the Head in Egyptian and Hippocratic Medicine.
– Studia Orientalia Ioanni Pedersen, Kopenhagen 1953, 163–171.
– *AEB* 2881 (1953) [*5*]

177.5 Iversen, E.
in Lundsgaard: Aegypten gennem tre Aartusinder.
– Redaktion: E. Lundsgaard, Kopenhagen, Ejnar Munksgaard, 1948, 104–122.
– *AEB* 973 (1949) [*2*]

178.1 Jäger, A.
Der Veterinärpapyrus von Kahun in seiner Bedeutung für die Tiermedizin.
– Dissertation München 1923.
– [*10*]

179.1 Janssen, J. M. A.
On the Ideal Lifetime of the Egyptians.
– *OMRO* 31, 1950, 33–43.
– *AEB* 1375 (1950) [*2*]

179.2 Janssen, J. M. A.
Additional Note (zu: Feigenbaum **113.1**)
– Janus XLVI, 3 (1957), 171–172.
– *AEB* 57176 [*6*]

180.1 Jantzen, G.
Der blinde Harfner auf dem Grabrelief des Paatenemheb. Eine frühe künstlerische Darstellung der Arteriitis temporalis?
– Materia Medica Nordmark, Bd. 20/12, Uetersen 1968, 689–694.
– [*6*]

181.1 Jayne, W. A.
– The healing Gods of ancient civilisations.

– New Haven, Yale University Press 1925.
– [12]

182.1 Jeffreys, M. D. W.
Circumcision: Its Diffusion from Egypt among Bantu.
– Criteria, Witwatersrand I, 1949, 73–84.
– *AEB* 1377 (1950) [5]

183.1 Jelínková-Reymond, E.
Les Inscriptions de la statue guérisseuse de *Djed-ḥer*-le-Sauveur.
– Le Caire, Imprimerie de l'Institut français d'Archéologie orientale, 1956.
– *AEB* 57280 [17]

183.2 Jelínková, E.
Statuette magique No. 238bis de la Bibliothèque Nationale.
– *Rev. d'égyptol.* 7, 1950, 47–51.
– *AEB* 1378 (1950) [17]

184.1 Jéquier, G.
Matériaux pour servir à l'établissement d'un dictionnaire d'archéologie égyptienne.
– *BIFAO* 19, 1922, 27; 114; 139; 143; 221.
– [13]

185.1 Jirásek, A.
siehe Lexa, F.

186.1 Joachim, H.
Bemerkungen zu dem Aufsatz von Proksch, Die venerischen Krankheiten bei den alten Aegyptern.
– Archiv für Dermatologie und Syphilis, Wien-Leipzig 23, 1891, Ergänzungsheft II, 103–110.
– [4]

186.2 Joachim, H.
Die Krankheiten des Kinderalters im Papyros Ebers.
– Archiv für Kinderheilkunde, Stuttgart 12, 1891, 367–370.
– [9]

186.3 Joachim, H.
Papyros Ebers. Das älteste Buch über die Heilkunde.
– G. Reimer, Berlin 1890.
– [1]

186.4 Joachim, H.
Die uchdu im Papyros Ebers. Ein Beitrag zur ältesten Geschichte der Lepra und Syphilis (?).
– Archiv für pathologische Anatomie und Physiologie und für klinische Medicin (Virchow's), Berlin 128, 1892, 140–160.
– [4]

187.1 Jonckheere, F.
A la recherche du Chirurgien Égyptien.
– *CdE* 26 No. 51, 1951, 28–45.
– *AEB* 1860 (1951) [11]

187.2 Jonckheere, F.
Autour de l'autopsie d'une momie.
– Bruxelles 1942.
– [16]

187.3 Jonckheere, F.
L'auxiliaire médical pharaonique.
– Le Scalpel, Bruxelles, 106e année, No. 9, 28 février 1953, 238–240.
– *AEB* 2892 (1953) [11]

187.4 Jonckheere, F.
L'auxiliaire médical pharaonique.
– Comptes-rendus du XIIIme Congrès International d'Histoire de la Médecine; publiés par F. A. Sondervorst, Nice–Cannes – Monaco, 7–15 septembre 1952.
– *AEB* 3389 (1954) [11]

187.5 Jonckheere, F.
[Besprechung von Steuers *wḥdw*.]
– *CdE* 24, No. 47, 1949, 267–270.
– [4]

187.6 Jonckheere, F.
Le Bossu des Musées Royaux d'Art et d'Histoire de Bruxelles.
– *CdE* 23, Nos. 45–46, 1948, 24–35.
– *AEB* 524 (1948) [2/4]

187.7 Jonckheere, F.
Le cadre professionnel et administratif des médecins égyptiens.
– *CdE* 26, No. 52, 1951, 237–268.
– *AEB* 1855 (1951) [11]

187.8 Jonckheere, F.
Le cautère est une invention pharaonique.
– La Vie Médicale, Bruxelles 7e année, Nr. 1, Ier janvier 1951, 3–5.
– *AEB* 1856 (1951) [14]

187.9 Jonckheere, F.
Un chapitre de pédiatrie égyptienne: l'allaitement.
– Aesculape, Revue mensuelle illustrée des lettres et des arts dans leurs rapports avec les sciences et la médecine 36, 1955, 203–223.
– *AEB* 4012 (1955) [*9*]

187.10 Jonckheere, F.
La Circoncision des anciens Égyptiens.
– IIIe Congrès National des Sciences, Bruxelles 1950, Vol. I, Histoire du Congrès et Histoire des Sciences, Liège 1950, 136–137.
– *AEB* 1382 (1950) [*5*]

187.11 Jonckheere, F.
La circoncision des anciens Égyptiens.
– Centaurus, Copenhagen, Volume I, 1951, Number 3, 212–234.
– *AEB* 1857 (1951) [*5*]

187.12 Jonckheere, F.
La conception égyptienne du squelette.
– Centaurus. International Magazine of the History of Science and Medicine, Copenhagen 5, 1957, 323–338.
– *AEB* 58342 [*3*]

187.13 Jonckheere, F.
Considérations sur l'Auxiliaire médical pharaonique.
– *CdE* 28, No. 55, 1953, 60–76.
– *AEB* 2893 (1953) [*11*]

187.14 Jonckheere, F.
Coup d'œil sur la Médecine égyptienne; l'intérêt des documents non médiaux.
– *CdE* 20, No. 39 et No. 40, 1945, 24–32.
– [*2*]

187.15 Jonckheere, F.
Dans l'arsenal thérapeutique des anciens Égyptiens.
– Histoire de la Médecine, Revue Technique et Historique destinée au Corps médical, Paris Numéro II, 1953, 9–24.
– *AEB* 2891 (1953) [*13*]

187.16 Jonckheere, F.
Défence de la médecine pharaonique.
– Les Cahiers de la Biloque. Revue médicale gantoise, Ier Année, Numéro I Juin 1951, Gand, 3–23.
– *AEB* 1858 (1951) [*2*]

187.17 Jonckheere, F.
La durée de la gestation d'après les textes égyptiens.
– *CdE* 30, No. 59, 1955, 19–45.
– *AEB* 4013 (1955) [*8*]

187.18 Jonckheere, F.
L'Eunuque dans l'Égypte pharaonique.
– Revue d'Histoire des Sciences et de leurs Applications, Paris, Tome VII Nr. 2, Avril–Juin 1954, 139–155.
– *AEB* 3390 (1954) [*5*]

187.19 Jonckheere, F.
L'Examen du Malade dans la Pratique médicale Pharaonique.
– Les Cahiers de la Biloque, Revue Médicale gantoise, IIe année, numéro 3, mai–juin 1952, 129–143.
– *AEB* 2406 (1952) [*2*]

187.20 Jonckheere, F.
L'examen du malade dans la pratique médicale pharaonique.
– L'Avenir Médical. Revue mensuelle scientifique et d'intérêts professionnels, Lyon 52e Année, No. 2, février 1955, 35–41.
– *AEB* 4014 (1955) [*2*]

187.21 Jonckheere, F.
Les expéditions pharaoniques et leur apport botanique.
– Les Cahiers de la Biloque. Revue médicale gantoise, IVe année, numéro IV, juillet–août 1954 Gand, 155–188.
– *AEB* 3391 (1954) [*13*]

187.22 Jonckheere, F.
Une Maladie Égyptienne: ꜥꜣꜥ l'hématurie parasitaire.
– La Médecine Égyptienne No. 1, Bruxelles 1944.
– [*4*]

187.23 Jonckheere, F.
Médecins de Cour et Médecine Palatine sous les Pharaons.
– *CdE* 27 No. 53, 1952, 51–87.
– *AEB* 2407 (1952) [*11*]

187.24 Jonckheere, F.
Les Médecins de l'Égypte Pharaonique. Essai de Prosopographie.
– La Médecine Égyptienne No. 3, Bruxelles 1958.
– *AEB* 58343 [*11*]

187.25 Jonckheere, F.
Médecins et Malades dans l'ancienne Égypte.
– Archives Internationales d'Histoire des Sciences 3, numéro 11, Paris, Avril 1950 (Nouvelle Série d'Archeion t. 29), 320–341.
– *AEB* 1380 (1950) [*2/11*]

187.26 Jonckheere, F.
Le Papyrus Médical Chester Beatty.
– La Médecine Égyptienne No. 2, Bruxelles 1947.
– *AEB* 153 (1947) [*1*]

187.27 Jonckheere, F.
La «Mesdemet».
– Histoire de la Médecine, Revue Technique et Historique destinée au Corps Médical, Paris, No. 7, 1952, 1–12.
– *AEB* 2408 (1952) [*13*]

187.28 Jonckheere, F.
Le Monde des Malades dans les textes non médicaux.
– *CdE* 25, No. 50, 1950, 213–232.
– [*2*]

187.29 Jonckheere, F.
L'Ostracon médical du Louvre.
– Sudhoffs Archiv für Geschichte der Medizin und der Naturwissenschaften, Wiesbaden, 37, 1953, 278–282.
– *AEB* 2895 (1953) [*1*]

187.30 Jonckheere, F.
Pathologie Pharaonique et Diagnostic „Ex Arte".
– Histoire de la Médecine, Revue Technique et Historique destinée au Corps Médical. Paris, No. 11, 1952, 3–7.
– *AEB* 2409 (1952) [*4*]

187.31 Jonckheere, F.
La Place du Prêtre de Sekhmet dans le Corps médical de l'ancienne Égypte.
– Archives Internationales d'Histoire des Sciences 1, numéro 17, Paris, 4e Année, Octobre 1951 (Nouvelle Série d'Archeion), 915–924.
– *AEB* 1859 (1961) [*11*]

187.32 Jonckheere, F.
Préoccupations médico-sociales sous les Pharaons.
– Université de Paris. Les Conférences du Palais de la Découverte. Série D, No. 28, 1954.
– *AEB* 3392 (1954) [*2*]

187.33 Jonckheere, F.
Le «Préparateur de Remèdes» dans l'Organisation de la Pharmacie Égyptienne.
– *Grapow-Festschrift* 1955, 149–161.
– *AEB* 4015 (1955) [*11/13*]

187.34 Jonckheere, F.
Prescriptions médicales sur ostraca hiératiques.
– *CdE* 29, No. 57, 1954, 46–61.
– *AEB* 3393 (1954) [*1*]

187.35 Jonckheere, F.
Quelques données paléoégyptiennes sur la castration.
– Actes du VIIe Congrès International d'Histoire des Sciences, Jérusalem, 4–12 Août 1953, Paris 1953, 377–383.
– *AEB* 2894 (1953) [*5*]

187.36 Jonckheere, F.
Subincision et Excision? Mutilations sexuelles pharaoniques?
– Histoire de la Médecine, Revue Technique et Historique destinée au Corps Médical, Paris Ire année, No. 10, 1951, 3–7.
– *AEB* 1861 (1951) [*2/5*]

188.1 Jones, F. W.
s. Smith, G. E.

189.1 Junker, H.
Die Stele des Hofarztes *'Irj.*
– *ZÄS* 63, 1928, 53–70.
– [*11*]

190.1 Kákosy, L.
Vorläufiger Bericht über den Zauberpapyrus des Kunsthistorischen Museums in Budapest (Inv. Nr. 51. 1961).
– Труды (Proceedings of the 25th International Congress of Orientalists, Moscov 1960), Moskau 1962, 96–99.
– *AEB* 63257 [*1*]

191.1 Kamal, H.
At-tib al-misrî al-qadûn (Die altaegyptische Heilkunde, Arabisch).
– Cairo, Muqattam 1922.
– [*2*]

191.2 Kamal, H.
Dictionary of Pharaonic Medicine.
– The National Publication House, Cairo 1967.
– *AEB* 67 304 [*2*]

192.1 Kässbacher, M.
Zum Problem der pränatalen Geschlechtsvoraussage.
– Zentralblatt für Gynäkologie 67, 1943, 1131, Leipzig.
– *AEB* 58165 [*8*]

193.1 Keimer, L.
L'arbre *ṯr.t* est-il réellement le saule égyptien (Salix safsaf Forsk.)?
– *BIFAO* 31, 1931, 177–237.
– [*13*]

193.2 Keimer, L.
Die Gartenpflanzen im Alten Ägypten, I. Band.
– Hoffmann und Campe, Hamburg-Berlin 1924.
– [*13*]

193.3 Keimer, L.
[*iwry.t*].
– *BIFAO* 28, 1929, 89.
– [*13*] (aus **193.9**)

193.4 Keimer, L.
[*iwry.t*].
– Ancient Egypt 1929, 47–48.
– [*13*]

193.5 Keimer, L.
Notes additionnelles (Le Potamogeton lucens).
– Revue de l'Égypte ancienne III, 1930, 36–41.
– [*13*]

193.6 Keimer, L.
Nouvelles recherches au sujet du Potamogeton lucens L. dans l'Égypte ancienne.
– Revue de l'Égypte ancienne II, 1929, 210–253.
– [*13*]

193.7 Keimer, L.
Le Potamogeton lucens L. dans l'Égypte ancienne
– Revue de l' Égypte ancienne I, 1927, 182–197.
– [*13*]

193.8 Keimer, L.
Sprachliches und Sachliches zu ⲗⲉⲕⲱ „Frucht der Sykomore".
– *Acta Orientalia* 6, 1928, 288–304.
– [*13/20*]

193.9 Keimer, L.
Sur quelques petits fruits en faïence émaillée datant du moyen empire.
– *BIFAO* 28, 1929, 49–97.
– [*13*]

194.1 Kenyon, F. G.
Some additional fragments of the London Medical Papyrus. Mit einem Anhang von H. Diels.
– Sitzungsberichte der Königl. Preuß. Akademie der Wissenschaften zu Berlin 1901, 1319–1323.
– [*1*]

195.1 el-Khachab, Abd el-Mohsen
Les hammams du Kôm Trougah.
– *ASAE* 54, 1956, 117–139.
– *AEB* 4663 (1956) [*2*]

196.1 el-Kharadly, M.
Oudegyptische geneeskunde.
– Ciba-Symposium, Basel, Deel 4 No. 3, Augustus 1956, 66–72.
– *AEB* 4664 (1956) [*2*]

197.1 Kittermann, P. G.
s. Holmes, B. T.

198.1 Klein, C. H. von
The medical features of the Papyrus Ebers.
– Journal of the American Medical Association, Chicago Ill., 45, 1905, III 1928 bis 1935.
– [*2*]

199.1 Kleiweg, De Zwaan
De geneeskunde der Egyptenaren.
– Geneeskundige courant voor het Koningrijk der Nederlanden, Amsterdam, 60, 1906.
– [*2*]

200.1 Koenen, L.
Der brennende Horusknabe. Zu einem Zauberspruch des Philinna-Papyrus.
– *CdE* 37, No. 73, 1962, 167–174.
– *AEB* 62349 [*17*]

201.1 Kosak, W.
Ein altaegyptisches Hausbuch der Tiermedizin.

– Armant 3, 1969, 172–187.
– [*10*]

201.2 Kosack, W.
Eine neue Droge in der altägyptischen Medizin.
– Armant 1, 2–10.
– [*13*]

202.1 Kraus, A.
Der Papyrus Ebers.
– Zentralblatt für Pharmazie und Chemie, Magdeburg 4, 1908, 666–667.
– [*2*]

203.1 Krause, A. C.
Ancient Egyptian Ophtalmology.
– Bull. Inst. Hist. Med. 1, 1933, 258 bis 276.
– [*6*]

204.1 Kupka, P. F.
Altegyptische Heilkunst.
– Wiener medizinische Presse, Wien 36 1895, 977–981 (Feuilleton).
– [*2*]

205.1 Kutumbiah, P.
"Tubular System" of the Body. Ancient Egyptian and Hindu Medical Views.
– Indian Journal of the History of Medicine, Bombay (?) 2, 1957, 13–20.
– *AEB* 61419 [*3*]

206.1 Lacau, P.
Les noms des parties du corps en égyptien et en sémitique.
– Académie des Inscriptions et Belles-Lettres, Extrait des Mémoires de l'Académie, Tome XLIV, Paris 1970.
– [*3/18*]

207.1 Laignel-Lavastine
Histoire générale de la médecine, Band I.
– Paris (ohne Jahr).
– [*2*] (Zitat aus Thorwald **372.1**)

208.1 Lange, H. O.
Husten und Heiserkeit in der ägyptischen Medizin.
– *OLZ* 1929, 725–726.
– [*4*]

208.2 Lange, H. O.
Zum Papyrus Ebers.
– *ZÄS* 34, 1896, 76–79.
– [*1*]

209.1 Larkey, S. V.
s. Leake, Ch. D.

210.1 Lauer J. Ph. et Iskander, Z.
Données nouvelles sur la momification dans l'Égypte ancienne.
– *ASAE* 53, 1955, 167–194.
– *AEB* 4071 (1955) [*16*]

211.1 Laulan, R.
La Médecine au temps des pharaons.
– Geneeskundige Gids, Den Haag 40, 1962, 50–51.
– *AEB* 62374 [*2*]

211.2 Laulan, R.
La gynécologie au temps des Pharaons.
– Presse Méd. 73, 1965, 1323–1325.
– [*8*] (Zitat aus Leca **214.1**)

212.1 Laurent-Täckholm, V.
Faraos Blomster.
– Stockholm 1951.
– *AEB* 2441 (1952) [*13*]

213.1 Leake, Ch. D.
Ancient Egyptian Therapeutics.
– Ciba-Symposia 1, 1940, 311–322.
– [*13*]

213.2 Leake, Ch. D., Larkey, S. V., and Lutz H. F.
The Management of Fractures according to the Hearst Medical Papyrus.
– Science Medicine and History ed. by E. Ashworth Underwood. Vol. I, Oxford University Press, London–New York–Toronto 1953, 61–74.
– *AEB* 2937 (1953) [*5*]

213.3 Leake, Ch. D.
The Old Egyptian Medical Papyri.
– Logan Clendening Lectures on the History and Philosophy of Medicine, second series, Lawrence, Kansas, University of Kansas Press, 1952.
– *AEB* 2443 (1952) [*2*]

214.1 Leca, A. P.
La médecine égyptienne au temps des pharaons.
– Les Éditions Roger Dacosta, Paris 1971.
– [*2*]

215.1 Leclant, J.
Grundriß der Medizin der Alten Ägypter, Bd. 1–3.
– Bibliotheca Orientalis, Jahrg. 15, 1958, Nr. 6, 227–232.
– [*2*]

215.2 Leclant, J.
L'abeille et le miel dans l'Égypte pharaonique.
– in: Traité de biologie de l'abeille, sous la direction de Rémy Chauvin. T. V. Histoire, Ethnographie et Folklore, Paris, Masson et Cie, 1966, 51–60.
– *AEB* 66381 [*13*]

216.1 Leek, F. Filce
Observations on the Dental Pathology seen in Ancient Egyptian Skulls.
– *JEA* 52, 1966, 59–64.
– *AEB* 66388 [*7*]

216.2 Leek, F. Filce
The Practice of Dentistry in Ancient Egypt.
– *JEA* 53, 1967, 51–58.
– *AEB* 67369 [*7*]

216.3 Leek, F. Filce
The Problem of Brain Removal during Embalming by the Ancient Egyptians.
– *JEA* 55, 1969, 112–116.
– [*16*]

216.4 Leek, F. Filce
Did a Dental Profession Exist in Ancient Egypt?
– The Dental Delineator, London, Spring 1969, 1–4.
– [*7*] (Zitat aus Wilbour Library of Egyptology, Acquisitions List No. 14)

216.5 Leek, F. Filce
A Technique for the Oral Examination of a Mummy.
– X-Ray Focus, London, 9 No. 3, 1969, 5–9.
– [*16*] (Zitat aus Wilbour Library of Egyptology, Acquisitions List No. 14)

216.6 Leek, F. Filce
A Technique for the Oral Examination of a Mummy.
– *JEA* 57, 1971, 105–109.
– [*16*].

216.7 Leek, F. F.
Bite, attrition and associated oral conditions as seen in ancient Egyptian skulls.
– Journ. Human Evolution 1, No. 3, May 1972, 289–295.
– [*16*]

217.1 Leemans, C.
Oud-Aegyptische Geneeskundige Handschriften.
– Verslagen en mededelingen der Koninklijke Akademie van Wetenschappen, Amsterdam (Afd. Letterkunde, 2. Reeks) 5, 1876, 250–291
– [*2*]

218.1 Lefébure, E.
Les Noms égyptiens des principaux viscères.
– Sphinx, Upsala 1898, 2, 79–84.
– [*3*]

219.1 Lefebvre, G.
Essai sur la médecine égyptienne de l'époque pharaonique.
– Paris, Presses Universitaires de France 1956.
– *AEB* 4716 (1956) [*2*]

219.2 Lefebvre, G.
L'Héritage spirituel de l'Égypte.
– L'Amour de l'Art 28, no. III, 1948, 174–179.
– *AEB* 555 (1948) [*2*]

219.3 Lefebvre, G.
Lait de vache et autres laits en Égypte.
– *Rev. d'égyptol.* 12, 1960, 59–65.
– *AEB* 60440 [*13*]

219.4 Lefebvre, G.
Les maladies des yeux dans l'ancien Israël.
– Kêmi 15, 1959, 5–9.
– *AEB* 59388 [*6*]

219.5 Lefebvre, G.
La Médecine égyptienne. Vie et mort, religion et magie, magie et médecine.
– Aesculape, Paris 36e année, Octobre 1955, 181–189.
– *AEB* 4081 (1955) [*2/17*]

219.6 Lefebvre, G.
La Médecine égyptienne.
– Histoire générale des sciences. Tome I, La science antique et médiévale (des origines à 1450), Presses Universitaires de France 1957, 50–72.
– *AEB* 57457 [*2*]

219.7 Lefebvre, G.
Les Médecins, étendue de leurs connaissances, pratique médicale, les prêtres de Sekhmet.

– Aesculape, Paris, 36e année, Octobre 1955, 189–202.
– *AEB* 4082 (1955) [*11*]

219.8 Lefebvre, G.
Observations sur le Papyrus Ramesseum V.
– *BIFAO* 57, 1958, 173–182.
– *AEB* 58403 [*1*]

219.9 Lefebvre, G.
Prêtres de Sekhmet.
– Archiv Orientální 20, 1952, 57–64.
– *AEB* 2450 (1952) [*11*]

219.10 Lefebvre, G.
Sur quelques mots égyptiens.
– *Grapow-Festschrift* 1955, 205–211.
– *AEB* 4083 (1955) [*18*]

219.11 Lefebvre, G.
Tableau des parties du corps humain mentionnées par les Égyptiens.
– *CASAE* 17, 1952.
– *AEB* 2451 (1952) [*3*]

220.1 Leigh, R. W.
Notes on the Somatology and Pathology of Ancient Egypt.
– University of California Press 1934 (Publications in American archaeology and ethnology 34 No. 1).
– [*4*]

221.1 Lewin, H.
Zahnerkrankungen und deren Behandlung im alten Ägypten.
– *Diss.* Königsberg 1920. Sammlung von Abhandlungen aus der Zahnheilkunde und ihren Grenzgebieten. Heft 25, Berlin 1921.
– [*7*]

222.1 Lexa, F.
La Magie dans l'Égypte antique de l'ancien empire jusqu'à l'époque copte, 3 Vol.
– Paul Geuthner, Librairie Orientaliste, Paris 1925.
– [*17*]

222.2 Lexa, F. – Jirásek, A.
Papyrus Edwina Smitha.
– Rozhledy v chirurgii XX, 79, 1941, 2–17.
– [*1*] (Zitat aus Archiv Orientálný 20, 1952, 11)

223.1 Lieblein, J.
Bemerkungen zum Papyrus Ebers.
– *ZÄS* 18, 1880, 127–129.
– [*1*]

223.2 Lieblein, J.
Om Lägekunsten hos de gamle Ägyptere.
– Nordiskt medicinskt Arkiv, Stockholm, 12, 1880, Nr. 11, 1–19.
– Norsk Magazin for Lägevidenskaben, Kristiania, 10, 1880.
– [*2*]

224.1 Lint, J. G. de
Afbeeldingen van geneesheeren uit Oud-Egypte.
– Nederlandsch Tijdschrift voor Geneeskunde, Haarlem 22, 1918, 372–379.
– [*2*]

224.2 Lint, J. G. de
Beitrag zur Kenntnis der anatomischen Namen im alten Ägypten.
– Archiv für Geschichte der Medizin, Leipzig, 25, 1932, 382–390.
– [*3*]

224.3 Lint, J. G. de
De Papyrus Edwin Smith. Chirurgische Tekst van den Papyrus Edwin Smith.
– Bijdragen tot de Geschiedenis der Geneeskunde 11, 1931, 193–232.
– [*5*]

224.4 Lint, J. G. de
De achterzijde van den Papyrus Edwin Smith.
– Nederlandsch Tijdschrift voor Geneeskunde 79, 1935, 880–889.
– [*1*]

224.5 Lint, J. G. de
De Papyrus Edwin Smith.
– Nederlandsch Tijdschrift voor Geneeskunde 25, 1931, 3563–3602.
– [*5*]

224.6 Lint, J. G. de
Notice sur la nomenclature anatomique des Égyptiens au temps des Pharaons.
– Comptes rendus du deuxième congrès international d'histoire de la médecine (Paris, Juillet 1921), 1922, 330–336.
– [*3*]

224.7 Lint, J. G. de
Oldest known lying – in hospitals at Philae, Edfu, Deir el Bahri and Luxor.
– Het Ziekenhuis, Amsterdam, 19, 1928, 132–134.
– [*2*]

224.8 Lint, J. G. de
La chirurgie dans l'Égypte ancienne.
– *CdE* 7, 1932, 31–39.
– [*5*]

224.9 Lint, J. G. de
Egyptische Specialisten.
– Bijdragen tot de Geschiedenis der Geneeskunde 14, 1934, 48–52.
– [*11*]

225.1 Lorenz, A. J.
Pharao's doctor.
– Scientific Monthly, New York, 26, 1928, 306–314.
– [*11*]

226.1 Loret, V.
Études de Droguerie Égyptienne.
– *Rec. trav.* 16, 1894, 134–162.
– [*13*]

226.2 Loret, V.
La flore pharaonique d'après les documents hiéroglyphiques et les spécimens découverts dans les tombes.
– Deuxième Édition, Ernest Leroux, Paris 1892.
– [*13*]

226.3 Loret, V.
Le nom Égyptien de l'Alun.
– *Rec. trav.* 15, 1893, 199–200.
– [*13*]

226.4 Loret, V.
Pour transformer un vieillard en jeune homme (Pap. Smith XXI, 9–XXII, 10).
– *Mél. Maspero* 1, 1934–1938, 853–877.
– [*1*]

226.5 Loret, V.
Recherches sur plusieurs Plantes connues des anciens Égyptiens.
– *Rec. trav.* 7, 1886, 101–114; 15, 1893, 105–130; 16, 1894, 1–14 und 92–102.
– [*13*]

226.6 Loret, V.
La Résine de Térébinthe (*Sonter*) chez les anciens Égyptiens.
– Le Caire 1949.
– *AEB* 970 (1949) [*13*]

226.7 Loret, V.
Le Ricin et ses emplois médicinaux dans l'ancienne Égypte.
– Revue de Médecine, Paris 22, No. 8, 1902, 687–698.
– [*13*]

226.8 Loret, V.
Sur deux termes anatomiques du papyrus Ebers.
– *Rec. trav.* 18, 1896, 176–181.
– [*3*]

227.1 Lortet
Crâne syphilitique et nécropoles préhistoriques de la Haute-Égypte.
– Bulletin de la Société d'anthropologie de Lyon, Lyon 26, 1907, 211–226.
– [*4/16*]

228.1 Lucas, A.
Ancient Egyptian Materials and Industries.
– Third Edition, Edward Arnold and Co, 1948, London.
– *AEB* 566 (1948) [*13*]
– Fourth Edition, revised and enlarged by J. R. Harris, 1962.
– *AEB* 62392

228.2 Lucas, A., and Rowe, A.
Ancient Egyptian measures of capacity.
– *ASAE* 40, 1940, 69–92.
– [*15*]

228.3 Lucas, A.
Poisons in Ancient Egypt.
– *JEA* 24, 1938, 198–199.
– [*13*]

229.1 Lüring, H. L. E.
Die über die medicinischen Kenntnisse der alten Ägypter berichtenden Papyri verglichen mit den medicinischen Schriften griechischer und römischer Autoren.
– *Diss.* Straßburg 1888.
– [*2*]

230.1 Lutz, H. F.
s. Leake, Ch. D.

231.1 Macalister, A.
Anatomical and medical knowledge of ancient Egypt.

– Notices of the Proceedings at the Meetings of the Members of the Royal Institution, London, 11, 1887, 378–383.
– [*2/3*]

232.1 di Macco, G.
La fisiopatologia del cuore nell'antica medicina egiziana.
– Rassegna Clinico-Scientifica Milano, Anno XXVI, Nr. 1 (Gennaio 1950), 3–7.
– *AEB* 2962 (1953) [*3*]

233.1 Mackenzie–Van Der Nordaa, M. C.
Een medisch aspect van de verwantschap tussen Akhnaton, SmenkhaRe en Toetankamon.
– Organorama, Oss 1, 1964, Nr. 4, 23–26.
– *AEB* 64312 [*2*]

234.1 Madsen, H.
Ægyptisk Laegekunst og Magi.
– Kobenhavn, Klein 1904 (Philologisk-historiske Samfund. Studier fra Sprog- og Oldtidsforskning XIV 64).
– [*2*]

235.1 Magnus, H. F.
Die Augenheilkunde der Alten.
– Breslau 1901 (Neudruck vorbereitet).
– [*6*]

236.1 Major, R. H.
The Papyrus Ebers.
– Annals of Medical History, New York n. s. 2, 1930, 547–555.
– [*1*]

237.1 Malinine, M.
Texte démotique relatif à un accident de travail.
– *Acta Orientalia* 25, 1960, 250–265.
– *AEB* 60465 [*2/19*]

238.1 Marro, G.
Contributo alla patologia del sistema osseo negli Egiziani antichi.
– Memorie della Reale Accademia delle Scienze di Torino. Serie II, Tomo 71, Parte I: Classe di Scienze fisiche, matematiche e naturali, Nr. 5, Torino 1946, 119–140.
– *AEB* 1935 (1951) [*4/16*]

238.2 Marro, G.
La costituzione fisica degli antichi Egiziani.
– Atti della Accademia delle Scienze di Torino CLXV–CLXVI. Anni Accademici 1947–1949, Volume 83, Tomo I 1949, 119–130.
– *AEB* 1936 (1951) [*16*]

238.3 Marro, G.
Documentazioni morbose finora ignorate nell' antico Egitto.
– Minerva Medica, Torino 43, Vol I, N. 39, 14 maggio 1952, 726; 728; 730–735.
– *AEB* 59395 [*2*]

238.4 Marro, G.
La più antica documentazione anatomica del prolasso utero vaginale.
– Castalia, Rivista di storia della medicina, Milano 1951, N. 4.
– *AEB* 1937 (1951) [*8*]

239.1 Masali, M.
Morfometria della pelvi dell'infanzia all'età adulta (collezione osteologica egiziana dinastica).
– Actes du VIe Congrès International des Sciences Anthropologiques et Ethnologiques, Paris 1960, Tome I, 231–234.
– *AEB* 61469 [*3*]

239.2 Masali, M.
Dati sulla mortalita infantile nell' Egitto dai reperti della collezione «G. Marro».
– Riv. di Antropol. 54, 1967, 171–173.
– [*2/9*] (Zitat aus Leca **214.1**)

239.3 Masali, M., und Chiarelli, B.
Risultati preliminari di una indagina sul rapporto sessi sul materiale osteologico delle necropoli di Gebelen e Assiout.
– Arch. per l'Antropol. e l'etnologia 96, 1966, 111–112.
– [*2*] (Zitat aus Leca **214.1**)

239.4 Masali, M.
siehe Chiarelli, B.

239.5 Masali, M.
Body size and proportions as revealed by bone measurements and their meaning in environmental adaption.
– Journ. Human Evolution 1, No. 2, March 1972, 187–197.
– [*16*]

240.1 Maspero, G.
Le Papyrus Ebers et la médecine égyptienne.

– Bibliothèque égyptologique Tome VII, 1898, 287–304.
– [*2*]

241.1 Massart, A.
A propos des «listes» dans les textes égyptiens funéraires et magiques.
– Studia biblica et orientalia. Volumen III; Oriens antiquus, Roma, 1959, 227–246 = Analecta biblica n. 12, 1959, 227–246.
– *AEB* 59397 [*3*]

241.2 Massart, A.
The Leiden Magical Papyrus I 343 + I 345.
– Oudheidkundige Mededelingen uit het Rijksmuseum van Oudheden te Leiden. Supplement op nieuwe Reeks XXXIV, Leiden, E. J. Brill 1954.
– *AEB* 3444 (1954) [*1*]

241.3 Massart, A.
La magie égyptienne.
– Dictionnaire de la Bible. Fascicule XXVI. Loi israélite-mandéisme, Paris, Letouzey et Ané, 1953, col. 721–732.
– *AEB* 2969 (1953) [*17*]

242.1 Matiegková, L.
Anorganische Bestandteile der altägyptischen Heilmittel.
– Archiv Orientální, Praha, 28, 1960, 620–639.
– *AEB* 60474 [*13*]

242.2 Matiegková, L.
Drei organische Adstringentien in den altägyptischen medizinischen Papyri.
– Archiv Orientální, Praha 26, 1958, 1–27.
– *AEB* 58422 [*13*]

242.3 Matiegková, L.
Tierbestandteile in den altägyptischen Arzneien.
– Archiv Orientální, Praha 26, 1958, 529–560.
– *AEB* 58423 [*13*]

243.1 Maxwell, B. M.
siehe Wells, C.

243 a.1 Meinardus, O.
Mythological, Historical and Sociological Aspects of the Practice of Female Circumcision among the Egyptians.
– Acta Ethnographica Academiae Scientiarum Hungaricae, Budapest 16, 1967, 387–397.
– *AEB* 67 389 [*5*]

244.1 Menascha, I.
Die Geburtshilfe bei den alten Aegyptern.
– Archiv für Gynäkologie, Berlin, 131, 1927, 425–461.
– [*8*]

245.1 Mérei, G.
Az ó-egyiptomiak halott-kultuszáról; egy újabb múmiavizsgálati lelet.
– Orvosi Hetilap, Budapest 99, 24. szám, 1958, június 15, 828–829.
– *AEB* 59414 [*16*]

245.2 Mérei, G. und Nemeskéri, J.
Bericht über eine bei einer Mumie verwendete Nasenprothese.
– *ZÄS* 84, 1959, 76–78.
– *AEB* 59416 [*16*]

245.3 Mérei, G. (= **245.6**)
Neuere Angaben über die ärztliche Anschauung der Ägypter auf Grund der paläographischen Untersuchungen.
– Orvosi Hetilap, Budapest, 31, 1957.
– *AEB* 59415 [*2/16*]

245.4 Mérei, G.
Racionális-empiriás és mágikus gyógyászati elemek az ó-egyiptomiak orvostudományában („The rational-empiric and magical elements of ancient Egyptian medicine").
– Az Országos Orvostörténeti Könyvtár Közleményei. Cummunicationes ex bibliotheca historiae medicae hungarica, Budapest, 10–11, 1958, 173–244.
– *AEB* 58427 [*2/17*]

245.5 Mérei, G. és Nemeskéri, J.
Palaeopathologiai vizsgálatok ó-egyiptomi múmiákon (Recherches paléopathologiques sur des momies égyptiennes).
– Különlenyomat az anthropologiai közlemények, Budapest I, 1958, 81–83.
– *AEB* 59417 [*16*]

245.6 Mérei, G. (= **245.3**)
Újabb adatok az ó-egyiptomiak orvosi szemléletéröl paleographiai vizsgálatok alapján.

– Orvosi Hetilap, Budapest 98, 31. szám, 1957 augusztus 4, 857–858.
– *AEB* 59415 [*2/16*]

245.7 Mérei, G.
s. auch Regöly–Mérei, G

246.1 Merle, P.
Histoire de la médecine (= Encyclopédie par l'image).
– Paris 1964.
– [*2*]

247.1 Meyerhof, M.
Brief eines erblindeten Altägypters.
– Mitteilungen zur Geschichte der Medizin und Naturwissenschaften, Hamburg-Leipzig, 17, 1918, 167.
– [*6*]

247.2 Meyerhof, M.
Eye Diseases in Ancient Egypt.
– Ciba Symposia 1, 1940, 305–310.
– [*6*]

247.3 Meyerhof, M.
Historische Bemerkung über die Anwendung von Höllenstein bei den ägyptischen Augenerkrankungen.
– La Revue médicale d'Égypte, Le Caire, avril 1913.
– [*6/13*]

247.4 Meyerhof, M.
Der neue medizinische Papyrus „Edwin Smith".
– Medizinische Klinik, Berlin, 18, 1922, 1330–1331 und 1360–1361.
– [*1*]

247.5 Meyerhof, M.
Über die ansteckenden Augenleiden Ägyptens, ihre Geschichte, Verbreitung und Bekämpfung.
– Kairo, F. Diemer Nachf. 1909.
– [*6*]

247.6 Meyerhof, M.
Über den „Papyrus Edwin Smith", das älteste Chirurgiebuch der Welt.
– Deutsche Zeitschrift für Chirurgie 231, 1931, 645–690.
– [*1*]

248.1 Milne, J. G.
The sanatorium of Dêr-el-Bahri.
– *JEA* 1, 1914, 96–98.
– [*2*]

249.1 Mitchell, J. K.
Study of a mummy affected with anterior poliomyelitis.
– Transactions of the Association of American Physicians, Philadelphia 15, 1900, 134–136.
– [*4/16*]

250.1 Møller-Christensen, V., and Hughes, D. R.
An early case of Leprosy from Nubia.
– Man, London, New Series 1, 1966, 242–243.
– *AEB* 66429 [*4*]

251.1 Möller, G.
Hieratische Lesestücke 2. Heft S. 32 (Pap. Turin [Pleyte-Rossi] 31 + 77).
– Leipzig, J. C. Hinrichs'sche Buchhandlung, Zweite Aufl. 1927.
– [*1*]

251.2 Möller, G.
Die Zeichen für die Bruchteile des Hohlmaßes und das Uzatauge.
– *ZÄS* 48, 1911, 99–101.
– [*15*]

252.1 Montet, P.
Les Poissons employés dans l'écriture hiéroglyphique.
– *BIE* 11, 1914, 39–48.
– [*13*]

253.1 Moodie, R. L.
Palaeopathology. An introduction to the study of ancient evidences of disease. Chapter 13: Diseases of the ancient Egyptians.
– Urbana, University of Illinois Press 1923.
– [*4*]

253.2 Moodie, R. L.
Primitive surgery in ancient Egypt.
– Surgical Clinics, Chicago, 4, 1920, 349–358.
– [*5*]

253.3 Moodie, R. L.
Roentgenologic studies of Egyptian and Peruvian mummies.

– Field Museum of Natural History. Anthropology. Memoirs Vol. 3, Chicago 1931.
– [*16*]

254.1 Morant, H. de
Aspects sociaux de l'Égypte pharaonique.
– Annales. Economies. Sociétés. Civilisations. Paris, 12, 1957, 467–473.
– *AEB* 58446 [*2*]

255.1 Morenz, S.
Vespasian, Heiland der Kranken. Persönliche Frömmigkeit im antiken Herrscherkult?
– Würzburger Jahrbücher 1949/50, Heft 2, Verlag Ferdinand Schöningh, Würzburg, 370–378.
– *AEB* 1456 (1950) [*12*]

256.1 Morse, D., Brothwell, D. R., and Ucko, P. J.
Tuberculosis in Ancient Egypt.
– The American Review of Respiratory Diseases, Baltimore, Md., 90, 1964, 524–541.
– *AEB* 64350 [*4*]

257.1 Moussa, E.
L'hygiène dans l'Égypte pharaonique.
– Thèse Méd., Bordeaux 1934.
– [*2*] (Zitat aus Leca **214.1**)

258.1 Müller, D.
Die Zeugung durch das Herz in Religion und Medizin der Ägypter.
– Orientalia 35, 1966, 247–274.
– *AEB* 66439 [*3*]

259.1 Müller, W. M.
The earliest representations of surgical operations.
– Müller, Egyptological researches, Washington, Carnegie Institution 1906, 60–62.
– [*5*]

259.2 Müller, W. M.
An ostracon in the Museum of New York.
– *Rec. trav.* 22, 1900, 103–105.
– [*1*]

259.3 Müller, W. M.
Das phönikische Rezept des Papyrus Ebers.
– in: Aegyptiaca: Festschrift für G. Ebers, Leipzig, W. Engelmann, 1897, 77–81.
– [*1*]

260.1 Müller von Stwolinski, A.
De Geburtshülfe und Gynäkologie bei den alten Ägyptern.
– *Diss.* München 1904.
– [*8*]

261.1 Münch, G. N.
Der Aussatz in Egypten zu Moses Zeiten.
– Dermatologische Zeitschrift, Berlin, 1, 1894, 242–257.
– [*4*]

262.1 Munier, H.
Deux recettes médicales coptes.
– *Ann. Serv.*, Le Caire 18, 1919, 284–286.
– [*20*]

263.1 Murray, M. A.
Cranial Deformation in Ancient Egypt?
– Man. A Monthly Record of Anthropological Science, London, 54, 1954, 36 (Art. Nr. 43).
– *AEB* 3475 (1954) [*4*]

264.1 Naville, É.
Un passage du papyrus médical de Berlin.
– Sphinx, Upsala, 14, 1910–1911, 137–142.
– [*1*]

265.1 Nazmi, A. A.
La médecine aux temps des Pharaons.
– Montpellier (Thèse) 1903.
– [*2*]

266.1 Neffgen, H.
Der Veterinär-Papyrus von Kahun. Ein Beitrag zur Geschichte der Tierheilkunde der alten Aegypter.
– *Diss.* Berlin 1904.
– [*10*]

267.1 Nemeskéri, J.
s. Mérei, G.

268.1 Netolitzky, F.
Nachweise von Nahrungs- und Heilmitteln in den Trockenleichen von Naga-ed-dêr (Ägypten).

– *MDAIK* 1. Ergänzungsheft 1943.
– [*13/16*]

268.2 Netolitzky, F.
Nahrungs- und Heilmittel der Urägypter.
– Zeitschrift für Untersuchung der Nahrungs- und Genußmittel, Berlin, 21, 1911, 607–613 und 26, 1913, 425.
– [*13*]

268.3 Netolitzky, F.
Trichodesma africanum, die älteste nachgewiesene Heilpflanze.
– Archiv für Geschichte der Medizin, Leipzig, 11, 1919, 256–259.
– [*13*]

269.1 Neuburger, M.
Die tierischen Heilstoffe des Papyrus Ebers.
– Allgemeine medicinische Centralzeitung, Berlin, 68, 1899, 993–994.
– [*13*]

270.1 Neugebauer, O.
Über den Scheffel und seine Teile.
– *ZÄS* 65, 1930, 42–48.
– [*15*]

271.1 Nicolaeff, L.
Quelques données au sujet des méthodes d'excérébration employées par les Égyptiens anciens.
– L'Anthropologie, Paris 40, 1930, 77–92.
– [*5*]

272.1 Nicole, J. und Ilberg, J.
Fragment d'un traité de chirurgie.
– Archiv für Papyrusforschung, Leipzig, 4, 1908, 269–283.
– [*1/5*]

273.1 Oefele, F. von
Die ältesten chirurgischen Operationen.
– Janus, Haarlem, 12, 1907, 258–261.
– [*5*]

273.2 Oefele, F. von
Altägyptische Apotheke.
– Pharmaceutische Centralhalle, Dresden 1903, 868.
– [*13*]

273.3 Oefele, F. von
Apothekerwesen im alten Aegypten.
– Ärztliche Rundschau, München, 7, 1897, 439.
– [*13*]

273.4 Oefele, F. von
Astrologisches in der altägyptischen Medizin.
– *ZÄS* 41, 1904, 117–125.
– [*17*]

273.5 Oefele, F. von
Die Behandlung der Gallensteinkolik mit Olivöl ist schon altägyptische Praxis.
– Allgemeine medicinische Centralzeitung, Berlin, 67, 1898, 476.
– [*4/13*]

273.6 Oefele, F. von
Beiträge zur Geschichte der Medizin der alten Aegypter.
– Allgemeine medicinische Centralzeitung, Berlin, Jahrgang 63, 1894, 682; 706–707; 717–718; 729–730; 742; 754; 754–755; 765 – 766; 861; 870–871; 884; 894; 906; 906–907; 919; 1111; 1161–1162; 1198. Jahrgang 64, 1895, 58; 81–82; 129–130; 177–178; 225–226; 262; 285–286; 297; 370–371; 382; 392; 406; 466; 706; 777–778; 803; 850–851; 874; 934–935; 1042. Jahrgang 65, 1896, 288–289; 618; 799. Jahrgang 67, 1898, 83–84; 84; 275.
– [*2*]

273.7 Oefele, F. von
Chronologisches zur ältesten Geschichte der Medicin.
– Allgemeine medicinische Centralzeitung, Berlin, 67, 1898, 109–111.
– [*2*]

273.8 Oefele, F. von
Geisteskrankheiten im alten Pharaonenlande.
– Ärztliche Rundschau, München 1894.
– [*4*]

273.9 Oefele, F. von
Geschlechtsverkehr und Geburtshilfe im alten Aegypten.
– Ärztliche Rundschau, München 7, 1897, 628.
– [*8*]

273.10 Oefele, F. von
Gonorrhoe 1350 vor Christi Geburt.
– Monatshefte für praktische Dermatologie, Hamburg–Leipzig, 29, 1899, 260–264.
– [4]

273.11 Oefele, F. von
Ist die Annahme der „Aerztin Schesch" ein Anachronismus?
– Allgemeine medicinische Centralzeitung, Berlin, 64, 1895, 958–959.
– [11]

273.12 Oefele, F. von
Kritik der Quellen des Papyrus Ebers als der ältesten Schrift pharmacologischen Inhalts.
– Rundschau für Pharmacie, Prag 1893.
– [13]

273.13 Oefele, F. von
Materialien zu einer Geschichte der Pharaonenmedizin.
– Wiener klinische Wochenschrift, Wien Jahrgang 8, 1895, 238–241; 436–438; 640–642. Jahrgang 12, 1899, 728–730; 1175–1180. Jahrgang 13, 1900, 599–605.
– [2]

273.14 Oefele, F. von
Medicamente für Säuglinge in Altägypten.
– Allgemeine medicinische Centralzeitung, Berlin, 67, 1898, 623–624.
– [9/13]

273.15 Oefele, F. von
Medicinische Realien zu Papyrus Brugsch major 13,3–13,6 – Peritonitis.
– *ZÄS* 37, 1899, 140–142.
– [1/4]

273.16 Oefele, F. von
Nagana vor drei- bis viertausend Jahren.
– Deutsche thierärztliche Wochenschrift, Hannover 1899.
– [10]

273.17 Oefele, F. von
Die nicht-pathologische Gynäkologie der alten Aegypter.
– Wiener klinische Wochenschrift, Wien 1894, 789–790; 800–801; 804; 823–824; 836–837; 847–848; 860–861.
– [8]

273.18 Oefele, F. von
nšw – Phemphigus.
– *ZÄS* 39, 1901, 149–150.
– [4]

273.19 Oefele, F. von
Der Papyrus Westcar als Quelle für das Studium altägyptischer Gynäkologie.
– Ärztliche Rundschau, München, 7, 1897, 594.
– [8]

273.20 Oefele, F. von
Pharmaceutisches unter den Schriftzeichen der Hieroglyphen.
– Pharmaceutische Centralhalle, Dresden 1897.
– [13]

273.21 Oefele, F. von
Die Receptierung der alten Aegypter.
– Wiener klinische Wochenschrift, Wien, 7, 1894, 870–871.
– [13]

273.22 Oefele, F. von
Das Röhren- und Gefäßsystem der Pharaonenmedicin.
– Wiener klinische Wochenschrift, 1896, No. 7.
– [3]

273.23 Oefele, F. von
Sapo antimonialis in Altägypten.
– Allgemeine medicinische Centralzeitung, Berlin, 67, 1898, 611–612.
– [13]

273.24 Oefele, F. von
Schlangenöl, Pap. Ebers 66,1.
– *ZÄS* 39, 1901, 84.
– [13]

273.25 Oefele, F. von
Studien über die altägyptische Parasitologie.
– Archives de Parasitologie, Paris, 4, 1901, 481–530 und 5, 1902, 461–503.
– [4]

273.26 Oefele, F. von
Thierarzneikunde vor viertausend Jahren.
– Prager medizinische Wochenschrift, Prag, 24, 1899, 323–324; 371–372; 384–385.
– [10]

273.27 Oefele, F. von
Der Vorläufer der Pharaonenärzte.
– Prager medizinische Wochenschrift, Prag, 21, 1896, 380–381 und 391–392.
– [*11*]

273.28 Oefele, F. von
Zum konträren Geschlechtsverkehr in Altägypten.
– Monatshefte für praktische Dermatologie, Leipzig, 29, 1899, 409–411.
– [*2*]

273.29 Oefele, F. von
Zur altägyptischen Augenheilkunde.
– Zwanzig Abhandlungen zur Geschichte der Medizin. Festschrift Hermann Baas zum 70. Geburtstag, gewidmet von der Deutschen Gesellschaft für Geschichte der Medizin und Naturwissenschaften, Hamburg–Leipzig, Leopold Voss, 1908, 3–4.
– [*6*]

273.30 Oefele, F. von
Zur altägyptischen Medicin.
– Prager medicinische Wochenschrift, Prag, 27, 1902, 5–6; 17–18; 54–55. 28, 1903, 452–453; 467; 479–480; 490–491; 506–507. 30, 1905, 129–130; 143–145; 157–158.
– [*2*]

273.31 Oefele, F. von
Zur Erklärung des Veterinärpapyrus von Kahun.
– *ZÄS* 37, 1899, 55–60.
– [*10*]

273.32 Oefele, F. von
Zur Quellenscheidung des Pap. Ebers.
– Archiv fü Geschichte der Medizin I, 1907, 12–28 und 122–140.
– [*1*]

274.1 Offord, J.
A new egyptian medical papyrus.
– Proceedings of the Royal Society of Medicine. Section of the History of Medicine 6, 1912/13, 97–102.
– [*1*]

275.1 Pales, L.
Paléopathologie et pathologie comparative.
– Paris, Masson 1930.
– [*4*]

276.1 Parrot, J.
Sur la malformation achondroplasique et le dieu Phtah. Sur l'origine d'une des formes du dieu Phtah.
– *Rec. trav.* 2, 1880, 129–133.
– [*4*]

277.1 Pazzini, A.
Storia della medicina.
– Milano 1947.
– [*2*] (Zitat aus Curto **73.1**)

278.1 Peiper A.
Die ältesten Werke der Kinderheilkunde.
– Kinderärztliche Praxis, 22. Jahrgang, Leipzig, 1954, Heft 6, 269–277.
– [*9*]

278.2 Peiper, A.
Quellen zur Geschichte der Kinderheilkunde.
– Bern und Stuttgart, Verlag Hans Huber, 1966 (= Hubers Klassiker der Medizin und der Naturwissenschaften, Band 7).
– *AEB* 66489 [*9*]

279.1 Perrin, H.
Pathologie chirurgicale de la tête et du cou et oto-rhino-laryngologie de l'Égypte pharaonique.
– Thèse méd., Lyon 1967.
– *AEB* 67437 [*4/5*]

280.1 Pezzi, G.
Le stele egizia detta di Metternich.
– Annali di Medicina Navale e Tropicale, Roma, 62, 1957, 750–759.
– *AEB* 61544 [*2/17*]

281.1 Pfaff
Beiträge zur Entwicklung der Zahnheilkunde vom Altertum bis in die Neuzeit.
– Deutsche Monatsschrift für Zahnheilkunde, Berlin, 21, 1903, 285.
– [*7*]

282.1 Pfister, E.
Die altägyptischen Penisfutterale. Historisch-urologischer Beitrag.
– Verhandlungen der deutschen Gesellschaft für Urologie, III. Kongreß in Wien 1911, 457–461.
– [*14*]

282.2 Pfister, E.
Über die *ââ*-Krankheit der Papyri Ebers und Brugsch.

– Archiv für die Geschichte der Medizin, Leipzig, 6, 1913, 12–20.
– [*4*]

282.3 Pfister, E.
Über das Penisfutteral des ägyptischen Gottes Bes. Ein Beitrag zu der Geschichte des „Kondom".
– Archiv für Geschichte der Medizin, Leipzig, 6, 1913, 59–64.
– [*14*]

283.1 Piankoff, A.
Le «cœur», dans les textes égyptiens depuis l'ancien jusqu'à la fin du nouvel empire.
– P. Geuthner, Paris, 1930.
– [*3*]

284.1 Picard, Ch., et Garnot, J. St.-F.
Le trésor chirurgical de Bingen (Rhénanie).
– *Rev. arch.* I, 1961, 70–71.
– *AEB* 61549 [*12*]

285.1 Piehl, K.
Un passage du Papyrus Ebers.
– *ZÄS* 18, 1880, 129–135.
– [*1*]

286.1 Pillet, M.
A propos d'Akhenaton.
– Cahier complémentaire à la Revue d'égyptologie, Le Caire, 1950, 63–82.
– *AEB* 1480 (1950) [*4*]

286.2 Pillet, M.
Les Scènes de naissance et de circoncision dans le temple nord-est de Mout, à Karnak.
– *ASAE* 52, 1952, 77–104.
– *AEB* 3012 (1953) [*8/9*]

287.1 Pines, J.
Les médecins juifs en Égypte.
– Rev. Hist. Méd. hébraique 19, 1966, 35–38.
– [*11*] (Zitat aus Leca **214.1**)

288.1 Piovano, P. G.
Contributo alla conoscenza della flora faraonica aggiunta allo studio delle piante egiziane del Museo Egizio di Torino.
– Nuovo Giornale Botanico Italiano, Firenze, n. s. 59, 1952, 43–48.
– *AEB* 2523 (1952) [*13*]

289.1 Pöch, H., und Becker, P. E.
Eine Muskeldystrophie auf einem altägyptischen Relief.
– Der Nervenarzt, Berlin–Göttingen–Heidelberg, 26, 1955, 528–530.
– *AEB* 58491 [*4*]

290.1 Pool, G. D.
Review of medicine in ancient Egypt; being concise disquisition upon rise, history and attainements of medical science in Egypt from predynastic times to 30 B. C.
– Durham University College of medicine Gazette, Newcastle, 28, 1928, 141–145.
– [*2*]

291.1 Posener, G.
Catalogue des Ostraca Hiératiques Litteraires de Deir El Médineh. Tome I (Ostrakon Kairo (ODM) 1062 et 1091).
– Le Caire, Imprimerie de l'institut français d'Archéologie orientale, 1938.
– [*1*]

291.2 Posener, G.
Les Empreintes Magiques de Gizeh et les Morts Dangereux.
– *MDAIK* 16, 1958, 252–270.
– *AEB* 58494 [*17*]

291.3 Posener, G.
«Muet, mutité» en égyptien.
– *Rev. d'égyptol.* 17, 1965, 192–193.
– *AEB* 65397 [*4/18*]

292.1 Power, Sir D'A.
Some Early Surgical Cases. I. The Edwin Smith Papyrus.
– British Journal of Surgery, Bristol, 21, 1933–1934, 1–4; 385–387.
– [*5*]

293.1 Proksch, J. K.
Die venerischen Krankheiten bei den alten Aegyptern. Eine historische Skizze.
– Archiv für Dermatologie und Syphilis, Wien–Leipzig, 23, 1891, 537–557.
– [*4*]

294.1 Proot, W.
Mumia.
– Journal de Pharmacie de Belgique, Bruxelles, 36 (Nouvelle série: tome IX), Nos. 1–2, Janvier–Février 1954, 47–53.
– *AEB* 3498 (1954) [*13*]

295.1 Proskauer, F.
Zur Pathologie der Amarnazeit.
– *ZÄS* 68, 1932, 114–119.
– [*4*]

296.1 Quartiellers, R. del
siehe Castillo

297.1 Quercy, P
siehe Ameline, M.

298.1 Rabino Massa, E.
siehe Chiarelli, B.

298.2 Rabino-Massa, E., and Chiarelli, B.
The histology of naturally desiccated and mummified bodies.
– Journ. Human Evolution 1, No. 3, March 1972, 259–262.
– [*16*]

299.1 Ranke, H.
Medizin und Chirurgie im alten Ägypten.
– Heidelberger Vorträge Bd. 11, F. H. Kerle-Verlag, Heidelberg 1948.
– *AEB* 1493 (1950) [*2/5*]

299.2 Ranke, H.
Istar als Heilgöttin in Ägypten.
– Studies presented to F. L. Griffith, London 1932, 412–418.
– [*12*]

300.1 Reed, C. A.
A Human Frontal Bone from the Late Pleistocene of the Kom Ombo Plain, Upper Egypt.
– Man 65/95, July–August 1965, 101–104.
– *AEB* 65411 [*3*]

301.1 Regnault, F.
Le dieu égyptien Bès était myxœdémateux.
– Bulletins et mémoires de la Société d'anthropologie de Paris, Paris, 4. sér. 8, 1897, 434–439.
– [*4*]

301.2 Regnault, F.
Les nains dans l'art égyptien.
– Bulletin de la Société d'histoire de la médecine, Paris, 13, 1914, 137–146.
– [*4*]

301.3 Regnault, F.
La reine de Pount (Bas-Relief de Deir-el-Bahari, Égypte) n'a point de Stéatopygie, c'est une difforme.
– Bulletins et mémoires de la Société d'anthropologie de Paris, Paris, 6. sér. 4, 1913, 412–415.
– [*4*]

302.1 Regöly–Mérei, G.
Der Isis-Kult und die magische Heilkunde der alten Ägypter.
– Az Országos Orvostörténeti Könyvtar Közleményei. Communicationes ex bibliotheca historiae medicae hungarica, Budapest, 14, 1959, 43–50 bzw. 129–137.
– *AEB* 59515 [*17*]

302.2 Regöly–Mérei, G.
Paläopathologische und epigraphische Angaben zur Frage der Pocken in Altägypten.
– Sudhoffs Archiv für Geschichte der Medizin und der Naturwissenschaften, Wiesbaden, 50, 1966, 411–417.
– *AEB* 66497 [*4*]
Im übrigen siehe bei Mérei, G.

303.1 Reichlen, H.
siehe Derobert, L.

304.1 Reineke, W. F.
Zwei Steingefäße mit Angaben des Rauminhaltes aus dem Neuen Reich.
– Forschungen und Berichte, Staatliche Museen zu Berlin, 8, Berlin 1967, 60–64.
– *AEB* 67467 [*15*]

305.1 Reinhardt, F.
Gynäkologie und Geburtshilfe der altägyptischen Papyri.
– Archiv für Geschichte der Medizin, Leipzig, 9, 1916, 315–344 und 10, 1917, 124–161.
– [*8*]

306.1 Reisner, G. A.
The Hearst Medical Papyrus, Hieratic Text with Introduction and Vocabulary.
– J. C. Hinrichs, Leipzig 1905.
– [*1*]

307.1 Renouf, P. le Page
Note on the medical papyrus of Berlin.
– *ZÄS* 11, 1873, 123–125.
– [*1*]

308.1 Rey, A.
Coup d'œuil sur la médecine égyptienne.
– Archeion, Roma, 9, 1928, 10–30.
– [*2*]

308.2 Rey, A.
La médecine égyptienne.
– La Science orientale avant les Grecs, Paris 1930, 305–331.
– [*2*]

309.1 Riad, N.
La Médecine au temps des Pharaons (= La Médecine à travers le temps et l'espace IV).
– Librairie Maloine, Paris 1955.
– *AEB* 4191 (1955) [*2*]

310.1 Rice, C.
Materia medica, therapeutics and pharmacy of the ancient Egyptians.
– Medical Record, New York, 11, 1876, 247–251.
– [*2/13*]

311.1 Richter, P.
Medizinisches aus dem kleinen Berliner medizinischen Papyrus Nr. 3027 der ägyptischen Abteilung der Kgl. Museen in Berlin, ein Beitrag zur vergleichenden Volksmedizin.
– Archiv für Geschichte der Medizin, Leipzig 3, 1909, 155–164.
– [*2*]

311.2 Richter, P.
Über die altägyptische Vorlage zu Galens Schrift über die krankhaften Geschwülste.
– Archiv für Geschichte der Medizin, Leipzig, 10, 1917, 189–199.
– [*4*]

311.3 Richter, P.
Über uchedu in den ägyptischen Papyri.
– Archiv für Gechichte der Medizin, Leipzig, 2, 1909, 73–83.
– [*4*]

312.1 Rist, E.
Histoire critique de la médecine dans l'antiquité.
– Paris 1966.
– *AEB* 66508 [*2*]

313.1 Ritter, G.
Zur Entwicklungsgeschichte der Neurologie. Die altägyptischen Papyri.
– Der Nervenarzt, Berlin–Heidelberg–New York, 39. Jahrg., 12. Heft, Dez. 1968, 541–546
– [*4*].

314.1 Rogers, Sp. L.
Egyptian Psychotherapy.
– Ciba Symposia, Summit, New Jersey, vol. 9. April–May 1947, Number 1/2, 617–622.
– *AEB* 1501 (1950) [*17*]

315.1 Rogers, L.
Meningiomas in Pharaoh's People. Hyperostosis in Ancient Egyptian Skulls.
– British Journal of Surgery, Bristol, 36, No. 144, 1949, 423–424.
– *AEB* 1058 (1949) [*4/16*]

316.1 Roth
Ein medicinischer Papyrus.
– Deutsche Klinik 15, 1863, 161–163.
– [*1*]

317.1 Rowe, A.
siehe Lucas, A.

318.1 Rowling, J. Th.
Pathological Changes in Mummies.
– Proceedings of the Royal Society of Medicine, London, 54, 1961, 409–415.
– *AEB* 61595 [*16*]

319.1 Ruffer, M. A. (= **319.4**)
Study of Abnormalities and Pathology of Ancient Egyptian Teeth.
– Studies in the Palaeopathology of Egypt, Chicago 1921, 268–321.
– [*7*]

319.2 Ruffer, M. A.
On dwarfs and other deformed persons in ancient Egypt.
– Société archéologique d'Alexandrie. Bulletin. Alexandrie, 1910, no. 13, 162–176.
– [*4*]

319.3 Ruffer, M. A.
Studies in the Palaeopathology of Egypt.
– Chicago, University Press 1921.
– [*4*]

319.4 Ruffer, M. A. (= **319.1**)
Study of abnormalities and pathology of ancient Egyptian teeth.

– American journal of physical anthropology, Washington, 3, 1920, 335–382. – [*4*/*7*]

320.1 Rupp, A.
Der Zwerg in der ägyptischen Gemeinschaft. Studien zur ägyptischen Anthropologie.
– *CdE* 40, No. 80, 1965, 260–309.
– *AEB* 65424 [*2*]

321.1 Sack, A.
Altägyptische Mumienfunde im Lichte der Pathologie.
– Münchener medizinische Wochenschrift, München, 74, 1927, 372–373.
– [*4*/*16*]

322.1 Säve-Söderbergh, T.
Läkekonsten i det gamla Egypten.
– in: Lychnos, Lärdomshistoriska Samfundets Årsbok 1948–1949, Uppsala 1950, 114–127.
– *AEB* 1505 (1950) [*2*]

323.1 Saffirio, L.
L'alimentazione umana nell'Egitto preistorico, I–III.
– *Aegyptus* 45, 1965, 20–55; 46, 1966, 26–59.
– *AEB* 65426 und 66515 [*3*]

323.2 Saffiririo, L,
Food and dietary habits in ancient Egypt.
– Journ. Human Evolution 1, No. 3, May 1972, 297–305.
– [*2*]

324.1 Salama, N., and Hilmy, A.
A Case of an Osteogenic Sarcoma of the Maxilla in an Ancient Egyptian Skull.
– British Dental Journal. The Journal of the British Dental Association, London, New Series, Vol. 88, January to June 1950, 101–102.
– *AEB* 61599 [*7*/*16*]

325.1 Sander-Hansen, C. F.
Kleinigkeiten aus der Medizin.
– *Grapow-Festschrift* 1955, 287–288.
– *AEB* 4208 (1955) [*2*]

326.1 Sandison, A. T.
The Eye in the Egyptian Mummy.
– Medical History, London, Vol. I, Number 4, October 1957, 336–339.
– *AEB* 57436 [*4*/*16*]

326.2 Sandison, A. T.
The Histological Examination of Mummified Material.
– Stain Technology, Geneva, N. Y., Vol. 30, No. 6, November 1955, 277–283.
– *AEB* 4209 (1955) [*16*]

326.3 Sandison, A. T.
Preparation of Large Histological Sections of Mummified Tissues.
– Nature, London, 179, June 22, 1957, 1309–1310.
– *AEB* 57437 [*16*]

326.4 Sandison, A. T.
Degenerative vascular disease in the egyptian mummy.
– Med. Hist. 6, 1962, 77–81.
– [*16*] (Zitat aus Leca **214.1**)

326.5 Sandison, A. T.
siehe Brothwell, D. R.

326.6 Sandison, A. T.
Evidence of infective disease.
– Journ. Human Evolution 1, No. 2, March 1972, 213–224.
– [*4*]

327.1 Sandwith, F. M.
The earliest known physician.
– British medical journal, London, II, 1902, 1419–1420.
– [*11*]

327.2 Sandwith, F. M.
Notes on medical history in Egypt.
– London 1904.
– [*2*]

328.1 Sarton, G.
A History of Science. Ancient Science through the Golden Age of Greece.
– Cambridge, Mass., Havard University Press 1952.
– *AEB* 3516 (1954) [*2*]

329.1 Sasse, C. H.
Geschichte der Augenheilkunde.
– Stuttgart 1947.
– [*6*] (Zitat aus Thorwald **372.1**)

330.1 Sasson, J. M.
Circumcision in the Ancient Near East.
– Journal of Biblical Literature, Philadelphia, 85, 1966, 473–476.
– *AEB* 66517 [*5*]

330 a.1 Satinoff, M. I.
Study of the squatting facets of the talus and tibia in ancient Egyptians.
– Journ. Human Evolution 1, No. 2, March 1972, 209–212.
– [*16*]

330 a.2 Satinoff, M. I.
The medical biology of the early Egyptian populations from Aswan, Assyut and Gebelen.
– Journ. Human Evolution 1, No. 3, May 1972, 247–257.
– [*2*]

331.1 Satzinger, H.
Koptische Urkunden, Bd. III, 1. und 2. Heft, Berlin 1967 und 1968, Text Nr. 329 A, 396, 387.
– [*20*]

332.1 Sauerwein, E.
Historisches zur Behandlung der Parodontopathien.
– Sudhoffs Archiv für Geschichte der Medizin und der Naturwissenschaften, Wiesbaden, 50, 1966, 225–245.
– *AEB* 66520 [*7*]

333.1 Saunders, J. B. de C. M.
siehe Saunders, M. D.;
siehe Steuer, R.O.

334.1 Saunders, M. D., J. B. de C. M.
The Transitions from Ancient Egyptian to Greek Medicine.
– Lawrence, University of Kansas Press, 1963.
– *AEB* 63447 [*2*]

335.1 Sauneron, S.
Une conception anatomique tardive.
– *BIFAO* 51, 1952, 61–62.
– *AEB* 2548 (1952) [*3*]

335.2 Sauneron, S.
A propos d'un pronostic de naissance (pap. de Berlin 3038, Vo. II, 2–5).
– *BIFAO* 60, 1960, 29–30.
– *AEB* 60611 [*1/8*]

335.3 Sauneron, S.
Un hymne à Imouthès.
– *BIFAO* 63, 1965, 73–87.
– *AEB* 65431 [*12*]

335.4 Sauneron, S.
Le germe dans les os.
– *BIFAO* 60, 1960, 19–27.
– *AEB* 60615 [*3*]

335.5 Sauneron, S.
Some newly unrolled hieratic Papyri in the Wilbour Collection of the Brooklyn Museum.
– The Brooklyn Museum Annual, Vol. 8, 1966–1967, 100–101.
– *AEB* 67490 [*1/8/9*]

335.6 Sauneron, S.
Les possédés.
– *BIFAO* 60, 1960, 111–115.
– *AEB* 60620 [*4/17*]

335.7 Sauneron, S.
Une recette égyptienne de collyre.
– *BIFAO* 57, 1958, 157–161.
– *AEB* 58533 [*1*]

335.8 Sauneron, S.
Les «dix mois» précédant la naissance.
– *BIFAO* 58, 1959, 33–34.
– *AEB* 59539 [*8*]

336.1 Schaefer, H.
Beiträge zur Erklärung des Papyrus Ebers.
– *ZÄS* 30, 1892, 35–37; 107–109 und 31, 1893, 51–62 und 117–119.
– [*1*]

336.2 Schaefer, H.
Commentationes de papyro medicinali Lipsiensi (Papyrus Ebers).
– *Diss.* Berlin 1892.
– [*1*]

336.3 Schaefer, H.
Ein Spruch gegen Brandwunden aus dem Papyrus Ebers.
– *ZÄS* 36, 1898, 129–131.
– [*1/17*]

336.4 Schaefer, H.
Die Wiedereinrichtung einer Ärzteschule in Sais unter König Darius I.
– *ZÄS* 37, 1899, 72–74.
– [*11*]

336.5 Schaefer, H.
Zu Pap. Ebers 97, Z. 13ff.
– *ZÄS* 44, 1907, 132–133.
– [*1*]

337.1 Scheuthauer, G.
Beiträge zur Erklärung des Papyrus Ebers, des hermetischen Buches über die Arzneimittel der alten Aegypter.
– Virchow's Archiv für pathologische Anatomie und Physiologie und für klinische Medicin, Berlin, 85, 1881, 343–354.
– [*1/2*]

338.1 Schipperges, H.
Hirnchirurgie im Papyrus Edwin Smith.
– *CIBA*-Zeitschrift 75, Wehr 1955, 2470–2472.
– [*5*]

338.2 Schipperges, H.
5000 Jahre Chirurgie, Magie–Handwerk –Wissenschaft.
– Kosmos-Bibliothek, Bd. 253, Stuttgart 1967.
– [*5*]

339.1 Schmid, M.
Der schauende Arzt. Eine phänomenologische Untersuchung anhand ägyptischer Texte.
– Jahrbuch für Psychologie, Psychotherapie und medizinische Anthropologie, München, 11, 1964, 280–313.
– *AEB* 64438 [*2*]

340.1 Schoen, H. R.
Die Chirurgie der alten Ägypter.
– Materia Medica Nordmark, Bd. 20/12, Uetersen 1968, 679–688.
– [*5*]

341.1 Schott, S.
Voraussetzung und Gegenstand altägyptischer Wissenschaft.
– Jahrbuch 1951 der Akademie der Wissenschaften und der Literatur, Mainz 277–295.
– *AEB* 2027 (1951) [*2*]

341.2 Schott, S.
Aufnahmen vom Hungersnotrelief aus dem Aufweg der Unaspyramide.
– *Rev. d'égyptol.* 17, 1965, 7–13.
– *AEB* 65446 [*2*]

342.1 Schubart, W.
Die Amme im alten Alexandrien.
– Jahrbuch für Kinderheilkunde und physische Erziehung, Band 70 (Dritte Folge, 20. Band), Heft 1, Berlin (1908), 82–95.
– [*8/9*]

343.1 Schwimmer, E.
Die ersten Anfänge der Heilkunde und die Medizin im alten Aegypten. Eine kulturgeschichtliche Skizze.
– Sammlung gemeinverständlicher wissenschaftlicher Vorträge XI, 255, Berlin, C. Habel 1876.
– [*2*]

344.1 Sergescu, P.
Les connaissances mathématiques et médicales dans l'ancienne Égypte.
– La Revue française, Paris, 6e année, No. 54, mars 1954, 41–46.
– *AEB* 3541 (1954) [*2*]

345.1 Sethe, K.
Die ägyptische Berechnung der Schwangerschaftsdauer.
– *ZÄS* 58, 1923, 24.
– [*8*]

345.2 Sethe, K.
Das Fehlen des Begriffes der Blutschande bei den alten Ägyptern.
– *ZÄS* 50, 1912, 57–60.
– [*2*]

345.3 Sethe, K.
Imhotep, der Asklepios der Aegypter. Ein vergötterter Mensch aus der Zeit des Königs Ḏoser.
– Untersuchungen zur Geschichte und Altertumskunde Aegyptens 2, 4, Leipzig, J. C. Hinrichs 1902.
– [*12*]

345.4 Sethe, K.
Von Zahlen und Zahlworten bei den alten Ägyptern.
– Straßburg 1916.
– [*15*]

345.5 Sethe, K.
Zum Inzest des Snefru.
– *ZÄS* 54, 1918, 54–56.
– [*2*]

346.1 Shattock, S. G.
Microscopic sections of the aorta of King Merneptah.
– The Lancet, London, 1909, 309.
– [*16*]

346.2 Shattock, S. G.
A prehistoric or predynastic Egyptian calculus.
– Transactions of the Pathological Society of London, London, 55, 1905, 275–291.
– [*4*]

347.1 Shaw, A. F. B.
Histological Study of the Mummy of Har-Mose, the Singer of the Eighteenth Dynasty (c. 1490 B.C.).
– Journ. Path. and Bact. 47, 1938, 115 bis 123.
– [*16*]

348.1 Shore, L. R.
Some examples of disease of the vertebral collumn found in skeletons of Ancient Egypt. A contribution to paleopathology.
– British Journal of Surgery 24, 1936, 256–271.
– [*16*]

349.1 Sigerist, H. E.
A History of Medicine.
– Vol. I. Primitive and archaic medicine (Ancient Egypt 215–373). New York, Oxford University Press 1951.
– *AEB* 2039 (1951) [*2*]

349.2 Sigerist, H. E.
Developments and Trends in Gynecology.
– American Journal of Obsterics and Gynecology 42, October 1941, 714–722.
– [*8*]

350.1 Simon, G., and Zorab, P. A.
The Radiographic Changes in Alkaptonuric Arthritis. A Report on Three Cases (one an Egyptian Mummy).
– The British Journal of Radiology, London, No. 402, Vol. 34, June 1961, 384–386.
– *AEB* 61636 [*4/16*]

351.1 Singer, Ch.
A short history of anatomy.
– New York 1957.
– [*3*] (Zitat aus Thorwald **372.1**)

352.1 Sirgouladze, I. A.
Expressions désignant les organs de la naissance dans l'ancien égyptien.
– In: Вестник 2 (24), 1948, 125–130.
– *AEB* 546 (1948) [*3*]

353.1 Sloman, H. C.
Contribution à la paléopathologie égyptienne.
– Bulletins et mémoires de la Société d'anthropologie de Paris, Paris 7. sér. 8, 1927, 62–86.
– [*4*]

354.1 Smith, G. E.
The alleged discovery of syphilis in prehistoric Egyptians.
– The Lancet, London 1908, II, 521–524.
– [*4/16*]

354.2 Smith, G. E., and Dawson, W. R.
Egyptian Mummies.
– Allan & Unwin, London 1924.
– [*4/16*]

354.3 Smith, G. E.
The most ancient splints.
– Brit. Med. Journal, London 1908, I, 732–734.
– [*14*]

354.4 Smith, G. E., and Jones, F. W.
Report on the human remains.
– The Archaeological Survey of Nubia Vol. II, Cairo, National Printing Departement 1910.
– [*7/16*]

354.5 Smith, G. E.
The Royal Mummies.
– Catalogue général des antiquités égyptiennes du Musée du Caire, Le Caire 1912.
– [*16*]

355.1 Snorrason, E.
Cranial Deformation in the Reign of Akhnaton.
– Bulletin of the History of Medicine, 20, Baltimore 1946, 601–610.
– *AEB* 111 (1947) [*4*]

356.1 Sobhy, G. P. G.
The Persistence of Ancient Coptic Methods of Medical Treatment in Present-Day Egypt.
– Coptic Studies in Honor of Walter Ewing Crum = The Bulletin of The Byzantine Institute II, Boston, 1950, 185–188.
– *AEB* 1548 (1950) [*20*]

356.2 Sobhy, G. P. G.
Studies in Ancient Egyptian Medicine. Comparison of the medical treatment of intestinal worms in ancient Egypt with the present day folklore and domestic medicines in Egypt.
– Archiv Orientální 20, 1952, 626–628.
– *AEB* 2582 (1952) [*4*]

357.1 Sottas, H.
Sur un cas d'inceste imputé au roi Snefrou.
– Revue égyptologique, Paris, 14, 1914, 150–153.
– [*2*]

358.1 Spiegelberg, W.
Horus als Arzt.
– *ZÄS* 57, 1922, 70–71.
– [*12*]

358.2 Spiegelberg, W.
Varia III: Ein medicinischer Text auf einem hieratischen Ostracon (Louvre).
– *Rec. trav.* 15, 1893, 67–69.
– [*1*]

358.3 Spiegelberg, W.
Die Weihestatuette einer Wöchnerin.
– *ASAE* 29, 1929, 162–165.
– [*8*]

358.4 Spiegelberg, W.
Zu dem Spezialistentum in der ägyptischen Medizin.
– *ZÄS* 53, 1917, 111.
– [*11*]

359.1 Sprengel, K. P. J.
Médecine des Égyptiens avant Psammétique.
– in: Histoire de la médecine, Paris 1815, t. 1, 26–65.
– [*2*]

360.1 Staehelin, E.
Bindung und Entbindung.
– *ZÄS* 96, 1970, 125–139.
– [*8/17*]

361.1 Stephenson, F. B.
Medical papyri of ancient Egypt compared with Greek and Roman authors summarized from the German.
– New York medical Journal, New York, 60, 1894, 464–466.
– [*2*]

362.1 Steuer, R. O.
wḫdw. Aetiological Principle of Pyaemia in Ancient Egyptian Medicine.
– Supplements to the Bulletin of the History of Medicine, No. 10, Baltimore, 1948.
– *AEB* 649 (1948) [*4*]

362.2 Steuer, R. O., and Saunders, J. B. de C. M.
Ancient Egyptian and Cnidian Medicine. The Relationship of their Aetiological Concepts of Disease.
– University of California Press, Berkeley and Los Angeles 1959.
– *AEB* 59572 [*2/4*]

362.3 Steuer, R. O.
Controversial Problems Concerning the Interpretation of the Physiological Treatises of Papyrus Ebers.
– Isis, Seattle, Washington, 52, 1961, 372–380.
– *AEB* 61650 [*1/3*]

362.4 Steuer, R. O.
Myrrhe und Stakte.
– Verlag der Arbeitsgemeinschaft der Ägyptologen und Afrikanisten in Wien 1933.
– [*13*]

362.5 Steuer, R. O.
Stacte in Egyptian antiquity.
– *JAOS* 63, 1943, 279–284.
– [*13*]

362.6 Steuer, R. O.
Über das wohlriechende Natron bei den alten Ägyptern. Interpretation, Darstellung und Kultur des *sntr*.
– Leiden, E. J. Brill 1937.
– [*13*]

363.1 Stoutenbeek, W. C. P.
De arts in het oude Egypte.
– Soteria, 's-Gravenhage, 6, 1962, 172–181.
– *AEB* 62570 [*2/11*]

364.1 Stracmans, M.
Encore un texte peu connu relatif à la circoncision des anciens Egyptiens.
– Archivio Internazionale di Etnografia e Preistoria, Torino, 2, 1959, 7–15.
– *AEB* 59575 [*1/5*]

364.2 Stracmans, M.
Les termes *ỉb* et *ḥ3,tj* considérés sous l'angle métaphorique dans la langue de l'Ancien Empire.
– Mélanges Mariette, Kairo 1961, 125–132.
– *AEB* 61654 [*18*]

364.3 Stracmans, M.
Les Pygmées dans l'ancienne Égypte.
– Mélanges Georges Smets, Bruxelles, 1952, 621–631.
– *AEB* 2591 (1952) [*2*]

364.4 Stracmans, M.
A propos d'un texte relatif à la circoncision égyptienne (Ire période intermédiaire).
– Annuaire de l'Institut de Philologie et d'Histoire Orientales et Slaves, tome XIII, 1953. Mélanges Isidore Lévy, Bruxelles, 1955, 631–639.
– *AEB* 4259 (1955) [*5*]

365.1 Strelcyn, St.
Notes comparatives sur la médecine éthiopienne. Les Maladies de l'œil.
– Mélanges offerts à Kazimierz Michałowski, Warschau 1966, 181–188.
– *AEB* 66567 [*20*]

366.1 Stricker, B. H.
De nederdaling van het slijm.
– *OMRO* 45, 1964, 15–24.
– *AEB* 64475 [*3*]

367.1 Stringa, G.
Traumatologia nel più antico documento medico: il papiro di Edwin Smith.
– Archivio „Putti" di chirurgia degli organi di movimento, Bologna, Edit. Capelli, Vol. IV (1954), 551–560.
– *AEB* 4264 (1955) [*5*]

368.1 Sudhoff, K.
Aegyptische Mumienmacher-Instrumente.
– Archiv für die Geschichte der Medizin, Leipzig, 5, 1912, 161–171.
– [*14*]

368.2 Sudhoff, K.
Geschichte der Zahnheilkunde.
– Leipzig, 2. Auflage, 1926.
– [*7*]

368.3 Sudhoff, K.
Krebsgeschwülste in altägyptischen Papyri.
– Monatsschrift für Krebsbekämpfung 1933, 171–174.
– [*4*]

368.4 Sudhoff, K.
Der Papyros Edwin Smith und die andern medizinischen altägyptischen Papyri.
– Münchener Medizinische Wochenschrift 78, 1931, Nr. 46, 1966–1967.
– [*1/2*]

368.5 Sudhoff, K.
Über den chirurgischen Papyrus Edwin Smith in New York.
– Janus, Leiden, 27, 1923, 45–49.
– [*1*]

368.6 Sudhoff, K.
Zum Papyrus Edwin Smith und anderen medizinischen Papyri.
– Janus, Leiden, 36, 1932, 218–223.
– [*1*]

369.1 Täckholm, V., and Drar, M.
Flora of Egypt. Vol. I, II, III.
– Vol. I, Bulletin of the Faculty of Science, No. 17, Cairo 1941; Vol. II, No. 28, Cairo 1950; Vol. III, No. 30, Cairo University Press 1954.
– *AEB* 1563 (1950); 3569 (1954) [*13*]

369.2 Täckholm, V.
Student's flora of Egypt. Vernacular Names by M. Drar.
– Cairo, Anglo-Egyptian Bookshop, 165, Rue Mohamed Farid, 1956.
– *AEB* 57481 [*13*]

370.1 Thédenat, H.
Note sur un étui à collyre égyptien conservé au Musée du Louvre.
– Mém. Soc. nat. Antiquaires de France, Paris, 1880, série 5, tome 1, 163–187.
– [*13*]

371.1 Thompson, H.
A Demotic Ostracon.
– *PSBA* 35, 1913, 95–96.
– [*19*]

371.2 Thompson, H.
siehe Griffith, F. Ll.

372.1 Thorwald, J.
Macht und Geheimnis der frühen Ärzte. Ägypten, Babylonien, Indien, China, Mexiko, Peru.
– Droemer-Knaur, München–Zürich 1962.
– *AEB* 62585 [*11*]

373.1 Till, W. C.
Die Arzneikunde der Kopten.
– Berlin, Akademie-Verlag 1951.
– *AEB* 2058 (1951) [*20*]

373.2 Till, W. C.
Koptische Rezepte.
– Bulletin de la Société d'archéologie copte 12 (1946–1947), Le Caire 1949, 43–55.
– *AEB* 1111 (1949) [*20*]

373.3 Till, W. C.
Eine koptische Rezeptsammlung.
– *Muséon* 64, 1951, 69–81.
– *AEB* 2062 (1951) [*20*]

373.4 Till, W. C.
Die materia medica der alten Kopten.
– Apotheker-Zeitung, Berlin, 4, Heft 9, 1952, 169–170.
– *AEB* 2600 (1952) [*20*]

373.5 Till, W. C.
Weitere koptische Rezepte.
– *Muséon* 65, 1952, 159–168.
– *AEB* 2601 (1952) [*20*]

374.1 Todd, T. W.
Egyptian medicine; a critical study of recent claims.
– American Anthropologist, Lancaster, n. s. 23, 1921, 460–470.
– [*2*]

375.1 Tolstoi, S.
Étude des représentations pathologiques dans l'art égyptien.
– Paris 1939.
– [*4*] (Zitat aus Harris **157.2**)

376.1 Ucko, P. J.
siehe Morse, D.
siehe Berry, A. C.

377.1 Vandier, J.
La famine dans l'Égypte ancienne.
– Le Caire 1936.
– [*2*]

378.1 Vassal, P. A.
La physiopathologie dans le panthéon égyptien: les dieux Bes et Ptah, le nain et l'embryon.
– Bull. Soc. Anthrop. 7, 1956, 168–181.
– [*2*] (Zitat aus Leca **214.1**)

379.1 Vidal, E.
Les Idées des Assyriens et des Égyptiens sur la vie et la mort, la santé et la maladie, 3000 ans avant Jésus-Christ.
– Bulletin de la Société de Géographie d'Alger et de l'Afrique du Nord, Alger, Année 15, t. 17, 1912, 569–596.
– [*2*]

380.1 Vikentiev, V.
Le Silphium et le rite du renouvellement de la vigueur.
– *BIE* 37, 1956, 123–150.
– *AEB* 4920 (1956) [*2/13*]

381.1 Vogel, K.
Zur Frage der Scheffelteile.
– *ZÄS* 66, 1931, 33.
– [*15*]

382.1 Vycichl, W.
Amharique *denk* „nain", égyptien *d-n-g*.
– Annales d'Éthiopie, Paris, 2, 1957, 248–249.
– *AEB* 58610 [*2/18*]

383.1 Wätzold
Der große medizinische Papyrus des Berliner Museums (Pap. Berl. 3038). Ein Beitrag zur Geschichte der Medizin.
– Münchener medizinische Wochenschrift, München, 57, 1910, 590.
– [*1/2*]

383.2 Wätzold
Über die Verwendung der Rizinuspflanze in der Medizin der alten Aegypter.
– Deutsche medizinische Wochenschrift, Leipzig 1910, 1668–1669.
– [*13*]

384.1 Wagenaar, M.
Die Pharmazie im alten Ägypten.
– Pharmazeutisch weekblad voor Nederland, Amsterdam, 67, 1930, 1329–1334.
– [*13*]

385.1 Walker R. E.
A determinative of *psḏ* 'back'.
– *JEA* 50, 1964, 177.
– *AEB* 64528 [*18*]

386.1 Walsche, E.
La médecine chez les Égyptiens.
– Clinique, Bruxelles, 19, 1905, 801–805.
– [*2*]

387.1 Walsh, J. J.
First pictures of surgical operations extant.
– Journal of the American Medical Association, Chicago, Ill., 49, 1907, II, 1593–1595.
– [*5*]

388.1 Watermann, R.
Die altägyptischen Ärzte als Begründer der medizinischen Literatur.
– Die Medizinische Welt, Stuttgart, Nr. I, 3. Januar 1959, 1–24.
– *AEB* 59633 [*11*]

388.2 Watermann, R.
Die altägyptischen Augenärzte.
– Sudhoffs Archiv für Geschichte der Medizin und der Naturwissenschaften, Wiesbaden, 42, 1958, 117–141.
– *AEB* 58627 [*11*]

388.3 Watermann, R.
Ein altägyptisches Säuglings-Trinkgefäß?
– Kinderärztliche Praxis, Leipzig, 27, 1959, 190–193.
– *AEB* 59634 [*9/14*]

388.4 Watermann, R.
Die anatomische Wende im Orient.
– Medizinische Monatsschrift, Stuttgart 16, 1962, 692.
– *AEB* 61419 [*3*]

388.5 Watermann, R.
Bilder aus dem Lande des Ptah und Imhotep. Naturbeobachtung, Realismus und Humanität der Alten Ägypter, besprochen an zahlreichen Darstellungen alter, kranker und körperbehinderter Menschen und an mißgebildeten Göttern.
– Balduin Pick Verlag, Köln 1958.
– *AEB* 58628 [*2*]

388.6 Watermann, R.
Cerebrale Impressionen aus Aegypten.
– Die Grünenthal Waage (Stolberg im Rheinland) 3, 1963, Band 3, 104–108.
– *AEB* 63549 [*3*]

388.7 Watermann, R.
Ergänzungen zum Bild der altägyptischen Ärztehierarchie.
– Die medizinische Welt, Stuttgart, Nr. 17, 23. April 1960, 937–938.
– *AEB* 60732 [*11*]

388.8 Watermann, R.
Hermann Junker (1877–1962)
– Ärztliche Mitteilungen – Deutsches Ärzteblatt, Köln, 60, 1963, 2541–2544.
– *AEB* 63550 [*11*]

388.9 Watermann, R.
Medizinische Reise durch Ägypten.
– Haasenstein'scher Verlag, Berlin, 1961.
– *AEB* 61726 [*2*]

388.10 Watermann, R.
Orientalische Arztschilder.
– Ärztliche Praxis, München-Gräfelfing, 14, 21. April 1962, 961–963.
– *AEB* 62619 [*11*]

388.11 Watermann, R.
Der Pfeil im Titelzeichen der altägyptischen Ärzte.
– Sudhoffs Archiv für Geschichte der Medizin und der Naturwissenschaften, Wiesbaden, 44, 1960, 84–86.
– *AEB* 60733 [*11/18*]

388.12 Watermann, R.
Über den altägyptischen Ärztestand. Ein Beitrag zur Geschichte der Medizinalordnungen.
– Der öffentliche Gesundheitsdienst, Stuttgart, 20, 1958, 173–184.
– *AEB* 58629 [*11*]

388.13 Watermann, R.
Zur Geschichte der Medizin. Über die ersten Schienen und Verbände.
– Die Heilkunst, München, 70, 1957, Heft 10, 370–374.
– *AEB* 58630 [*14*]

388.14 Watermann, R.
siehe Watermann, U.

388.15 Watermann, R.
Hieroglyphenrichtung in den altägyptischen Arzttiteln.
– Zeitschrift für ärztliche Fortbildung, 53. Jahrg., Heft 4, April 1964, (3 Seiten).
– *AEB* 64539 [*2*]

388.16 Watermann, R.
Palaeopathologische Beobachtungen an altägyptischen Skeletten und Mumien.
– Homo 11, 1960, 167.
– [*16*] (Zitat aus Leca **214.1**)

388.17 Watermann, R.
siehe Fiedler, U.

389.1 Watermann, U., und Watermann, R.
Über die rätselvolle Gestalt der Königin von Punt.
– Homo, Zeitschrift für vergleichende Forschung am Menschen, Göttingen, 8, 1957, 149–154.
– *AEB* 58631 [*4*]

390.1 Weinberger, B. W.
The Dental Art in Ancient Egypt.
– The Journal of the American Dental Association, Chicago, 34, 1947, 170–184.
– *AEB* 322 (1947) [*7*]

390.2 Weinberger, B. W.
Did Dentistry Evolve from the Barbers, Blacksmiths or from Medicine.
– Bull. Hist. Med. 8, 1940, 965–1011.
– [*7*]

390.3 Weinberger, B. W.
Further Evidence that Dentistry was practised in Ancient Egypt, Phoenicia and Greece.
– Bull. Hist. Med. 20, 1946, 188–195.
– [*7*]

390.4 Weinberger, B. W.
An Introduction to the History of Dentistry. With Medical and Dental Chronology and Bibliographic Data. Vol. I, Chapter IV: Ancient Egyptian medicine and dentistry, 49–87.
– St. Louis, The C. V. Mosby Company 1948.
– *AEB* 1605 (1950) [*7*]

391.1 Weindler, F.
Geburts- und Wochenbettsdarstellungen auf altägyptischen Tempelreliefs. Ein Beitrag zur prähistorischen Urgeburtshilfe.
– C. H. Beck, München 1915.
– [*8*]

392.1 Wells, C.
Bones, Bodies and Disease. Evidence of disease and abnormality in early man.
– London, Thames and Hudson, 1964.
– *AEB* 64541 [*4*]

392.2 Wells, C., and Maxwell, B. M.
Alkaptonuria in an Egyptian Mummy.
– Brit. Journ. Radiol. 35, 1962, 679–682.
– [*16*] (Zitat aus Leca **214.1**)

393.1 Westendorf, W.
Grammatik der medizinischen Texte.
– Grundriß der Medizin der Alten Ägypter VIII, Akademie-Verlag, Berlin 1962.
– [*18*]

393.2 Westendorf, W.
Magie in der altägyptischen Medizin.
– Die Grünenthal Waage (Stolberg im Rheinland) 1, 1963, Band 3, 15–22.
– [*17*]

393.3 Westendorf, W.
Papyrus Edwin Smith. Ein medizinisches Lehrbuch aus dem Alten Ägypten.
– Verlag Hans Huber, Bern und Stuttgart 1966.
– *AEB* 66628 [*1*]

393.4 Westendorf, W.
Der Rezitationsvermerk *ṯs-pẖr*.
– *Grapow-Festschrift* 1955, 383–402.
– *AEB* 4318 (1955) [*18*]

393.5 Westendorf, W.
siehe Deines, H. von (**80.4; 80.5; 80.6; 80.7**)

393.6 Westendorf, W.
nʿʿ ib „mit ausgeglichenem Herzen".
– *MDAIK* 15, 1957, 297–298.
– *AEB* 57546 [*18*]

393.7 Westendorf, W.
Amenophis IV. in Urgottgestalt.
– Pantheon 21, Sept./Oktober, München 1963, 269–277.
– *AEB* 65357 [*4*]

393.8 Westendorf, W.
Innere Medizin bei den Alten Ägyptern.
– Materia Medica Nordmark XVI/10, 1964, 422–437.
– [*4*]

393.9 Westendorf, W.
Beiträge aus und zu den medizinischen Texten. I. Mafdet, die Herrin des Lebenshauses, und Seth, groß an Lebenskraft. II. Das Isisblutsymbol.

– *ZÄS* 92, 1966, 128–154.
– *AEB* 66626 [*8/17*]

393.10 Westendorf, W.
Ägyptische Wissenschaftliche Literatur: Medizin
– Kindlers Literatur Lexikon I, S. 213–214, Zürich 1965.
– *AEB* 65518 [*2*]

393.11 Westendorf, W.
Beiträge aus und zu den medizinischen Texten. III. Incubus-Vorstellungen. IV. Feuer- und Wasserprobe.
– *ZÄS* 96, 1970, 145–151.
– [*17*]

393.12 Westendorf, W.
siehe Grapow, H. (**146.13**)

394.1 Widstrand, A.
Läkekonst och läkare i det gamla Egypten.
– Hygiea, Stockholm, 90, 1928, 849–872.
– [*2*]

395.1 Wiedemann, A.
Mumie als Heilmittel.
– Zeitschrift des Vereins für rheinische und westfälische Volkskunde, Elberfeld, 3, 1906, 1–38.
– *AEB* 3498 (1954) [*13*]

396.1 Wieleitner, H.
War die Wissenschaft der alten Aegypter wirklich nur praktisch?
– Isis, Wodelgem-lez-Gand, 9, 1927, 11–28.
– [*2*]

397.1 Wilson, J. A.
A Note on the Edwin Smith Surgical Papyrus.
– *JNES* 11, 1952, 76–80.
– *AEB* 2636 (1952) [*1*]

398.1 Wilson, R. P.
Artificial Eyes in Ancient Egypt.
– Transactions of the Ophthalmological Society of New Zealand. Supplement to the "New Zealand Medical Journal", Wellington, New Zealand, October 1951, 27–42.
– *AEB* 2637 (1952) [*6*]

399.1 Winter, E.
Imhotep.
– in: Leibärzte, zusammengestellt von Otto Zekert, Heilmittelwerke-Jahrbuch, Wien 1958, 10–15.
– *AEB* 58652 [*12*]

400.1 Wölfflin, E.
Urkunde über älteste ägyptische Augenärzte.
– Klinische Monatsblätter für Augenheilkunde, Stuttgart, 68, 1922, I 635–636.
– [*11*]

401.1 Woenig, F.
Die Pflanzen im alten Ägypten. Ihre Heimat, Geschichte, Kultur und ihre mannigfache Verwendung im sozialen Leben, in Kultus, Sitten, Gebräuchen, Medizin, Kunst.
– Leipzig, Verlag Wilhelm Friedrich, 1886.
– [*13*]

402.1 Woltär, O.
Der Papyros Ebers.
– Wiener medizinische Wochenschrift, Wien, 51, 1901, 493–495; 533–536; 587–590; 773–775; 831–833; 949–950; 993–994; 1083–1084; 1133–1136.
– [*1*]

403.1 Worrell, W. H.
Coptic Magical and Medical Texts.
– Orientalia 4, 1935, 1–37, 184–194.
– [*20*]

404.1 Wreszinski, W.
Der große medizinische Papyrus des Berliner Museums (Pap. Berl. 3038). In Facsimile und Umschrift. Mit Übersetzung, Kommentar und Glossar.
– Die Medizin der alten Ägypter, Band I, Leipzig, J. C. Hinrichs'sche Buchhandlung, 1909.
– [*1*]

404.2 Wreszinski, W.
Der Londoner medizinische Papyrus (Brit. Museum Nr. 10059) und der Papyrus Hearst in Transkription, Übersetzung und Kommentar mit Facsimile des Londoner Pap.
– Die Medizin der alten Ägypter, Band II, Leipzig, J. C. Hinrichs'sche Buchhandlung, 1912.
– [*1*]

404.3 Wreszinski, W.
Der Papyrus Ebers. I. Teil: Umschrift.
– Die Medizin der alten Ägypter, Band III, Leipzig, J. C. Hinrichs'sche Buchhandlung, 1913.
– [*1*]

404.4 Wreszinski, W.
Die Medizin der alten Aegypter.
– Medizinische Klinik, Berlin 1911, 798–800; 836; 870–871.
– [*2*]

404.5 Wreszinski, W.
Die verschiedenen therapeutischen Verfahrungsweisen in der altägyptischen Medizin.
– Münchener medizinische Wochenschrift, München, 57, 1910, 2210.
– [*2*]

404.6 Wreszinski, W.
Zur altägyptischen Tierheilkunde.
– *OLZ* 1926, 727–732.
– [*10*]

405.1 Wulkan, H. E.
Wat weten wij van de verven der oude Egyptenaren?
– Verfkroniek, Officieel orgaan van de vereniging van vernis- en verffabrikanten in Nederland, Amsterdam, 23, No. 2, Febr. 1950, 41–46.
– *AEB* 1611 (1950) [*13*]

406.1 Yahuda, A. S.
Medical and Anatomical Terms in the Pentateuch in the Light of Egyptian Medical Papyri.
– Journal of the History of Medicine and Allied Sciences, Vol. II, No. 4, New York, Autumn 1947, 549–574.
– *AEB* 330 (1947) [*18*]

407.1 Yearsley, M.
The medical knowledge of the ancient Egyptians.
– Hospital Gazette, London, 20, 1892 und (fortgesetzt) Medical Times and Hospital Gazette, London, 21, 1893 und 31, 1904 und British Journal of nursing, London 30, 1903.
– [*2*]

408.1 Yoyotte, J.
Les os et la semence masculine à propos d'une théorie physiologique égyptienne.
– *BIFAO* 61, 1962, 139–146.
– *AEB* 62656 [*2/17*]

408.2 Yoyotte, J.
Une théorie étiologique des médecins égyptiens.
– Kemi 18, 1968, 79–84.
– [*2*]

408.3 Yoyotte, J.
Les filles de Téti et la reine Sheshé du Papyrus Ebers.
– *Rev. d'égyptol.* 7, 1950, 184–185.
– *AEB* 1616 (1950) [*1*]

409.1 Zorab, P. A.
The Historical and Prehistorical Background of Ankylosing Spondylitis.
– Proceedings of the Royal Society of Medicine, London, 54, 1961, 415–420.
– *AEB* 61781 [*4/16*]

409.2 Zorab, P. A.
siehe Simon, G.

D) Abkürzungsverzeichnis

Acta Orientalia	Acta Orientalia ediderunt Societates Orientales Danica Norvegica Svecica, Havniae [Copenhagen] – Ejnar Munksgaard, 47, Prags Boulevard, Copenhagen
AEB	Annual Egyptological Bibliography. Bibliographie Égyptologique annuelle – Nederlands Instituut voor het Nabije Oosten, Noordeindsplein 4–6, Leiden
Aegyptus	Aegyptus. Rivista Italiana di Egittologia e di Papirologia – Largo A. Gemelli N. 1, Milano
Ann. Serv.	Annales du Service des Antiquités de l'Égypte, 48 vols. Cairo, 1900–1948
ASAE	Annales de Service des Antiquités de l'Égypte, Le Caire
BIE	Bulletin de l'Institut d'Égypte, Le Caire
BIFAO	Bulletin de l'Institut français d'Archéologie orientale, Le Caire
CdE	Chronique d'Égypte. Bulletin périodique de la Fondation égyptologique Reine Élisabeth – Fondation égyptologique Reine Élisabeth, Musées Royaux d'Art et d'Histoire, Parc du Cinquantenaire, Bruxelles 4 / Egyptologische Stichting „Konigin Elisabeth", Koninklijke Musea voor Kunst en Geschiedenis, Jubelpark, Brussel 4
CHE	Cahiers d'histoire égyptienne. Egyptian History Papers, Héliopolis.
Diss.	Dissertation
Grapow-Festschrift	Ägyptologische Studien. Deutsche Akademie der Wissenschaften zu Berlin. Institut für Orientforschung. Veröffentlichung Nr. 29, Akademie-Verlag, Berlin 1955.
JAOS	Journal of the American Oriental Society, Baltimore – American Oriental Society, 329 Sterling Memorial Library, Yale Station, New Haven, Conn.
JEA	The Journal of Egyptian Archaeology, London – The Egypt Exploration Society, 2–3 Doughty Mews, London W. C. 1
JNES	Journal of Near Eastern Studies, Chicago – University of Chicago Press, 5750 Ellis Avenue, Chicago 37, Ill.
MDAIK	Mitteilungen des Deutschen Archäologischen Instituts Abteilung Kairo, Wiesbaden und (ab 1970) Mainz – Otto Harrassowitz, Taunusstraße 5, Wiesbaden, und (ab 1970) Philipp von Zabern, Mainz/Rhein
Mél. Maspero	Mélanges Maspero, I Orient Ancien (= *Mém. IFAO* 66), Cairo 1934 – 1938
Mém. IFAO	Mémoires publiés par les membres de l'Institut Français d'Archéologie orientale, Le Caire

MIO	Mitteilungen des Instituts für Orientforschung, Berlin; Deutsche Akademie der Wissenschaften zu Berlin – Akademie-Verlag, Leipziger Straße 3–4, 108 Berlin
Muséon	Le Muséon. Revue d'études orientales. Tijdschrift voor Orientalisme, Leuven – Le Muséon, Imprimerie Orientaliste, Chaussée de Tirlemont, 144, Louvain, Belgique
OLZ	Orientalistische Literaturzeitung, Berlin – Akademie-Verlag, Leipziger Straße 3–4, 108 Berlin
OMRO	Oudheidkundige Mededelingen uit het Rijksmuseum van Oudheden te Leiden, Leiden – Rijksmuseum van Oudheden, Rapenburg 28, Leiden
PSBA	Proceedings of the Society of Biblical Archaeology, London 1879–1918
Rec. trav.	Recueil de Travaux relatifs à la Philologie et à l'Archéologie Égyptiennes et Assyriennes, Paris 1870–1923
Rev. arch.	Revue archéologiques, Paris – Presses Universitaires de France, 108 Boulevard Saint-Germain, Paris
Rev. d'égyptol.	Revue d'égyptologie publiée par la Société française d'égyptologie, Paris – C. Klincksieck, 11, rue de Lille, Paris-7e
ZÄS	Zeitschrift für Ägyptische Sprache und Altertumskunde, Berlin, Akademie-Verlag in Arbeitsgemeinschaft mit J. C. Hinrichs, Leipzig

5. Teil: Generalregister[1]

[1] Das Generalregister erfaßt die medizinhistorisch wesentlichen Stichwörter der Bände I–IX, wiederholt jedoch nicht sämtliche in den Glossaren der Wörterbücher aufgeführten Bedeutungen. Das „Wörterverzeichnis" des Drogen-Wörterbuches und das „Register" des Wörterbuches der medizinischen Texte sind daher zusätzlich zu berücksichtigen.

Bei Fragen zur Produktsicherheit wenden Sie sich bitte an:
If you have any questions regarding product safety,
please contact:

Walter de Gruyter GmbH
Genthiner Straße 13
10785 Berlin
productsafety@degruyterbrill.com